Understanding the Oriental Miyonghak

한방 미용학의 이해

류시호
이영이
오지영
김 란
김미혜
박상태
한채정
지음

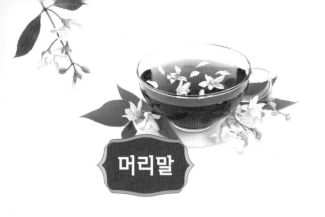

머리말

　한방미용학은 고대 동양 의학에서 발전된 것으로 중국 의학이나 한의학의 시초와 그 기원을 같이한다. 다시 말해, 현재의 중국에서 시작되고 발전된 학문이라고 생각하여도 무방하다.

　동양 의학의 이론적인 체계가 잡힌 것은 중국 춘추 전국 시대에 저술된 것으로 알려진 『황제내경(黃帝內經)』에서이다. 『황제내경』은 중국에서 가장 오래된 의서로, 진나라·한나라 때 편찬되었다고 전해지는데 황제와 의사의 문답 형식으로 고대 중국의 의술과 신체관을 기술한 침구 의학의 고전이다. 이 책은 『내경(內經)』이라고도 하며, 『신농본초경(神農本草徑)』, 『상한론(傷寒論)』, 『금궤요략(金匱要略)』과 함께 사부 경전(四部經典)으로 일컬어지고 있다.

　약물들에 대한 정확한 인식은 한나라에 이르러서야 생겼던 것으로 보인다. 당시 명의 화타는 약물을 이용한 마취로 개복(開腹), 확창(擴瘡) 등의 외과 수술까지 할 수 있었다. 또 송나라 이후 금·원(金元) 시대에는 여러 학파가 형성되어 다양한 학술 논쟁이 활발하게 이루어졌는데 한량파(寒凉派)의 유완소(劉完素), 공하파(攻下派)의 장자화(張子和), 보토파(補土派)의 이동항(李東恒), 자음파(滋陰派)의 주단계(朱丹溪)가 대표적 인물이며, 이들을 '금원사대가'라고 칭한다. 또한 명나라의 오우가(吳又可)를 거쳐 청나라의 오국통(吳鞠通), 엽천사(葉天士)에 의해 완성된 온병학(溫病學)은 전염병 치료의 학문적 토대를 마련하였다.

　우리나라는 고려 시대에 신라의 의학을 계승하고, 당·송 의학과 인도, 아라비아의 의약을 수용하는 한편, 일본과도 교류를 가졌는데 그것은 고려의 활발한 대외 무역 활동의 결과였다. 이를 바탕으로 고려는 독자적인 의학 이론을 완성해 갈 수 있었다. 조선 시대에는 고려 시대의 의학을 종합하고 정리하였는데, 세종 때 간행된 『의방유취(醫方類聚)』가 대표적이다. 우리나라만의 독특하고 새로운 의학 이론이 정립된 것은 광해 때 완성된 『동의보감(東醫寶鑑)』, 고종 때 편찬된 『동의수세보원(東醫壽世保元)』 등에 이르러서였고, 이것이 오늘날 우리가 이야기하는 한의학이다.

　이와 같이 고대로부터 발달하여 온 의학이 중국, 일본 등 한자 문화권 지역의 의학과 활발하게 교류되면서 연구, 발전되어 온 것이 현재 **동양 의학**이며, 이것을 **미용**에 응용한 학문이 바로 한방미용학이다. 따라서 이론적 체계의 기초가 되는 한방 고서를 익히고 배워 올바르게 사용하는 노력이 필요하다.

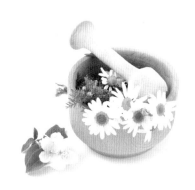

한방미용학의 주요 개념은 현대의 미학과 동양의 전통 미학이 결합되어 건강하고 아름다운 얼굴, 체형의 미적 아름다움과 건강을 유지하는 것, 외모의 손상된 부분을 회복하고 노화를 방지하며, 건강한 신체와 정신적 건강을 추구하는 것이다. 이러한 개념을 지향하기 위해서는 **한의학의 기본 치료 원칙**인 정체관^(整體觀)과 변증론치^(辨證論治)가 미용에도 그대로 적용되어야 한다.

'정체^(整體)'는 자연과 인간을 하나의 통일체라고 생각한 고대 동양의 인식을 대변하는 말로, 기후의 변화와 인체의 생리가 같은 원리로 변화하고 유기적으로 결합되어 있다고 본다.

정체관에 따르면, 인간이 자연현상에 순응하지 않을 때 인간과 자연의 통일성이 깨지면서 질병이 발생한다는 것이다. 따라서 질병 치료도 그 원인이 되는 자연성의 회복을 우선으로 본다. 한방미용학은 한의학의 정체관의 개념을 통해 장부^(臟腑) 기능의 약화, 정·기·혈·진액의 기능 약화와 불균형, 병인인 육사의 침범 등으로 인체의 자율적 조절 작용이 무너져 생기는 **외형^(外形) 손상 질환과 미용의 문제**를 해결하는 데 목표를 두고 있다.

'변증론치^(辨證論治)'는 한의학의 기초 이론으로, 분석과 종합을 통하여 질병의 원인, 성질, 부위를 구별하여 결론을 내는 것을 말한다. 변증은 치료의 전제가 되고, 논치는 변증의 목적이 된다. 변증론치의 치료는 동일한 질병이라도 다른 증상이 나타날 수 있고, 다른 질병이라도 동일한 증상이 나타날 수 있다고 본다. 같은 병에 다른 치료 방법을 택하는 것은 **동병이치**^(同病異治), 다른 병에 같은 치료 방법을 택하는 것은 **이병동치**^(異病同治)라고 한다. 이와 같이 질병의 성질에 따라 다른 치료 방법을 택하는 것이 바로 변증론치의 핵심이다.

전통적인 동양 의학에 기초를 둔 한방미용학은 매우 깊이 있는 학문이고, 현대의 미용과 유기적인 결합을 통하여 발전 가능성이 무궁무진하다.

모든 학문이 그렇듯이 인간 자체에 대한 이해 없이는 바르고 아름다운 미용이 있을 수 없다. 모쪼록 이 '한방미용학'을 통해 인간의 아름다움뿐만 아니라, 인간과 자연에 대한 새로운 통찰의 힘도 키울 수 있기를 바란다.

推荐辞

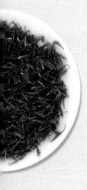

夫古今医者,仁德存心,恫瘝在抱。为医之道,当勤求古训,博采众长,针砭时弊,正本清源。授人以门庭正路,活水源头,医门法律,歧黄轨范,使从学者轻车熟路,早到家山。从而济世活人,传承创新。此为师之道、为医之道也。

乙未仲夏,韩国同仁柳时祜教授执『韩方美容学理解』打印稿见赠,并向余征序。是夜秉烛展阅,深感柳教授能于美容一书中详阐古今医家之长,开宗明理,循序渐进。演阴阳大意,述五行精要,明脏腑经络至理,剖析病因病机,尤于辨证用药别有心悟。在众多美容类著作之中能阐明医理,脱颖而出,故此书参考借鉴价值不言而喻。柳教授潜心研究传统医学理论廿载,深知美容不在浅表,而在脏腑身心。明代著名针灸医家杨继洲曾言"病以人殊,治以疾异",故能将四诊、八纲、脏腑经络辨证熟练运用于美容学中,可谓匠心良苦。此真乃美容之正道,保健之明灯。美容之说,由来甚远,古为闺室相传,女眷互参之术。曹植洛神赋中所言,乃美之典范,其曰:其形也,翩若惊鸿,婉若游龙,荣曜秋菊,华茂春松,仿佛若轻云蔽月,飘摇兮若流风回雪,远而望之,皎若太阳出朝霞,迫而察之,灼若芙蕖出渌波,肩若削成,腰如约素。此从形、神、动、静而总言之,故美容之学当为整体观念,治在辨证,而今举世趋之若鹜,彰而显之,且众说纷纭,良莠难辨,书杂百种,莫衷一是。而为医之难,不难欲行其道,难于明其理。理不明,医道危矣!面目神色,皆由脏腑气血上荣,头面为诸阳之会,岂有美容而不明气血阴阳,不知脏腑经络之理!

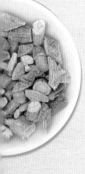

总览全书,可见其重视先贤用药理法,斟酌参宜,不拘绳墨,不守成规,与灵变中尽得医意之心悟。余从医数十载,重视古方今病虽不相宜,但贵在变通筛选。时代变迁,饮食起居、社会人文环境径庭,而脏腑经络功能古今一也。而此观点柳教授与我心有戚戚焉。

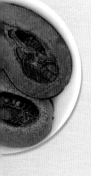

欣闻该书将付梓出版,确为美容学之幸事,对传统医学的学术开拓亦有所裨益。是为序。

张明锐

乙未年小暑节于塞外青城颐正堂

추천사

고금을 통해서 의사는 마음에 인과 덕을 품고 백성의 고통을 마음에 새기고 마땅히 옛것을 부지런히 폭넓게 배우고 익혀 자기 잘못을 바로잡고 바른 길로 나아가며 근원을 명확히 해야 한다. 그러므로 기백과 황제에서 의학의 근원을 찾는 것이 빨리 높은 경지에 오르는 지름길이다. 의학의 도는 전통을 계승하고 새로운 것을 창조하여 널리 사람을 구하는 것이다.

을미년 한여름, 한국의 류시호 교수가 『한방미용학의 이해』의 집필 내용을 알려주며 추천의 글을 부탁하였다. 류 교수는 고대 중국 전통 의학의 근본 이치를 명확하게 알고 깊이 있게 연구하는 분으로, 이 책은 음양론을 바탕으로 오행의 이치 및 오장육부와 경락의 이치부터 병인병기, 변증론치에 이르기까지 전통 동양 의학을 계통적으로 밝히고 이것을 미용학과 연결시켜 의학과 미용의 관계를 명료하게 제시해 주는 귀중한 자료이다.

명대 유명한 침구 의사인 양계주가 이르기를, "사람에 따라 질병이 다르고 치료 방법 또한 다르다."고 하였다. 그러므로 사진, 팔강, 장부의 경락 변증을 익숙하게 미용학에 응용한다면, 훌륭한 의사의 마음을 가졌다고 할 수 있다. 이것이 바로 미용의 바른 길이고, 보건의 올바른 등불이 될 것이다.

미용의 성전이라 할 수 있는 조식(曹植)의 〈낙신부(洛神賦)〉에 이르기를, "형(形)은 기러기가 날아갈 듯 가벼워야 하고, 승천하는 용처럼 아름다워야 하며, 가을 국화처럼 빛나야 하고, 봄철의 소나무처럼 무성해야 한다. 거동은 달도 부끄러워 숨을 정도로 가볍고 부드럽게 물 흐르는 듯, 바람에 눈이 날리는 듯 하며, 정신은 아침 안개에 태양이 비치듯 푸른 물결처럼 빛나야 한다. 어깨는 네모 난 듯이 평평하고 허리는 가늘어야 한다."고 하였다. 이는 미의 형(形), 신(神), 동(動), 정(靜)을 이야기한 것으로, 통합적인 미의 의미를 말한 것이다. 치료는 변증에 기초해야 하지만, 오늘날은 성과를 빨리 내려는 사람들이 많고 단편적이고 빠른 방법을 추천하는 책이 많아 좋은 책을 구별하기가 쉽지 않으며, 의사 노릇하는 데도 어려움이 많다. 하물며 도를 행하기는 더욱 어렵다. 그러나 이치가 명확하지 않으면 의학의 도는 위험하다. 얼굴과 안색, 신(神)은 장부의 기혈 상태를 반영한 것이고, 얼굴 부위는 모든 양의 경락이 모이는 곳으로, 어찌 기혈, 음양, 장부, 경락의 이론을 모르고 미용학이 있을 수 있겠는가!

이 책은 선현들의 약물 사용의 이치와 동양 의학의 심오한 이치를 융통성 있게 미용학과 연결하여 책을 완성하였다. 본인은 수년 동안 의사 생활을 하면서 옛 사람들의 처방과 변증을 중요시하였다. 의식주·사회·인문환경 등 시대가 많이 변하였지만, 장부 경락 이론은 오늘날에도 유용하다.

이번 출판은 류 교수와의 개인적인 친분으로도 축하할 일이지만 미용학이나 전통 의학계의 발전에도 큰 도움이 될 것으로 믿는다.

을미년 여름
내몽골 의과대학 중의학원 각가학설 교연실 주임교수 장밍뤠이(张明锐)

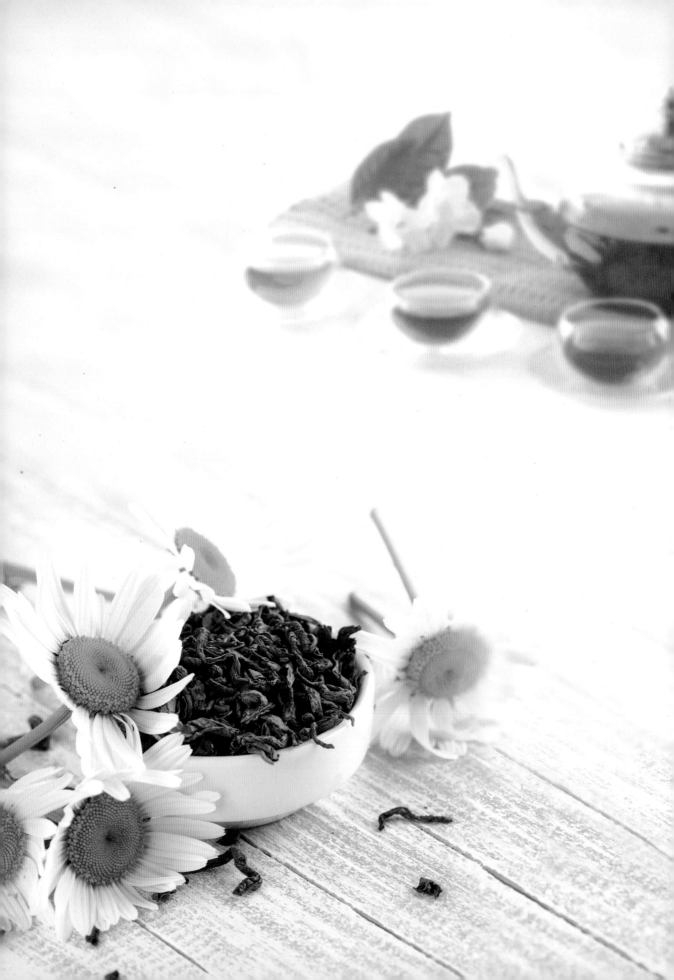

차 례

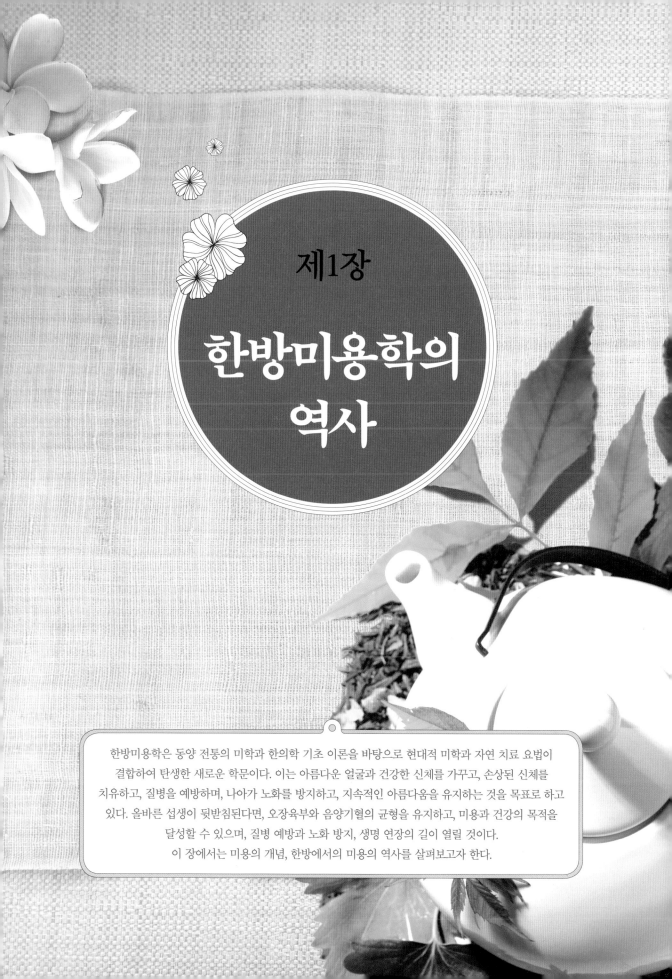

제1장

한방미용학의 역사

한방미용학은 동양 전통의 미학과 한의학 기초 이론을 바탕으로 현대적 미학과 자연 치료 요법이
결합하여 탄생한 새로운 학문이다. 이는 아름다운 얼굴과 건강한 신체를 가꾸고, 손상된 신체를
치유하고, 질병을 예방하며, 나아가 노화를 방지하고, 지속적인 아름다움을 유지하는 것을 목표로 하고
있다. 올바른 섭생이 뒷받침된다면, 오장육부와 음양기혈의 균형을 유지하고, 미용과 건강의 목적을
달성할 수 있으며, 질병 예방과 노화 방지, 생명 연장의 길이 열릴 것이다.
이 장에서는 미용의 개념, 한방에서의 미용의 역사를 살펴보고자 한다.

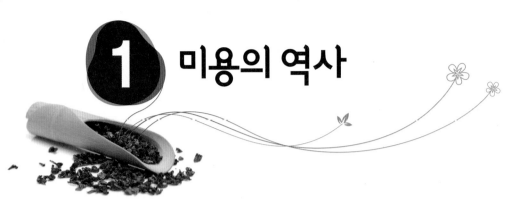

1 미용의 역사

❶ 미용의 개념

　'미용'은 인류의 역사와 더불어 시작되었다. 미용의 역사를 이해하기 위해 우선 미용의 의미와 목적을 살펴볼 필요가 있다.

(1) 미용의 의미

　'미용(美容)'에는 두 가지 의미가 있다.

　첫째, 직접적이고 좁은 의미로 아름다운 얼굴을 뜻하는 **미안(美顔)**의 개념이다. 인류의 탄생과 함께 시작된 아름다움의 욕망이 얼굴을 예쁘게 가꾸는 데서 먼저 시작되었기 때문이 아닐까 한다.

　둘째, 간접적이고 넓은 의미로 얼굴을 포함한 **신체 전체**를 아름답게 가꾸는 것을 의미한다. 사전에서는 '얼굴이나 머리를 아름답게 매만지거나 아름답게 보이기 위한 입욕, 마사지, 미용 체조, 성형 수술 따위의 방법을 쓰기도 한다.'라고 정의하고 있다.

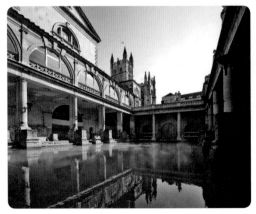

▲ 영국에 남아 있는 고대 로마의 대욕탕

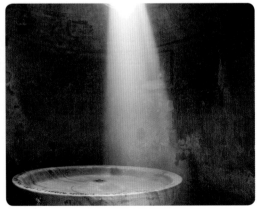

▲ 이탈리아 폼페이에 남아 있는 고대 로마의 대중탕

(2) 미용의 목적

인류는 미용을 신체를 보호하기 위한 생존 수단으로, 종족 집단의 신성함을 상징하던 종교와 결합하여 하나의 통치 방법으로, 또 자신의 지위를 드러내기 위한 신분 구별의 장치로써 활용하였다. 이와 같이 미용은 고대부터 다양한 목적으로 이용되었다.

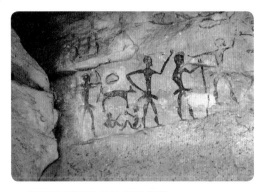 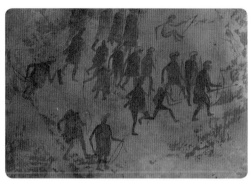

▲ 태국에서 발견된 선사 시대 벽화　　　　▲ 리비아에서 발견된 선사 시대 벽화

이러한 내용들은 인류의 역사를 통해서 종종 발견할 수 있다. 다시 말해, '미용'은 인류 역사와 함께 시작된 아름다움에 대한 인간의 본성이지만, 인류가 사회를 발전시켜 가는 과정에서 다양한 기능적 요소로 활용되어 왔다는 의미이다. 또 현대 사회에서 미용은 자신을 남들과 다르게 정의해 내는, 또 다른 자아를 만들어 내는 장치로 이용되고 있다. 이것은 비단 직업적 연예인에게만 국한된 일이 아니다.

따라서 미용을 통해 새로운 자신, 발전된 자신을 꿈꾸는 사람들이 많아짐에 따라 미용은 단순히 외형적인 아름다움을 가꾸는 것이 아니라, 우리 몸 전체의 건강과 그것에서 비롯한 정신의 건강까지 추구하는 개념으로 이해해야 할 것이다.

❷ 서양의 미용 역사

옛날 사람들은 어떻게 아름다움을 표현하고 추구하였을지를 생각해 볼 때 가장 먼저 떠오르는 인물이 클레오파트라이다.

벽화나 파피루스로 비교적 생생하게 남아 있는 기원전 6000년경의 이집트 문명을 통해 서양 미용의 역사를 간략히 살펴보고자 한다.

(1) 고대 이집트 사회

고대 이집트에서는 머리 모양이나 장신구 등을 이용하여 아름다움을 표현하고, 계급 사회에서의 신분을 나타내었다. 특히 머리카락은 당시 부의 상징이자 신분의 상징이었는데, 여러 모양의 가발을 사용함으로써 자신의 권력을 밖으로 드러내었다.

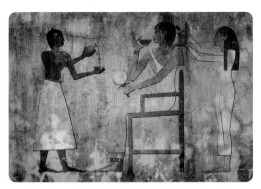
▲ 귀족의 머리를 손질하는 이집트의 미용사

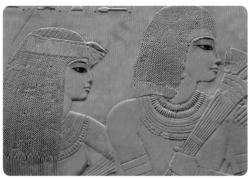
▲ 화려한 머리 장식이 정교하게 표현된 젊은 귀족 부부

(2) 고대 이집트의 파라오

이집트의 파라오는 신을 제외한 최고의 권력자로, 황금 모자를 비롯한 다양한 머리 장식과 가발, 목걸이 등을 착용하였다. 또한 권력자가 죽으면 신과 같이 몸이 썩지 않도록 몸을 미라로 만들어 보존하였고, 얼굴 부위에 신의 모습과 닮은 가면을 씌웠다. 이것은 신의 권력과 아름다움에 도달하고자 하는 욕망을 표현한 것으로 보인다.

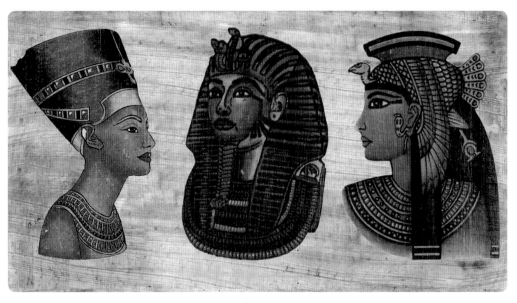
▲ 파피루스에 그린 '네페르티티', 투탕카멘의 '황금 마스크', '클레오파트라'(왼쪽부터)

(3) 고대 이집트의 귀족들

이집트에서 타조 깃털 장식은 고귀한 신분을 상징하였다. 왕족 남성들은 주로 주름이 많이 잡힌 치마 형식의 옷을 입었고, 이후 앞치마 형식의 장식이 추가되었다. 귀족은 하얗고 뾰족한 머리 장식을 썼으며, 넓은 칼라 모양의 목걸이를 착용하였다.

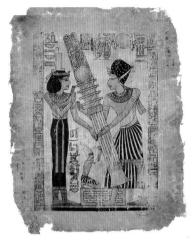

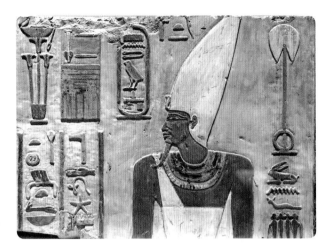

▲ 왕과 왕비, 무릎을 꿇은 귀족의 모습　　▲ 이집트 벽화에 남아 있는 튜닉을 입은 귀족의 모습

(4) 고대 이집트의 평민들

　이집트의 평민 남성들은 대부분 길이가 무릎 정도 오는 하얀 천으로 된 옷을 입었고, 천이나 가죽 끈을 허리에 둘러 옷을 고정하였다.

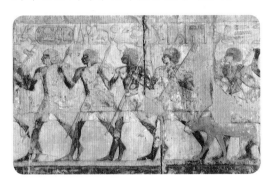

▲ 이집트 군인의 모습

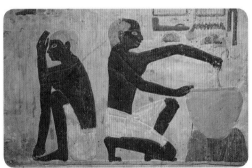

▲ 빵을 만드는 평민의 모습

memo

_____

_____

_____

_____

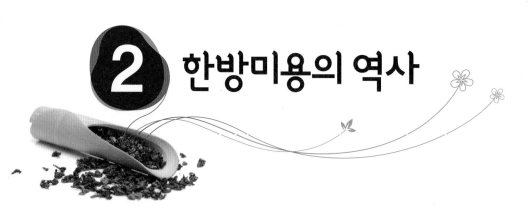

2 한방미용의 역사

❶ 중국

한방미용의 역사를 알기 위해서는 먼저 한방의 기원이 되는 중국의 역사에 대해 살펴보아야 한다. 왜냐하면 중국은 고대 문명의 발상지로 황허 문명이 남긴 유적과 함께 역사가 시작되었고, 그와 더불어 동양·중국 한방의 역사도 시작되었다고 볼 수 있기 때문이다.

(1) 원시 시대의 미용

① 구·신석기 시대의 유물을 보면, 돌, 동물 뼈, 조개껍데기 등을 이용하여 장신구로 사용하였다. 또 동물의 기름을 이용하여 피부를 보호하는 초기 형태의 미용이 시작되었음을 알 수 있다.

② 갑골문자(甲骨文字)[1]의 '목(沐 = 水 + 木)'을 보면, 머리를 감고 얼굴을 씻는 등 최초의 미용에 대한 문자 기록이 있다. 또 고대 하·상·주 왕조 시기에 이미 쌀을 이용한 얼굴 미백과 붉은색을 이용한 색조 화장의 기록이 있다.

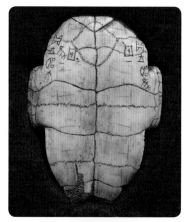

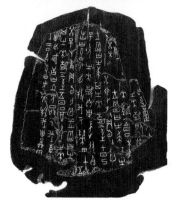

▲ 갑골문자

---

1) 갑골문자(甲骨文字): 거북의 배딱지와 짐승의 견갑골에 새겨진 중국의 상형문자로, 청나라 말기인 1899년 은허에서 처음 발견된 후 중국 도처에서 대량 발굴되었다. 발견 지역의 이름을 따서 '은허 문자'라 부르기도 하며, 거북의 배딱지를 의미하는 갑(甲)과 짐승의 견갑골을 의미하는 골(骨)을 합쳐 갑골문자라 부르고 있다.

(2) 춘추 전국 시대의 미용

① 춘추 전국 시대에는 입술연지인 순지(脣脂), 눈썹 화장, 머릿기름 등을 사용하였고, 기미와 황반, 흑반 등의 치료법이 있었다.

② 『산해경(山海經)』[2]에는 약물을 이용한 여드름, 점, 암내 치료법 등이 적혀 있다.

③ 전국 시기부터 미용법이 민간에 퍼져 연지를 찍고, 눈썹을 화장하는 등의 구체적인 방법이 전해지는데 이것은 오늘날도 사용되고 있다.

④ 전국 시기 제자백가에 의해 체계화된 양생법을 통해 마음을 맑게 하고, 욕심을 줄이는 호흡이나 기공 등으로 발달하였다. 또한 이것은 **화타(華陀)**[3]의 오금희(五禽戲)가 탄생하는 기틀이 된다.

일종의 건강 체조인 오금희는 '호랑이의 모습을 닮은 호희(虎戲), 사슴의 모습을 닮은 녹희(鹿戲), 곰의 모습을 닮은 웅희(熊戲), 원숭이의 모습을 닮은 원희(猿戲), 새의 모습을 닮은 조희(鳥戲)'의 다섯 동작으로 구성된다.

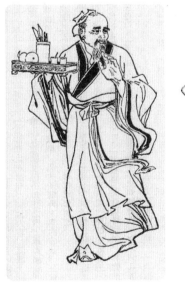

▲ 한나라 명의 화타

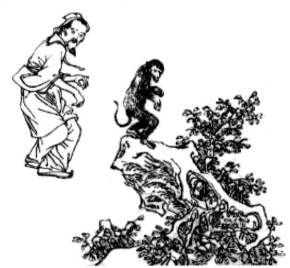

▲ 화타의 오금희 중 원희(猿戲)

⑤ 전국 시대 유가에서는 심신의 수양을 강조하였고, 법가에서는 '정(靜)'을 중시하여, 양생 미용의 사상적 기초를 마련하였다.

---

2) 『산해경(山海經)』: 저술가와 저술된 시기가 미상인 고대 중국의 책으로, 전 18권이며 산맥이나 하천, 신화 등을 수록하고 있다.

3) 화타(華陀): 중국 후한 말기의 유명한 의사로, 다른 이름은 부(旉)이고, 자는 원화(元化)이다. 그는 약제의 조제와 침, 뜸뿐만 아니라, 외과 수술에도 뛰어났으며, 일종의 체조 요법인 '오금희(五禽戲)'를 만들어 내었다.

(3) 진 · 한, 삼국 시대의 미용

　진한 시대에는 생산력 증가로 인한 경제 활동이 활발해지자 미용 분야에도 관심이 많아졌다. 특히 비단길을 통한 문물 교류를 통해 '호두, 용안육, 서각(코뿔소의 뿔), 사향(사향노루의 사향 샘을 건조하여 얻은 향료), 호박' 등이 미용 목적으로 거래되었다. 이 시기에는 두꺼운 눈썹 만들기, 머리 염색, 연지와 백분 사용 등이 유행하였다. 황궁에서는 남성들에게도 화장이 널리 퍼졌다. 또한 이미 치실을 사용하였고, 민간에서는 향기 나는 약재를 몸에 지니고 다니거나, 약재를 태워 실내 방향제로도 사용하였다.

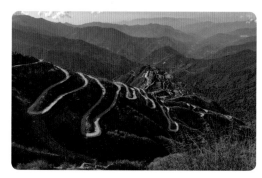

▲ 중국, 서아시아를 거쳐 지중해 연안까지 연결해
　주었던 고대 무역로, 비단길

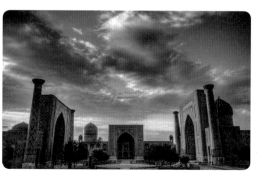

▲ 중국과 유럽을 연결하는 비단길의 주요 정거장인
　우즈베키스탄 사마르칸트의 레기스탄 중앙 광장

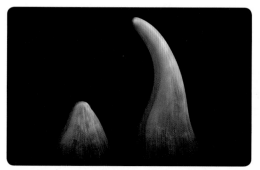

▲ 오늘날도 암시장에서 약용으로 거래되는 서각

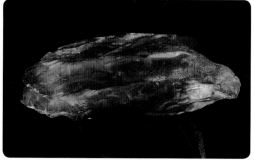

▲ 비단길의 주요 교역품이었던 호박

① 『**황제내경(黃帝內經)**』[4]의 편찬으로 의학 이론의 기초가 세워지자, 미용 약물의 복용과 외용, 경락 미용, 음식 미용 등 다른 한방 미용의 여러 분야에도 이론적 기초가 만들어졌다.
② 365종의 약물을 약효에 따라 서술한 『**신농본초경(神農本草經)**』[5]을 통해 보건 · 의료 · 약선 미용의 이론적 기반도 마련되었다.

---

4) 『황제내경(黃帝內經)』: 중국에서 가장 오래 된 의서로, 고대 중국의 의술, 신체관, 침구 의학의 고전이다. 병리학설을 다룬 〈소문(素問)〉과 침구에 관한 내용을 담은 〈영추(靈樞)〉의 2부 18권으로 편찬되었다.
5) 『신농본초경(神農本草經)』: 『본초경(本草經)』, 『본경(本經)』이라고도 하는 중국 최초의 약물에 관한 전문 서적이다. 양나라 도홍경(陶弘景)이 6세기 초에 구전되던 내용을 저술하였고, 원서는 전해지지 않으며, 대부분은 청나라의 본초서를 편집하여 만들어진 것이 오늘날 전해지고 있다.

- 구기자의 열매는 '정기(精氣)를 보충하고 음도(陰道)를 튼튼하게 하는 효능이 있다.'고 하였다.
- 구기자의 뿌리는 '오장의 사기로 인한 열, 열로 인한 소갈(消渴)과 주비(周痺)를 치료한다.'고 하였다.
- 마황을 이용한 천식 치료나 대황을 이용한 사하 작용은 오늘날에도 과학적으로 입증된 내용이다.
- 6세기 양나라 도홍경(陶弘景)은 『본초경집주(本草經集註)』에 약물 730종을 수록하고, 약물을 자연 분류하였다.

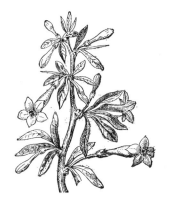 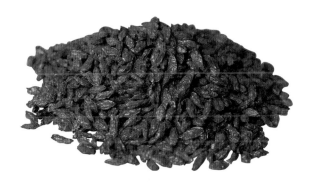

▲ 1895년 약물 사전의 구기자 모습   ▲ 예로부터 약용으로 쓰였던 구기자

③ 한나라의 침구·수혈 경전인 『**황제명당경(黃帝明堂經)**』[6]을 통해 침구 미용, 경락 마사지의 이론적 근거가 마련되었다.

④ 후한 시대 의학자 장중경의 『**상한잡병론(傷寒雜病論)**』[7]을 통해 한의학의 변증론치(辨證論治)와 한방미용학의 변증 치료에 대한 이론적 기초가 제시되었다.

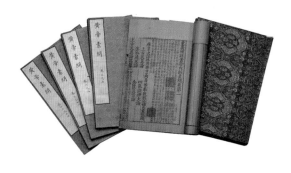 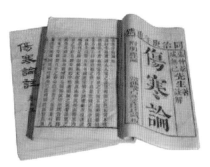

▲ 『황제내경(黃帝內經)』〈소문(素問)〉   ▲ 『상한론(傷寒論)』

---

6) 『황제명당경(黃帝明堂經)』: 한나라의 침구·수혈 경전으로, 『명당경(明堂經)』이라고도 하며 3권으로 구성되었다.

7) 『상한잡병론(傷寒雜病論)』: 후한의 장중경(張仲景)이 상한(傷寒)과 잡병(雜病)에 관해 16권으로 저술한 책이다. 이후 왕숙화(王叔和)의 정리를 거쳤으며, 나중에 상한(傷寒)과 잡병(雜病)으로 나누어진다.

(4) 위진 남북조 시대의 미용

① 서진(西晉)의 **갈홍(葛洪)[8]**은 『포박자(抱朴子)』, 『주후비급방(肘後備急方)』의 저자로 '미학'의 개념을 객관적이고, 다양한 방법으로 정립한 사람이다. 그는 인공적이고 가식적인 외형의 '미'보다 내면의 도덕적인 '미'를 중요히 생각하였다. 그는 황반, 흑반 등과 관련된 미용 처방도 33방을 책에 기술하였다.

- 『포박자(抱朴子)』에서는 구기자 열매를 '천정(天精)'이라 언급하였다.
- 구기자는 목숨을 보존하기 위한 상약(上藥)으로 그의 신선 수행에 중요한 약재로 언급된다.

② 남북조 시대의 도홍경(陶弘景)은 『양성연명록(養性延命錄)』에서 기공 양생법과 자수 미용법, 건강·미용 안마법 등을 소개하였다.

- 두 손을 마찰하여 열을 낸 뒤 얼굴을 위에서 아래로 쓸어내리는 동작을 하면, 나쁜 기운을 없애 얼굴에 빛이 난다.
- 오늘날 단전 호흡이나 기공, 도가 체조 등으로 발전하여 맥을 잇고 있다.

(5) 수·당 시대의 미용

이 시기는 한방미용이 한 단계 발전하는 단계로, 이것은 경제 발전과 생활수준의 향상 또 사상적 자유로움 등과 관계가 깊다. 특히 당나라 시대의 발전은 주목할 만하다. 머리 장식이나 복식뿐 아니라, 화장품과 약재, 미용 음식 등 매우 광범위하게 미용 분야가 발전하였다.

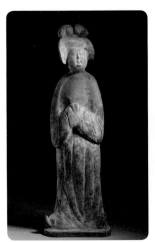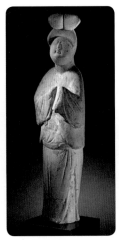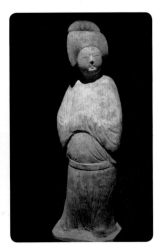

▲ 다양한 머리 모양과 복식을 한 당나라의 귀부인상

---

8) 갈홍(葛洪): 중국 동진 사람으로, 호가 포박자(抱朴子)이며, 유교와 도교의 비술을 결합하고자 하였다. 그는 평생 신선도를 수행하였고, 대표 저서로는 『포박자(抱朴子)』와 『신선전(神仙傳)』 등이 있다.

① 수나라 때는 짧은 상의를 길고 좁은 치마로 덮는 형식의 의복을 입었다. 치마는 겨드랑이 정도까지 올라갔으며, 이러한 양식은 당나라 때까지 이어진다. 또한 2대 황제 양제가 아끼던 후궁 오강선(吳絳仙)은 눈썹을 잘 그리기로 유명하였는데, 눈썹 털을 뽑아 정리하고 가는 초승달 모양으로 눈썹을 그렸다고 한다.

② 당나라의 유명한 의학자이자, 양생가인 손사막(孫思邈)은 『비급천금요방(備急千金要方)』에서 한방미용에 관한 처방 330방을 향기 요법에 관한 처방 48방, 그리고 얼굴, 치아, 입술, 눈썹, 두발 등의 미용 관련 방법과 각종 피부 질환 등에 관한 처방을 광범위하게 기술하였다. 이것은 한방미용 분야의 대부분을 다룬 책으로, 이로 인해 한방미용 발전의 역사는 일대 전기를 맞게 된다.

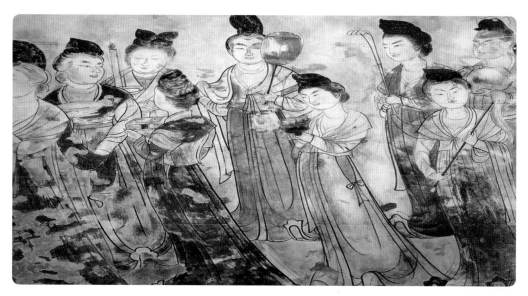

▲ A.D. 706년 당나라 시대의 궁녀들

- 당의 화장법은 비단길을 따라 중앙아시아와 서역까지 또 신라를 거쳐 일본까지, 당시 주변국의 유행을 선도하는 최신의 선진 미용 기술이었다.
- 머리 모양을 둥글게 올려 얼굴, 귀, 목 등이 잘 드러나게 하였고, 특히 이마와 눈썹 화장에 공을 들였다고 한다.
- 먼저 얼굴에 분을 바르고, 연지를 이용한 볼 화장과 검은색 광물을 이용하여 눈썹을 그린다. 그리고 이마에 여러 문양을 그리거나 붙여서 장식을 하고, 보조개와 사홍(斜紅)을 그렸으며, 마무리로 입술연지를 찍었다.
- 8세기 미인들은 분(紛), 미대(眉黛), 화전(花鈿), 액황(額黃), 홍분(紅粉), 면엽(面靨), 사홍(斜紅)의 아홉 가지 화장을 기본적으로 한 것으로 보인다.
- 다음은 당을 움직인 유명한 두 여인의 사진이다. 제국 초기와 말기의 전반적인 미용을 비교할 수 있을 것이다.

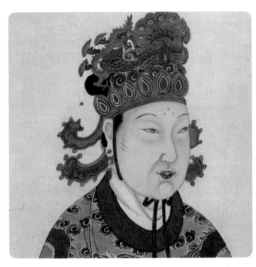

▲ 당 고종의 황후이자, 중국 역사의 유일한 여황제인
측천무후(A.D. 624~705)

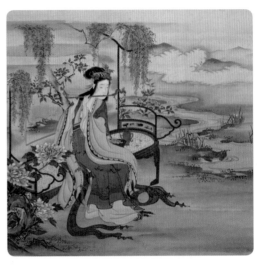

▲ 당 현종의 후궁으로 이름은 옥환이며, 중국 미인의
대명사로 불리는 양귀비(A.D. 719~756)

③ 『외대비요(外臺秘要)』[9]에서는 한방미용 처방 430방이 기술되어 있는데, 특히 얼굴 화장품
과 피부 질환을 치료하는 내용을 전문적으로 다루고 있다.

예로 황련을 살펴보면 다음과 같다.

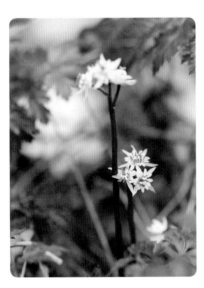

▲ 뿌리를 약용하는 황련

- 『외대비요(外臺秘要)』에서 고열로 속이 울렁거리고,
  신음하며 헛소리를 하느라 잘 수 없는 증세에 황련
  해독탕을 처방하였다.

- 황련, 황금, 황백, 치자 등을 물에 끓여 2회에 나누어
  복용하고, 이때는 돼지고기와 찬물을 먹지 않도록 하
  였다.

- 황련 해독탕은 오늘날 대상 포진, 안면 홍조 및 각종
  피부 질환에도 도움이 된다.

- 줄기의 단면이 황색이라 황련(黃連)이라 한다.

- 황련은 중국이 원산지인데 현재는 한국, 일본 등지에
  서도 재배하고 있다.

- 한방에서는 11월에 5년 이상 자란 황련의 뿌리를 채
  취하여 말린 뒤 약재로 사용한다.

---

9) 『외대비요(外臺秘要)』: 중국 당나라의 궁중 도서관 사서인 왕도(王燾)가 문헌을 정리하여 40권으로 편성한 의학 서적이다.

④ 당나라가 멸망한 뒤 송나라가 다시 중국을 통일할 때까지 난립한 오대십국 시대의 생활 모습과 복식, 미용 등을 한 눈에 알 수 있는 자료가 남아 있다. 그것은 10세기 남당의 화가인 고굉중(顧閎中)이 남긴 궁정 연회의 모습으로, 현재 북경의 고궁박물관에 있는 〈한희재야연도권(韓熙載夜宴圖卷)〉이다.

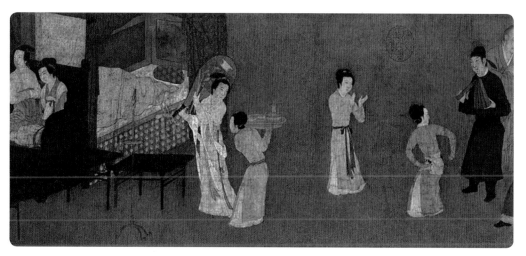

▲ 〈한희재야연도권〉 제1부분, 12세기 임모본

(6) 송·원·명·청 시대의 미용

① 송나라 때는 신유학(新儒學)의 영향으로 한방미용학의 확장기를 맞는 시기이다. 신유학에서는 인간 욕망의 절제를 중시해서 여성의 화려한 복식과 화장보다는 소박하고 담백한 복식과 화장법을 선호하였다. 이로 인해 황궁부터 민간에 이르기까지 단아하고 소박한 자연미를 강조하였고, 이것이 청나라까지 영향을 주었다.

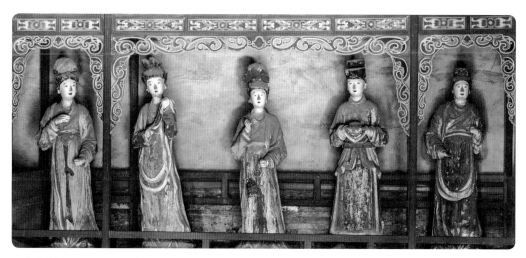

▲ 송나라(A.D. 960~1279) 때 만들어진 여종들을 표현한 점토 조각

- 이전 시기인 당나라 때와는 달리 가냘프고 여성스러운 몸매를 부각시킬 수 있는 복장을 선호하였다.
- 화려한 복식은 유행하지 않았지만, 귀족이나 관료 부인들은 상대적으로 색감이 있는 주황색이나 초록색의 복장을 많이 착용하였다.

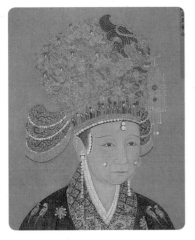 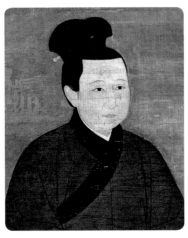

▲ 송나라 황후의 초상화

② 송나라 시대의 『**태평성혜방(太平聖惠方)**』[10]에서는 역대 미용 처방을 더욱 발전시켜 980방의 미용 처방 등 미용 방제에 대한 자료를 수집하여 새로운 처방들이 보충되었다.

- 피부 미용에 좋은 술로, '도인주' 처방이 전해진다.
- 재료는 도인과 홍화로, 도인은 복숭아씨로 쓴맛이고 홍화는 혈액 순환제로 자주 이용되는 약재이다.
- 피부가 푸석하고 안색이 어두울 때 사용하면 혈액을 순환시켜 피부를 윤기 있게 하고, 얼굴색을 좋게 하며, 노화를 방지한다고 한다.

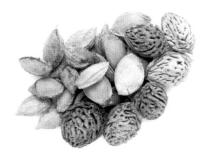 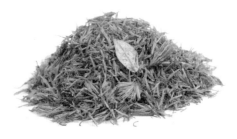

▲ 도인(복숭아씨의 알맹이)　　　▲ 말린 홍화(잇꽃)

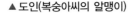

10) 『태평성혜방(太平聖惠方)』: 북송 시대 왕회은(王懷隱) 등이 민간에서 전해지는 효력이 있는 처방들을 광범위하게 수집하고, 이전까지의 의학 서적 중에서 처방에 관한 것만 모아 만들어 낸 책이다. 『성혜방(聖惠方)』이라고도 한다.

③ 원나라 때는 다양한 의학 유파가 등장하여 미용학의 이론과 치료 방법 등이 풍부해졌는데, 이 시기의 처방 중에는 현대에도 사용하는 것들이 있다.

- 초기 화장은 펴 바른 듯한 붉은 화장이 많았지만, 제국이 안정되어 가면서 양 볼에 작게 붉은 점을 찍는 것으로 바뀌어 간다.
- 남성의 머리는 변발이고, 여성은 높은 관모에 가려져 있어 정확히는 알 수 없다. 하지만 초기에는 땋아 내린 것으로 추정하고 있다.
- 몽골족 여성들은 한족 여성과 다르게 남성적인 창파오(長袍)를 많이 입었다.

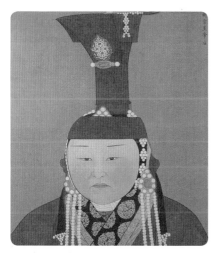

▲ 몽골 제국의 5대 칸(원의 초대 칸)의
첫째 부인인 소예 순성 황후

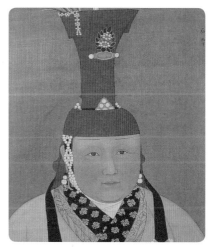

▲ 몽골 제국의 5대 칸(원의 초대 칸)의
둘째 부인인 남필 황후

④ 명나라 때는 이시진(李時珍)의 『본초강목(本草綱目)』[11]이 있는데, 이것은 지금까지도 동양 의학 최고의 본초학 서적으로 칭송받고 있다. 또한 이 시기에는 진실공(陳實功)의 『외과정종(外科正宗)』도 있다. 이로 인해 외과 피부 질환에 대한 원인과 증상 치료 등이 가능하게 되었다.

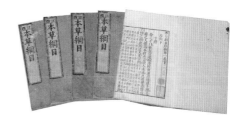

▲ 본초강목(本草綱目)

- 복장은 주로 단삼, 배자, 비갑, 유군 등 여러 형태의 의복이 유행하였다.
- 이후 옷감의 작은 조각을 이어 완성한 수전의가 나왔는데, 예술적으로도 가치가 높다.
- 이마, 콧등, 턱 부위를 하얗게 칠하는 이른바 삼백 화장법은 이 시기까지 계속되었다.
- 얇고 가는 눈썹 화장과 선명한 입술연지 등이 공통적이다.

---

11) 『본초강목(本草綱目)』: 1590년 저술된 책으로, 전 52권이며, 약의 올바른 이름을 강(綱)이라 하고 해석한 이름을 목(目)이라고 하였다.

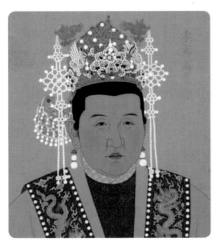

▲ 초대 황제 홍무제의 첫째 황후,
효자고 황후 마씨

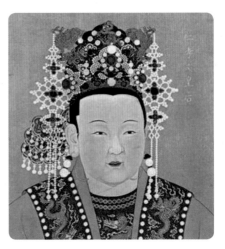

▲ 3대 황제 영락제의 정비,
인묘문 황후 서씨

⑤ 청나라 때는 주로 황궁에서 보건과 미용 부분이 크게 발전하였다. 특히 미용술과 미용 처
방에 관한 연구가 활발하였는데, 그 예로 **서태후(西太后)**[12]는 나이가 들어도 얼굴과 피부
가 윤기 있고 탄력 있었다고 전해진다.

- 만주족과 한족의 옷에 많은 차이가 있었는데, 황궁과 왕실 귀족들이 입는 치마의 길이는
  다리 길이와 비슷하였다.
- 청 왕조 시기 절대 권력을 누렸던 두 여인을 통해 당시의 전반적인 미용을 살펴볼 수 있다.
  한 사람은 청나라 함풍제의 두 번째 황후이자 동태후로 불린 효정현 황후(孝貞显皇后)이
  고, 다른 한 사람은 청 말기 독재 권력의 상징인 서태후 효흠현 황후(孝欽顯皇后)이다.

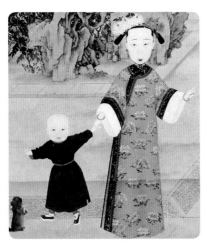

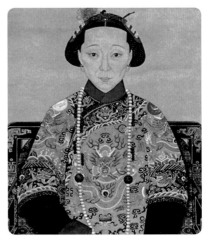

▲ 동태후 효정현 황후(1837~1881)

---

12) 서태후(西太后): 청나라 함풍제의 세 번째 황후로, 자희 태후(慈禧太后) 또는 효흠현 황후(孝欽顯皇后)라고도 부른다.

- 서태후는 매일 화장 전에 옥 막대로 안면 마사지를 하였는데, 이것은 근육 이완과 혈액 순환을 도와 피부 주름을 방지하였다.
- 서태후는 평소 호두를 즐겨 먹었고 피부에 바르기도 하였는데, 이것은 중국의 건조하고 메마른 날씨에도 피부 보습과 윤기를 유지하는 데 좋은 방법이 되었다.
- 미용에 관심이 지대하였던 서태후 때문에 황실 어의들은 다양한 처방을 연구하였고, 이것은 일반 대중에게도 광범위한 영향을 주었다.

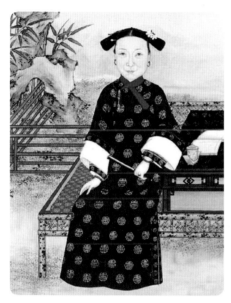 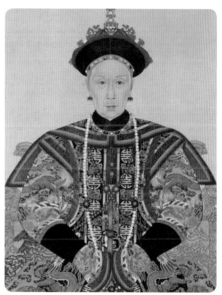

▲ 서태후 효흠현 황후(1835~1908)

❷ 우리나라

우리나라 미용의 역사는 삼한 시대부터 그 흔적을 찾을 수 있다. 고기를 잡을 때 손과 발을 쪽으로 파랗게 염색한 뒤 바다에 들어가거나, 제사를 지낼 때 향나무를 태워 향수나 향로로 사용한 기록이 있다.

고대 사회는 제정일치 사회로, 미용 부분도 처음에는 제사 준비나 치료 목적으로 사용되다가 점차 분리되기 시작하였다.

초기에는 주로 얼굴 화장 위주였으나 점차 여인들의 전체적인 치장이나 연극을 위한 분장 목적으로 많이 이용되었다.

이러한 화장품들은 모두 자연에서 원료를 얻었는데, 주로 곱게 빻은 조갯가루나 식물에서 짜낸 즙을 이용하였다.

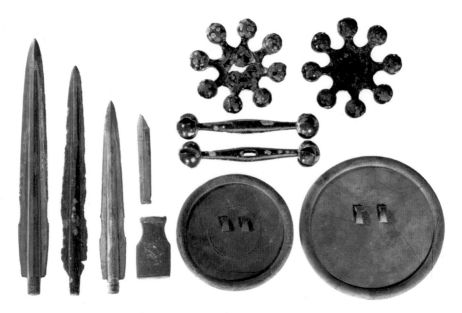

▲ 화순 대곡리 출토 청동 유물 일괄(동검, 팔주령, 동경) ⓒ National Museum of Korea

(1) 고조선의 미용

고조선은 청동기 문화를 배경으로 세워졌고, 그 시대 미용의 실체를 입증할 자료는 많지 않다. 하지만 뼈 비녀와 그 밖의 출토 유물로 미루어 보아 지금으로부터 약 4,000여년 전에 이미 여성은 쪽머리를 하고, 남성은 상투머리를 하였던 것으로 보인다. 또한 『후한서(後漢書)』[13]나 『신당서(新唐書)』[14]의 사료를 통해 2,000년 전인 삼한 시대에도 **미용의 개념이 존재**하였음을 찾아볼 수 있다. 그 후 철기 시대에 접어들자 철을 이용한 장신구들이 발전하였으며, 남성 우두머리는 상투를 틀고 노예는 머리를 깎는 등 머리 모양에도 많은 변화가 있었다.

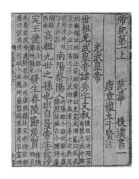

▲ 후한서

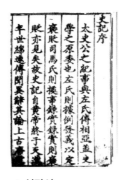

▲ 신당서

---

13) 『후한서(後漢書)』: 중국 남북조 시대에 편찬된 후한의 역사서로, 송나라 범엽(范曄)이 지었다. 본기(本紀) 10권, 열전(列傳) 80권, 지(志) 30권으로 구성되었고, 후에 다른 역사가들이 보충하였다.

14) 『신당서(新唐書)』: 『구당서(舊唐書)』에서 빠진 내용을 보충하고 바로 잡아 다시 펴낸 것으로 전 225권이다. 이것은 중국 송나라의 역사가들이 1044~1060년에 걸쳐 함께 편찬한 당나라의 정사이다.

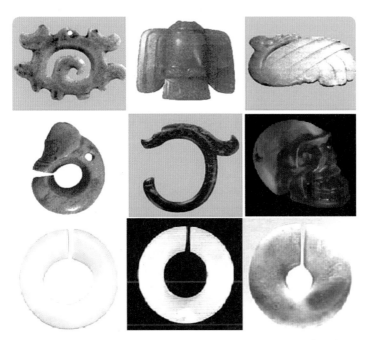

▲ 홍산문화 유적지에서 발견된 상투의 기원을 밝혀 주는 다양한 옥고(玉箍)들

- 머리는 인간의 신체 가운데 가장 중요하게 생각하는 부분으로, 전신을 주관한다고 믿었으므로 보호에도 신경을 많이 쓸 수밖에 없었다. 따라서 머리는 생존을 위한 보호 차원에서, 신분이나 종족 등의 표시, 정체성까지 드러내는 수단이 되었다.

- 고조선 사회는 하얀 피부가 높은 사회적 신분과 아름다움의 기준이었다. 이것은 단군 신화의 내용을 통해서도 알수 있는데, 미백 효과를 위해 빛을 차단

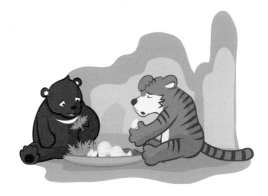

▲ 하얀 피부를 선호한 고조선 사회

하고 마늘과 쑥을 먹게 한 점이 그 증거이다. 특히 연해주 방면에서 생활했던 읍루와 말갈에서는 하얀 피부 손질을 중요시하였다.

- 한반도의 추운 동북쪽에 살았던 읍루 사람들은 혹독한 겨울 추위로부터 피부를 보호하기 위해 돼지기름을 발랐다. '돈고'라고 하는 돼지기름을 불에 녹여 피부에 발랐는데, 이것은 피부 온도에 의해 딱딱하게 굳지 않고 피부를 부드럽게 보호하여 동상이나 피부의 터짐을 예방해 주었다.

- 말갈 사람들은 피부 미백을 위해 오줌 세수를 하였는데, 이것은 지금도 간혹 이용되는 방법이다.

(2) 삼국의 미용

① 고구려

고구려는 삼국 중 국가의 기틀을 가장 먼저 세웠고, 지정학적으로도 중국과 가까워 선진 문물을 쉽게 받아들일 수 있었다. 인접한 중국의 화장술뿐 아니라, 중국을 통해 이리비아와 인도 등에서 건너온 새로운 화장술을 받아들이기도 수월하였다. 남아 있는 고구려 벽화를 보면, 당시 고구려는 물감을 만드는 기술이 상당한 수준이었음을 알 수 있고, 연지를 이용하거나 옷고름을 왼쪽에 달아 멋을 낸 모습도 확인할 수 있다.

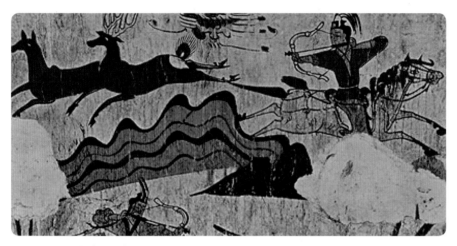

▲ 고구려 무용총 〈수렵도〉에서 알 수 있는 남성의 복식

- 입술, 볼에 연지를 바르고, 가루 백분을 사용하여 화장을 하였다. 고구려의 입술연지는 일본까지 전파되었는데, 당대 화가 담징의 고사에서도 알 수 있듯이 염료 기술이 발달되어 색조 화장의 기초가 튼튼했음을 유추할 수 있다.

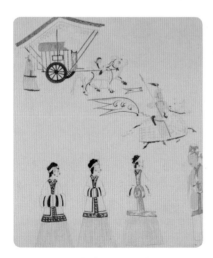

▲ 고구려 쌍영총 〈거마행렬도〉

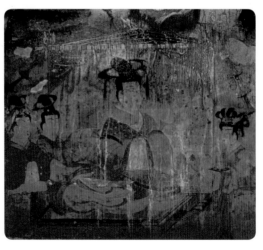

▲ 고구려 안악3호 〈귀부인도〉

- 고구려 고분 벽화를 통해 남성들도 화장을 하였으며, '주사'라는 광물을 이용하여 연지를 만들고, 그 화장법이 보편화되었음을 알 수 있다.

※ 주사는 붉은색 안료나 약재로 사용되는 황화 광물로, 수은 성분을 포함하며, 진사나 단사라고도 한다.

② 신라

신라는 남녀 모두 화장을 하였다. 특히 화랑들은 여성과 같이 하얗게 분을 바르는 화장을 하였고, 귀고리나 팔찌, 가락지 등의 장신구도 착용하였다. 여성들은 신분에 관계없이 향낭(香囊)을 차고, 얼굴 화장보다는 머리치장에 좀 더 관심을 두었다.

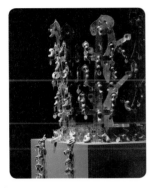
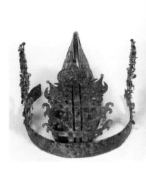
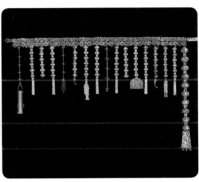

▲ 신라 금관총 ⓒKorea.net   ▲ 신라 금동관, 금제 허리 장식 ⓒNational Museum of Korea

- 『삼국유사(三國遺事)』[15]에 따르면, 김유신의 누이가 옅은 화장을 하였고, 화랑들도 아름다운 육체를 위하여 화장을 하였다는 기록이 있다.
- 삼국에 불교가 전래되어 청결이나 청정의 풍조가 유행하였고, 이에 따라 목욕이 대중화되었다.
- 쌀겨, 녹두, 팥 등의 곡물을 이용하여 피부를 관리하였으며, 참나무 등을 이용하여 눈썹 화장도 하였다.

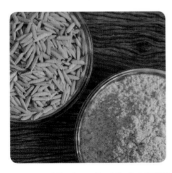
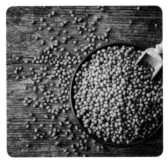
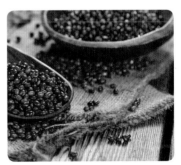

▲ 피부 미용에 즐겨 이용된 곡물(쌀겨, 녹두, 팥)

---

15) 『삼국유사(三國遺事)』: 1281년 승려 일연이 지은 역사서로, 단군에서 삼국 시대까지의 역사를 기록하고 있다. 또한 불교에 관한 기사, 신화, 전설 등 구전되는 다양한 내용까지 함께 수록되어 있다.

③ 백제

백제는 미용에서 자연미를 강조한 것으로 보이며, 일본에 연분 제조법을 전해 줄 정도로 상당한 수준의 기술을 보유한 것으로 짐작된다. 중국 『수서(隨書)』[16]에 따르면, 백제 여성들은 분은 바르지만 연지는 바르지 않았다고 한다. 또한 눈썹을 그리지 않고 머리를 늘어뜨렸다는 내용도 나온다. 다시 말해, 백제 여성들 역시 신라 여성들과 마찬가지로 색조 화장보다는 머리를 장식하는 데 더 관심을 기울였음을 알 수 있다.

- 남성들은 상투를 틀고, 여성들은 댕기머리(미혼)와 쪽머리(기혼)를 하였다.
- 연지 없이 은은하고 세련된 화장을 하였다.
- 일본으로 화장품 제조법과 사용 방법을 전파하였다.

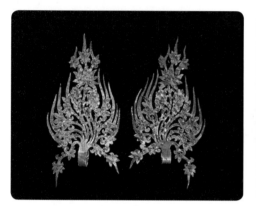

▲ 백제 무령왕릉 출토 왕관 꾸미개
ⓒ National Museum of Korea

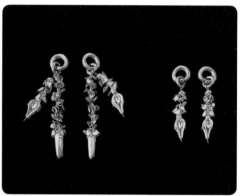

▲ 백제 무령왕비 금귀고리
ⓒ National Museum of Korea

(3) 고려의 미용

고려 시대에는 얼굴에 하얗게 분만 바르는 화장을 선호하였다. 『고려도경(高麗圖經)』[17]에 따르면, 고려 시대 여성들은 진한 색조 화장보다는 자연미를 강조한 화장에 치중하였다는 내용이 나온다. 하지만 화장을 제외한 옷과 장신구는 삼국 시대보다 훨씬 화려하고 사치스러웠다고 한다. 특히 신분이 높은 사람들 사이에는 머릿기름을 진하게 바르고, 분을 두껍게 바르며, 볼에 연지를 바르는 **분대 화장법**이 크게 유행하였다. 또한 고려 초기에는 교방을 설치하여 기생들에게 이 화장법을 가르치기도 하였다. 그러나 평민들은 자연스럽고 소박한 화장을 하여 신분의 차이를 드러내었다.

---

16) 『수서(隨書)』: 당나라 때 위징 등이 황제의 명으로 펴낸 수나라의 역사서로, 636년에 간행되었다.
17) 『고려도경(高麗圖經)』: 송나라 사신 서긍(徐兢)이 고려의 생활 모습을 보고 지은 책으로, 전 40권이다.

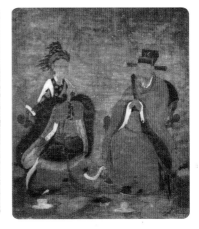

▲ 『고려도경(高麗圖經)』(1091~1153)　　　　▲ 공민왕 내외의 화려한 복식 (1330~1374)

- 귀족들은 진한 색조 화장보다는 분대 화장법으로 화장을 하고, 옷과 장신구의 화려함을 선호하였다.
- 평민들은 자연스럽고 소박한 화장을 하였다.

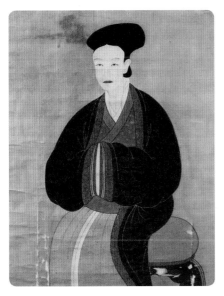

▲ 고려 귀족 여성의 의복과 화장

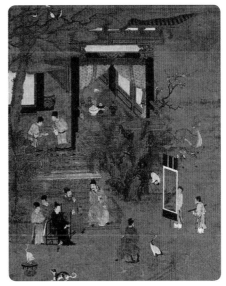

▲ 고려 귀족의 생활 모습

(4) 조선의 미용

　　조선 시대에는 숭유억불 정책으로 인하여 사회 전반에 소박하고 담백한 형식의 미용과 복식이 유행하게 되었다. 의복은 고려의 양식을 그대로 계승하였고, 임진왜란과 병자호란을 겪으면서 일본과 청나라의 영향도 받게 되었다. 화장은 기초 화장 수준으로 고려에 비하여 더욱 소박해졌는데, 기생들은 반대로 화려한 색조 화장을 하였다.

- 화장법에는 익숙하였지만, 일상생활에서는 화장을 하지 않았다. 외출을 하거나 명절, 혼례 등의 특별한 때만 화장을 하였다.

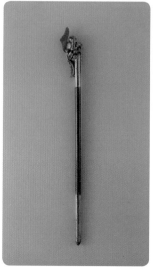 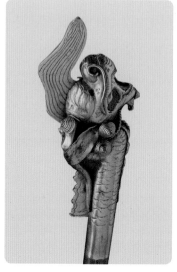 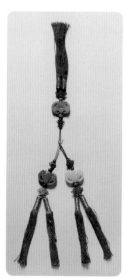

▲ 조선 시대의 장신구들 (왼쪽부터 비녀, 노리개)

- 『규합총서(閨閤叢書)』[18]에는 여러 가지 머리 모양과 화장 기법들이 소개되어 있는데, 오늘날에도 사용되는 한방의 천연 재료들이 널리 이용되었음을 알 수 있다.

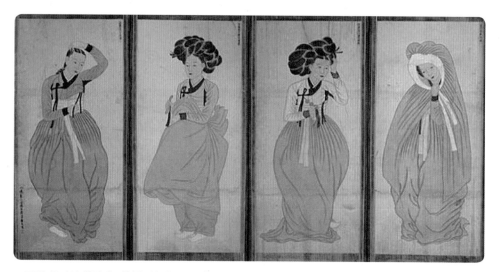

▲ 조선 후기의 화장과 의복을 알 수 있는 〈미인도〉

---

18) 『규합총서(閨閤叢書)』: 조선 순조 때 빙허각(憑虛閣) 이씨가 지었다고 전해지는데, 일상생활의 예의범절과 조리법, 염색법 등이 한글로 적혀 있다.

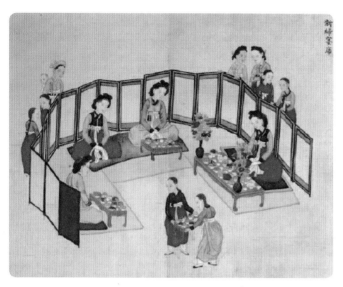

▲ 조선 말기의 혼례 연회(기산 김준근의 풍속화)

(5) 현대의 미용

① 근 · 현대(개화기)

개화 초기에는 일본과 중국을 통해 크림, 백분, 비누, 향수 등의 수입 화장품이 들어오기 시작하였다. 정정숙에 의해서 만들어진 백분은 우리나라 화장품의 효시가 되었고, 후에 머릿기름과 미백 로션 등이 개발되었다. 1950년대에는 수세미와 오이를 이용한 화장수와 각종 깨와 살구씨를 이용한 미백 화장품이 나왔고, 1960년대에는 화장품 산업이 발달하였으며, 기초 화장품의 종류가 다양하게 구비되기 시작하였다.

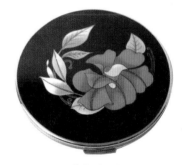

▲ 1960년대 영국의 화장품

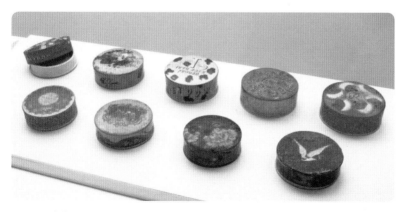

▲ 1960년대 우리나라의 화장품

② 오늘날

광복 후 일본이 철수하자 우리나라 화장품 산업이 잠시 위축되기도 하였다. 그 후 외국의 수입 화장품이 유행하다가 현재는 우리나라도 한류의 영향을 받아 화장품 분야에서 세계적인 화장품 강국으로 도약 중이다. 특히 천연 재료를 이용한 한방 화장품이 그 기능을 인정받고 있으며, 이를 기반으로 더욱 세분화되고 다양한 미용 분야가 발전하고 있다.

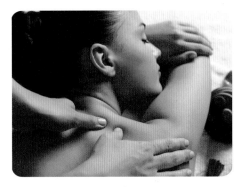

▲ 경락 마사지

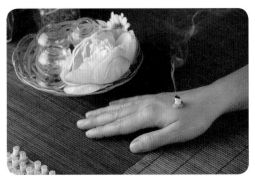

▲ 부항

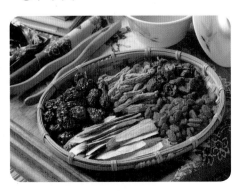

▲ 한방 요법(therapy)

▲ 뜸

memo

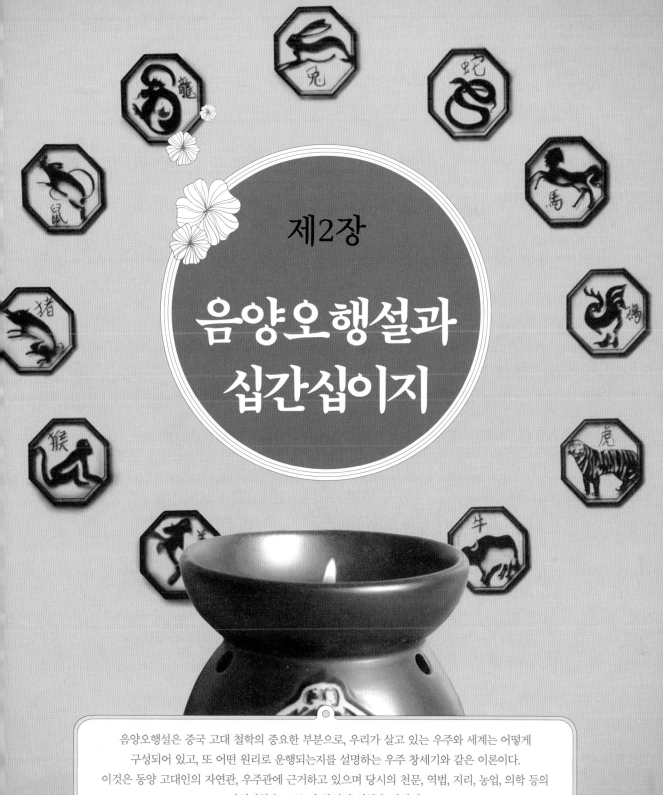

제2장

음양오행설과 십간십이지

음양오행설은 중국 고대 철학의 중요한 부분으로, 우리가 살고 있는 우주와 세계는 어떻게
구성되어 있고, 또 어떤 원리로 운행되는지를 설명하는 우주 창세기와 같은 이론이다.
이것은 동양 고대인의 자연관, 우주관에 근거하고 있으며 당시의 천문, 역법, 지리, 농업, 의학 등의
자연과학은 모두 이 학설의 영향을 받았다.
이 장에서는 한방미용의 이해를 돕기 위해 음행오행과 십간십이지를 살펴보고자 한다.

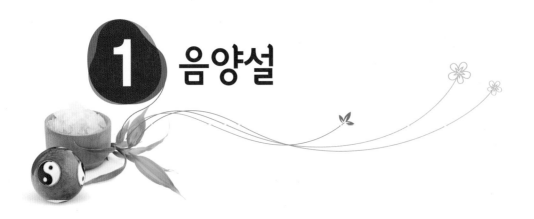

1 음양설

1 음양(陰陽)의 기원

『주역(周易)』[1]의 〈계사전(繫辭傳)〉에 보면, '역(易)에 태극(太極)이 있으니 이것이 양의(兩儀)를 낳고, 양의가 사상(四象)을 낳고, 사상이 팔괘(八卦)를 낳는다(易有太極, 是生兩儀, 兩儀生四象, 四象生八卦).'라고 하였다. 이것은 고대 동양인의 우주 창세기와 같은 것으로, 태극(太極)에서 음양(陰陽)이 분화되었음을 의미한다.

태극은 만물의 본바탕으로, 만물이 나오고 들어가는 우주 창조의 근원점이다. 태극의 상태는 음양이 분화되기 전의 상태로, 시간과 공간이 분화되기 시작하였으나 인간의 오감을 통해서 인식할 수 없는 단계이고, 인간이 인식할 수 있는 우주의 창조 단계가 음양의 단계이기 때문에 이 세상의 이치를 음양의 이치로 설명하는 것이다.

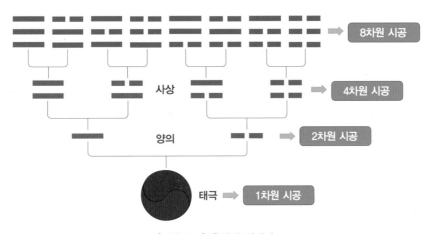

[그림 2-1] 음양의 세계관

---

1) 『주역(周易)』: 유학의 다섯 가지 경서 중의 하나로, 우주 만물을 음양의 두 가지로 설명하며 그 으뜸을 '태극'으로 보고, 64괘를 만들어 철학, 윤리, 정치 등을 해석하였다.

❷ 음양의 의미

음양은 만물의 생성 변화의 원리로서의 기(氣)를 의미한다.

① 음양은 한의학 이론체계의 핵심사상이다.

② 『**설문해자(說文解字)**』[2]의 내용은 다음과 같다.

- 음은 어둠이고, 물의 남쪽이고, 산의 북쪽이다.
- 양은 밝음이고, 물의 북쪽이고, 산의 남쪽이다.

③ 『설문해자(說文解字)』의 단옥제 주석에서는 '음양(陰陽)은 햇빛이 비치지 않는 곳과 햇빛이 비치는 곳'이라고 하였다.

④ 음양은 우주의 탄생과 생명의 본질, 인체의 생리 기능 및 병리 변화와 진단, 치료 등에 응용된다.

⑤ 음양론(陰陽論)에서 우주는 하나의 정체(整體)로서 상호 유기적으로 관계를 맺고 있다고 본다.

⑥ 음양은 동양의 성인들이 장기간 관찰하고 사고하여 추상과 개괄을 통해 창조한 문화 부호이다.

⑦ 『**상서(尙書)**』[3]에서는 '음양은 일월(日月), 천지(天地), 수화(水火), 혈기(血氣), 혼백(魂魄), 남녀(男女) 등과 같이 서로 대립하는 관계를 우주의 실체로 파악하는 이론'이라고 하였다.

⑧ 『**황제내경(黃帝內經)**』〈소문(素問)〉 제5편 '음양응상대론(陰陽應象大論)'의 내용은 다음과 같다.

- 음양은 천지의 도(道)이고, 만물의 근본이며, 변화의 모체(母體)이다.
- 음양은 생살(生殺)의 본시(本始)이며, 신명(神明)의 창고이다.

⑨ 음양과 오행 모두 은·상 시대를 거쳐 주나라 때 정립된 개념으로, 『상서(尙書)』에 처음 등장하여 한나라 때 널리 퍼진 이론이다.

---

2) 『설문해자(說文解字)』: 한자 9,353자를 수집하여 540개의 부수로 분류하고, 육서에 따라 글자 모양을 풀이한 15권의 한자 사전으로, 중국 후한 때 허신이 편찬하였다.

3) 『상서(尙書)』: 유학의 다섯 가지 경서 중 하나로, 『서경(書經)』이라고도 한다. 중국에서 가장 오래된 책으로, 요임금 때부터 주나라까지의 정사에 관한 문서를 수집하여 20권 58편으로 편찬하였다.

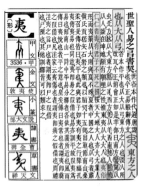

▲ 허신의 『설문해자』에 나오는 '이(夷)'
ⓒ 플러스코리아

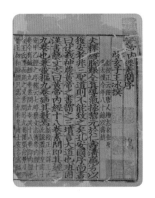

▲ 『황제내경』

③ 음양의 성질

음양설에서는 우주에 존재하는 모든 사물은 모두가 음(陰)이거나 양(陽)의 속성을 가지고 있다고 본다. 또 한 사물의 내부에도 음과 양의 두 면이 있으며, 음양 간에도 서로 의존하면서 동시에 서로 견제하고, 일정한 단계로 발전하면서 서로 반대 성질로 변화한다고 보고 있는 것이다.

[표 2-1] 기본적인 음양의 분류

분류	공간	천체	계절	성별	무게	밝기	사물의 운동 상태		
음(陰)	땅 지(地)	달 월(月)	가을, 겨울 추(秋), 동(冬)	여(女)	무거움 중(重)	어둠 암(暗)	안, 내향	내림 하강(下降)	정지(停止)
양(陽)	하늘 천(天)	태양 일(日)	봄, 여름 춘(春), 하(夏)	남(男)	가벼움 경(輕)	밝음 명(明)	밖, 외향	올림 상승(上昇)	동작(動作)

(1) 음양일체(陰陽一體)

음양일체는 우주의 모든 사물, 즉 생물이든 무생물이든 또는 사회 구조이든 인체 구조이든 간에 그 내부에 '음양'이라고 하는 서로 의존 및 대립하고 있는 두 가지 성질을 포함하고 있다는 것이다. 다시 말해, 만물은 모두 '음양의 통일체'로 구성되어 있다고 할 수 있다.

(2) 음양가분(陰陽可分)

음양가분은 음양 속에 무한한 음양이 존재한다는 것이다. 모든 사물은 음, 양의 두 속성으로 나눠지고, 그 사물의 내부도 대립된 음, 양의 두 면으로 나눌 수 있다. 또 음 안에서도 음과 양으로, 양 안에서도 음과 양으로 나눌 수 있다. 다시 말해, 만물은 다중층(多重層)의 음양으로 구성되어 있기 때문에 절대적인 단독의 양이나 음은 존재하지 않는다고 보는 것이다.

(3) 음양호근(陰陽互根)

음양호근이란 음은 양에 뿌리를 두고, 양은 음에 뿌리를 두고 있다는 뜻이다. 음과 양 사이에는 서로 의존하고 협력하거나, 경쟁하고 반목하는 관계가 공존한다.

이러한 개념은 한의학에서 생리, 병리, 치료 등에 응용되고 있는데, 기(氣)와 혈(血)이 그 예이다. 기(氣)는 혈액을 순행시키는 양의 속성을 가지고 있고, 혈(血)은 기에 의지해서 순환하므로 음의 속성을 가지고 있다. 그러나 혈이 기를 생성하는 역할을 하기 때문에 서로에게 그 뿌리를 두고 있다.

(4) 음양제약(陰陽制約)

음양제약은 음과 양 중 한 쪽의 힘이 강해지면 다른 한 쪽은 반드시 약해진다는 뜻이다. 이것은 음양이 서로 견제하는 관계일 때 상호 견제의 평형 상태가 깨지면서 스스로 조정할 수 없는 상태가 되어 질병이 따라온다는 말이다. 치료 측면에서 '한자열지, 열자한지(寒者熱之, 熱者寒之)'라 하여 한기로 생긴 병은 따뜻한 약물로 치료하고, 열로 생긴 병은 차가운 약물로 치료한다는 원칙이 있다.

(5) 음양전화(陰陽轉化)

음양전화는 음이 극에 달하면 양이 되고, 양이 극에 달하면 음이 된다는 뜻이다. 이것은 음양이 일정한 단계까지 발전하면 반대 성질로 전환한다는 말이다. 다시 말해, 음양의 운동 방향과 형태, 생화학적 성질, 조직 형태와 구조, 기능 등이 모두 함께 변화하는 것이다. 추위를 느끼는 증상이 열이 나는 증상으로 바뀌고, 반대로 열이 나는 증상이 추위를 느끼는 증상으로 바뀌는 경우가 이에 해당된다.

(6) 음양평형(陰陽平衡)

음양평형이란 음양은 상호제약과 상호전화의 운동을 통해 두 세력이 평형 상태를 유지하고 회복하는 특징이 있다는 뜻이다.

다시 말해, 생명체 안에는 음양의 운동 성질이 있는데, 인체의 생리적 상태에서는 스스로 조절하고, 병리적 상태에서는 스스로 회복하는 특징이 있다.

❹ 속성에 따른 음양 분류

우리 주변에서 쉽게 생각해 볼 수 있는 우주, 사물, 인체 등을 여러 가지 음양의 성질에 따라 나누어 보려고 한다.

여기에서 중요한 것은 음양의 분류는 고정된 개념이 아니라, 상대적인 것으로, 비교 대상에 따라 음과 양의 속성이 달라질 수 있음을 반드시 고려해야 한다.

[표 2-2] 우주에 관한 음양

분류	우주	날씨	하루	방위	온도	천문 운동
음(陰)	태양계	흐림, 저기압	저녁, 오후	서쪽, 북쪽	저온	공전, 우주의 냉기
양(陽)	지구	맑음, 고기압	아침, 오전	동쪽, 남쪽	고온	자전, 태양의 열기

[표 2-3] 사물에 관한 음양

분류	물질	원자	생물	기체	물	전기	이온 농도
음(陰)	무생물, 무기물, 고체	원자핵	식물	질소	수소	−극	알칼리성
양(陽)	생물, 유기물, 기체	전자	동물	산소	산소	+극	산성

[표 2-4] 인체에 관한 음양

분류	오장	혈관	혈액	혈구	신경 조직
음(陰)	신장, 간장	정맥	혈장	백혈구	자율신경, 뇌신경, 부교감신경
양(陽)	심장, 폐장	동맥	혈구	적혈구	수의신경, 척추신경, 교감신경

❺ 음양에 따른 안색(顔色) 진단

사람의 얼굴 색깔과 광택을 관찰하여 건강 상태와 질병 부위 등을 가려내는 방법을 '안진(顔診)'이라 한다. 안색과 광택은 태양 광선의 흡수와 반사 현상으로 나타나는데, 안색은 얼굴의 색깔 변화를 살피는 것이고, 광택은 얼굴의 명암도(明暗度)를 살피는 것이다. 안색을 통한 진단은 한의학의 중요한 진단 방법으로 오랜 역사를 가지고 있다. 안색은 청, 적, 황, 백, 흑(青, 赤, 黃, 白, 黑)의 다섯 가지 색으로 나누어지고, 이에 따라 질병의 상태를 구별할 수 있게 된다.

(1) 상색(常色)과 병색(病色)

① 상색(건강한 사람의 얼굴색)
- 주색(主色): 안색이 맑고 광택이 나며 변하지 않는다.
- 객색(客色): 자연환경 조건과 인종(人種)에 따라 다르게 나타나는 피부색이다.

② 병색(질병에 걸린 사람의 얼굴색)
- 광택이 없고 윤기가 없는 색이며, 기가 부족할 때 나타난다.
- 얼굴 피부에 떠서 선명하게 나타나는 색으로, 위장에 문제가 있을 때 나타난다.
- 혈색이 없는 창백한 얼굴로, 기혈이 부족할 때 나타난다.
- 시기에 맞지 않게 나타나는 색으로, 사기(邪氣)가 침범했을 때 나타난다.

③ 기타 안색

- 선색(善色): 병에 걸렸지만 상태가 심하지 않을 때로, 주색과 비슷하게 나타난다.
- 악색(惡色): 질병의 상태가 심각할 때로, 예후가 좋지 않아 얼굴에 윤기가 없다.

(2) 다섯 가지 병색(病色)

① 청색

- 간과 관계가 있고, 냉기와 어혈이 있어 통증을 유발하거나 중풍이 올 수 있다. 대부분 눈과 귀 앞쪽, 콧등, 입술 등에 많이 나타난다.

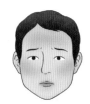

▲ 푸르다

② 적색

- 심장과 관계가 있고, 여름철과 몸에 열이 있을 때 나타난다. 만일 얼굴 전체일 경우는 실증, 관골 부위일 경우는 음기가 부족한 것으로 진단할 수 있다.

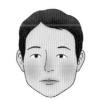

▲ 붉다

③ 노란색

- 비위와 관계가 있고, 기가 허하거나 몸에 습사가 있을 때 주로 나타난다. 대부분 비만과 관련이 있고, 배탈, 설사, 소화불량 등의 증상이 많이 나타난다.

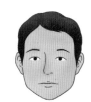

▲ 누렇다

④ 흰색

- 폐와 관계가 있고, 기혈이 부족하거나 몸에 냉기가 있을 때 주로 나타난다. 대부분 아랫배가 냉하고, 설사를 하며, 감기에 쉽게 걸리거나 기침 등으로 진단할 수 있다.

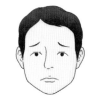

▲ 창백하다

⑤ 검은색

- 신장과 관계가 있고, 냉병, 통증, 어혈 등이 있을 때 나타난다. 여성의 이마에 나타날 경우는 과로로 신장 기능이 크게 상한 것으로 진단할 수 있다.

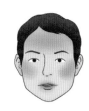

▲ 검다

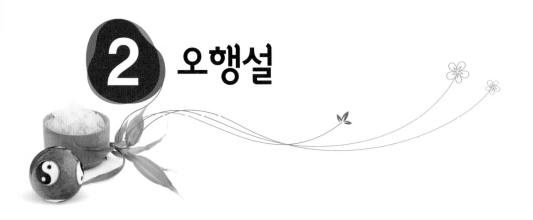

2 오행설

1 오행(五行)의 기원

고대 동양인들은 '나무, 불, 흙, 쇠, 물'의 다섯 가지 요소를 삶의 중요한 부분으로 여겼다. 이것은 고대의 거짓 없는 유물관으로, 역사적으로는 중국의 고대 왕조인 은의 방위 개념에서 출발한 것으로 볼 수 있다.

그 후 주나라 때 오행의 개념이 등장하고, 춘추 전국 시대에 여러 학파가 다양한 이론 체계를 만들었다.

그 중 **상승(相乘)** 학설과 **상생(相生)** 학설이 이미 성립되어 있던 음양설, 오행설과 결합하게 된다. 따라서 오행설은 당시에 이미 '음양오행설'을 포함하고 있었으므로, 고대 동양인의 우주의 이치를 설명하는 기본 사상으로 광범위하게 운용될 수 있었다.

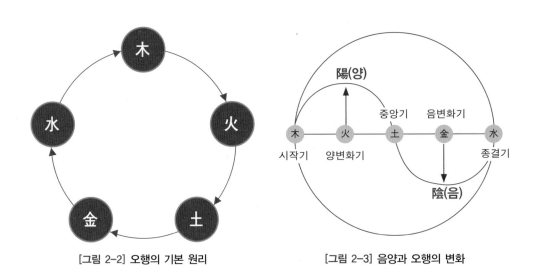

[그림 2-2] 오행의 기본 원리   [그림 2-3] 음양과 오행의 변화

❷ 오행의 의미

① '오행'이란 다섯 종류의 기운이 순환되는 과정이다.

- 오(五): 우주 만물이 '목, 화, 토, 금, 수'의 다섯 법칙 안에 있다.
- 행(行): 기운이 모이고 흩어짐을 반복하면서 순환하는 것으로, 변화, 움직임, 순환의 세 가지 과정이다.

② 오행은 음양이 다시 발전하고 성숙하는 모습이다.

- 음양이 나누어지고 합해지는 운동이다.
- 양 운동의 목, 화는 분산되고, 음 운동의 금, 수는 종합된다.

③ 오행은 삼라만상의 유동하는 변화를 자연 그대로의 법칙으로 측정하려는 이론이다.

- 우주의 모든 사물과 현상의 변화를 살아 있는 물질의 운동 상태로 본다.
- 물질과 현상의 운동 상태가 변화, 움직임, 순환의 어떤 과정인지 측정하고자 한다.

❸ 오행의 특징

(1) 목(木)

- 아래로부터 분출하여 나오는 기(氣)의 상태로, 용출(湧出)된다.
- 겨울철의 추위로 응고되었던 것이 봄의 가열난기(加熱暖氣)에 의해서 신장, 분출, 용해, 팽창, 발아, 생장하는 과정이다. 또 지상에서 발아, 신장하는 초목의 모습이다.
- 수(水)의 응고작용으로 잠장(潛藏)하고 있던 양기(陽氣)가 때가 이르러 탈출 및 분출하는 기세의 상황이다.
- 내부의 축적된 양기가 외부로 용출(湧出)하는 시기로, 압력과 반발의 투쟁이 이루어지는 모습이다.
- 전폐(全閉)에서 전개(全開)로 가는 과정에서 반개(半開) 작용이 이루어지는 때이다.
- 봄, 아침, 간장, 신맛, 동쪽, 왼쪽, 푸른색을 의미한다.

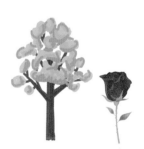

(2) 화(火)

- 상승의 기운이 극에 달해 발산하는 기의 상태로, 분산(分散)된다.
- 봄의 가열난기(加熱暖氣)가 더욱 성하여 1년 중에서 가장 더울 때이다.

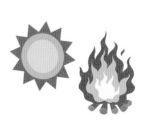

- 화(火)의 특징은 소진되고, 분열(分裂)과 장무(長茂)이다. 외관은 수려하나 내용은 공허한 허식(虛飾)으로 변화되는 상태이다.
- 분산(分散)을 위주로 하는 시기로, 전개(全開)된 모습이다.
- 외형은 무성하지만 내면은 공허해지는 때이다.
- 여름, 정오, 심장, 쓴맛, 남쪽, 붉은색을 의미한다.

(3) 토(土)

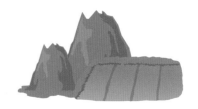

- 만물의 터전이 되는 기의 상태로, 화생(化生)된다.
- 만물의 공간(空間)에 해당한다.
- 오행 운동의 중심축이다.
- 춘하추동으로 변해가는 과정에서의 사이(間)가 되는 상태이다.
- 목·화·금·수, 사기(四氣)의 중간에 해당한다.
- 한여름, 새벽, 비장, 단맛, 중앙, 노란색을 의미한다.

(4) 금(金)

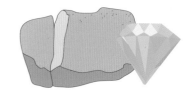

- 발산된 기운이 아래로 모이는 상태로, 수렴(收斂)된다.
- 기온이 하강하여 초목의 잎이 시들며, 생기를 뿌리로 내장시켜 응고하고 수렴한다.
- 열을 줄어들게 함으로써 만물이 응고하고, 수렴된다.
- 드러나는 것들이 다시 잠복하여, 거두어 깊이 간직하는 최초 단계로, 응고의 시작이다.
- 목(木)과 반대 작용을 하면서 양(陽)을 포장한다.
- 가을, 자정, 허파, 매운맛, 서쪽, 흰색을 의미한다.

(5) 수(水)

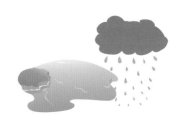

- 하강의 기운이 극에 달해서 저장되는 상태로, 수장(收藏)된다.
- 가을의 서늘한 기운이 더욱 차가워져 지상의 초목을 완전히 응고시키고, 저장한다.
- 만물의 생명을 창조하는 것으로, 땅속의 핵을 보존한다.
- 만물을 생성하는 기본 존재이며, 우주의 본체로 전폐(全閉) 상태이다.
- 금(金)기보다 더욱 냉각하여 동결하는 작용을 한다.
- 겨울, 저녁, 신장, 짠맛, 북쪽, 오른쪽, 검은색을 의미한다.

❹ 오행의 기본 관계

(1) 상생(相生)

시간, 자연, 세월 등은 자연스럽게 흐르며, 끊임없이 앞으로 나아가는 성질이 있다. 상생은 이러한 대자연의 법칙에 따라 움직이고, 역행하지 않는 것이다.

- 어머니와 자식의 관계이다.
- 오행 중의 하나가 다른 하나를 도와주고, 생성을 촉진하는 관계이다.
- 나를 낳는 '생아(生我)'와 내가 낳는 '아생(我生)'의 관계가 있다.
- 부모의 내리 사랑으로, 자식의 힘이 모자라면 부모의 기운을 빼앗아 간다. 따라서 이 힘은 자생력을 가진다.
- 목 ➡ 화 ➡ 토 ➡ 금 ➡ 수 ➡ 목의 순서이다.
- 간(肝) ➡ 심(心) ➡ 비(脾) ➡ 폐(肺) ➡ 신(腎) ➡ 간(肝)의 순서로 오장(五臟)이 상생한다.

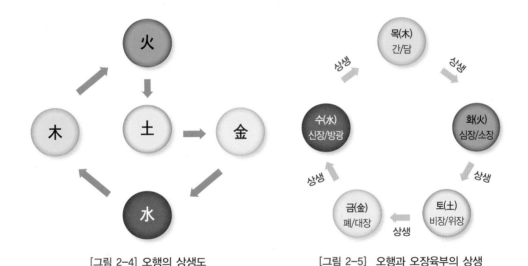

[그림 2-4] 오행의 상생도   [그림 2-5] 오행과 오장육부의 상생

(2) 상극(相剋)

상극은 오행 중의 하나가 다른 하나의 기능을 억제, 제약하는 관계이다.

- 나를 억제하는 '극아(克我)'와 내가 억제하는 아극'(我克)'의 관계가 있다.
- 모순과 대립의 작용을 통해 만물을 생성하는 관계이다.
- 상생의 반대 작용으로, 생(生)을 견실히 한다.
- 목 ➡ 토 ➡ 수 ➡ 화 ➡ 금 ➡ 목의 순서이다.
- 간(肝) ➡ 비(脾) ➡ 신(腎) ➡ 심(心) ➡ 폐(肺) ➡ 간(肝)의 순서로 오장(五臟)이 상극한다.

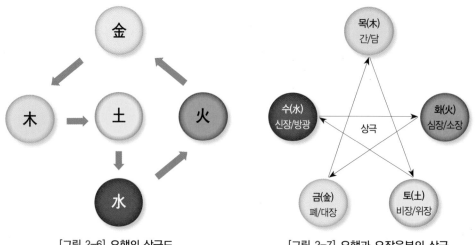

[그림 2-6] 오행의 상극도　　　　[그림 2-7] 오행과 오장육부의 상극

(3) 상승(相乘)

상승(相乘)은 사람 위에 올라탄다는 뜻으로, 비정상적인 상극(相剋) 관계의 성립을 의미한다.

- 비정상적인 상극 현상으로, 두 현상이 동시에 일어날 수 있다.
- 정상적인 제약의 범위를 초과하여 제약하고, 억제하는 관계이다.
- 상극의 길항(拮抗) 균형 상태를 초과하여 균형이 깨진 상황이다.
- 오행 중의 어느 한 성질이 쇠약할 때, 원래 그것을 극(克)하는 성질이 그것의 약한 틈을 타서 더욱 약하게 하는 상태이다.

(4) 상모(相侮)

상모(相侮)는 억제하는 입장에서 도리어 억제를 당한다는 것을 의미하며, 반극(反克)이라고도 한다.

- 비정상적인 상극 현상으로, 두 현상이 동시에 일어날 수 있다.
- 정상적인 제약의 범위에 못 미쳐 제압하던 것에 도리어 제압 당하는 관계이다.
- 상극의 길항(拮抗) 균형 상태에 미치지 못하여 균형이 깨진 상황이다.
- 오행 중의 어느 한 성질이 너무 강해서 원래 극(克)해야 하는 관계인데, 오히려 극(克) 당하는 상태이다.

❺ 속성에 따른 오행 분류

고대 동양인의 유물관인 오행설에 따라 자연과 인간을 분류해 보면, 다음과 같다. 전통적으로 목, 화, 토, 금, 수의 다섯 가지 요소의 특징에 따라 사람이 사는 공간과 사람의 몸을 정리한 것이다.

[표 2-5] 오행 분류표

오행(五行)		목(木)	화(火)	토(土)	금(金)	수(水)
자연계	오계(五季)	봄(春)	여름(夏)	장마(長夏)	가을(秋)	겨울(冬)
	오화(五化)	생(生)	장(長)	화(化)	수(收)	장(藏)
	오기(五氣)	풍(風)	열(熱)	습(濕)	조(燥)	한(寒)
	오색(五色)	청(靑)	적(赤)	황(黃)	백(白)	흑(黑)
	오미(五味)	신맛(酸)	쓴맛(苦)	단맛(甘)	매운맛(辛)	짠맛(鹹)
	오방(五方)	동(東)	남(南)	중앙(中央)	서(西)	북(北)
	시간(時間)	평단(平旦)	일중(日中)	일서(日西)	일입(日入)	야반(夜半)
	오음(五音)	각(角)	치(徵)	궁(宮)	상(商)	우(羽)
인체	오장(五臟)	간(肝)	심(心)	비(脾)	폐(肺)	신(腎)
	오부(五腑)	담(膽)	소장(小腸)	위(胃)	대장(大腸)	방광(膀胱)
	오규(五竅)	눈(目, 眼)	혀(舌)	입(口)	코(鼻)	귀(耳)
	오주(五主)	힘줄(筋)	혈맥(血脈)	기육(肌肉)	피모(皮毛)	골수(骨髓)
	오지(五志)	노(努)	희(喜)	사(思)	우(優), 비(悲)	공(恐)
	오성(五聲)	부름(呼)	웃음(笑)	노래(歌)	곡(哭)	신음(呻)
	오화(五華)	손발톱(爪甲)	얼굴(面)	입술(脣)	모(毛)	발(髮)
	오로(五勞)	걷기(行)	보기(視)	앉기(坐)	눕기(臥)	서기(立)
	오액(五液)	눈물(淚)	땀(汗)	군침(涎)	콧물(涕)	침(唾)
	오변(五變)	악(握)	우(優)	얼(噦)	해(咳)	율(慄)
	오향(五香)	누린내(臊)	탄내(焦)	화한내(香)	비린내(腥)	썩은내(腐)
	오장(五藏)	혼(魂)	신(神)	의(意)	백(魄)	지(志)

6 오행에 따른 체질(體質) 진단

(1) 목(木)형의 사람

목형의 사람은 얼굴색이 푸르고 간에 문제가 있다. 안면의 푸른색은 전문가도 구분하기 힘들다. 얼굴이 길고 갸름한 편이며 지나치게 결벽증이 심하다. 냄새에 민감하며 신경질을 잘 내는 특성이 있다. 변비 경향이 있으며, 다리 근육에 경련이 잘 일어나고, 아랫배나 옆구리가 결리는 경우도 있다. 목형은 화를 내는 것을 가장 조심해야 한다. 화를 내면 기가 위로 거슬러 올라가 간을 쉽게 상하게 하고, 특히 가을철이 가장 좋지 않은데 이는 '금극목(金克木)'하기 때문이다.

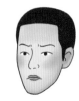

▲ 푸른색

(2) 화(火)형의 사람

화형의 사람은 얼굴색이 붉고 심장에 문제가 있다. 얼굴이 세모형이 많고, 신경이 예민하고 감정 변화가 심하다. 가슴이 두근거리고 불안초조하며 건망증도 있다. 특히 여름철과 겨울철에 조심해야 한다. 추운 겨울에는 몸이 차가워져 혈액 순환이 잘 안 되기 때문에 동맥경화나 뇌중풍으로 쓰러지는 경우가 많다.

▲ 붉은색

(3) 토(土)형의 사람

토형의 사람은 얼굴색이 노랗고 비위에 문제가 있다. 얼굴이 누렇게 되면서 트림을 잘하고 배꼽 부위에 동계가 느껴지며 눌러 보면 아픈 곳이 있다. 또 헛배가 자주 부르고 음식을 먹으면 소화가 잘 되지 않고 몸이 무거우며 사지에 힘이 쭉 빠지면서 자꾸만 눕고 싶고 뼈마디가 아프다.

▲ 노란색

(4) 금(金)형의 사람

금형의 사람은 얼굴색이 희고 폐에 문제가 있다. 조금만 바람을 쐬어도 감기에 걸리고 추운 곳에 오래 있어도 마찬가지이다. 다시 말해, 외부 환경에 적응하기가 힘들다. 우울하기 쉽고 울기를 잘 하며 한열왕래 증상이 자주 나타난다.

▲ 흰색

(5) 수(水)형의 사람

수형의 사람은 얼굴색이 검고 신장에 문제가 있다. 몸체에 비해 머리가 크고 입이 앞으로 튀어나왔으며 골격이 비교적 크다. 얼굴에 기미가 잘 생긴다. 신장이 허약하면 뼛골이 잘 아프고, 피곤할 때 입에서 냄새가 많이 난다. 뒷목이 뻣뻣하고 어깨가 자주 아프다. 특히 체력이 떨어지면 초조해 하고 불안해 하면서 무서움을 느끼기 쉬우므로, 특히 여름철에 건강관리를 잘 해야 한다.

▲ 검은색

3 십간십이지를 통한 음양오행의 이해

1 십간십이지(十干十二支)의 정의

십간십이지는 십간과 십이지를 합한 말로, 여기서 '간(干)'은 육십갑자의 위 단위를 이루는 '천간(天干)'을, '지(支)'는 육십갑자의 아래 단위를 이루는 '지지(地支)'를 뜻한다. 이것을 줄여서 간지(干支)라고 하는데, 옛날에는 이 육십갑자를 이용하여 책력을 만들었다. 여기서 날짜(日)를 계산할 때 기준이 되는 것이 '간'이며, 이것은 음양에서 양인 하늘을 의미한다. 그리고 달(月)을 계산할 때 기준이 되는 것이 가지를 의미하는 '지'로, 음양에서 음인 땅을 의미한다.

이러한 천간과 지지는 일정한 순서를 나타내는 숫자적인 부호의 의미뿐만 아니라, 1년 사계절의 음양 변화와 우주 만물의 생성과 발전, 쇠퇴의 과정을 표시하는 기호로도 사용되었다.

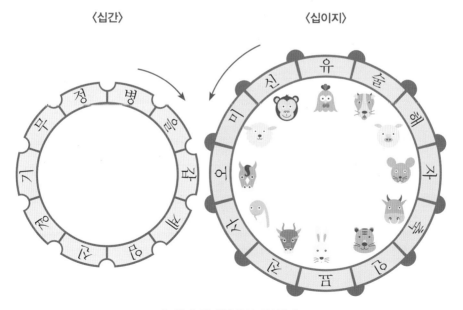

[그림 2-8] 십간십이지의 관계

(1) 십간 = 천간(天干)

- 천간은 1개월을 3등분한 10일을 세는 방법에서 기원한다.
- 천간의 요소는 10개로, 십간이라 하며 '갑(甲)'에서 시작한다.
- 갑(甲), 을(乙), 병(丙), 정(丁), 무(戊), 기(己), 경(庚), 신(辛), 임(壬), 계(癸)이다.
- 간은 음양의 양, 하늘의 운행 원리를 설명하고 있다.
- 중국 상(商) 왕조 때 각 왕조의 세대 이름으로 사용하였다.
- 동적이며 변화 상태가 빠르게 나타난다.

(2) 십이지 = 지지(地支)

- 지지의 한 주기는 12개월로, 1년을 구성한다.
- 지지의 요소는 12개로, 십이지라 하며 자(子)에서 시작한다.
- 자(子), 축(丑), 인(寅), 묘(卯), 진(辰), 사(巳), 오(午), 미(未), 신(申), 유(酉), 술(戌), 해(亥)이다.
- 지는 음양의 음, 땅의 운행 원리를 설명하고 있다.
- 정적이며 변화 상태는 다소 느리게 나타난다.

❷ 십간(十干)의 종류

(1) 갑(甲)

- 출갑간갑(出甲干甲)이라 한다.
- 앞의 甲자는 싹 또는 어린 싹을, 뒤의 甲자는 껍데기 또는 씨앗의 껍질을 뜻한다.
- 양목(陽木), 동쪽, 푸른색, 담을 의미한다.

(2) 을(乙)

- 분알간을(奮軋干乙)이라 한다.
- '분알(奮軋)'이란 싹이 떨쳐 나오는 것을, '간을(干乙)'이란 새싹이 자라 올라오는 모양을 뜻한다.
- 음목(陰木), 동쪽, 푸른색, 간을 의미한다.

(3) 병(丙)

- 명병간병(明炳干丙)이라 한다.
- 양기가 충만하여 생장하는 모습이 '炳'과 같이 밝게 드러남을 뜻한다.
- 양화(陽火), 남쪽, 붉은색, 소장을 의미한다.

(4) 정(丁)

- 대성간정(大盛干丁)이라 한다.
- 글자 '丁'의 위 '一'은 지엽, 아래 'ㅣ'은 줄기를 나타낸다.
- 음화(陰火), 남쪽, 붉은색, 심장을 의미한다.

(5) 무(戊)

- 풍무간무(豊楙干戊)라고 한다.
- 왕성한 火기에 자극을 받아, 지상의 土기가 무성하게 우거진다는 뜻이다.
- 양토(陽土), 가운데, 황색, 위장을 의미한다.

(6) 기(己)

- 이기간기(理紀干己)라고 한다.
- '紀'는 '시작, 처음, 본래'의 뜻이고, '己'는 '그치다'는 뜻이다.
- 음토(陰土), 가운데, 황색, 비장을 의미한다.

(7) 경(庚)

- 염경간경(斂更干庚)이라 한다.
- '更'과 같은 의미로, 새로워진다, 변한다는 뜻이다.
- 양금(陽金), 서쪽, 하얀색, 대장을 의미한다.

(8) 신(辛)

- 실신간신(悉新干辛)이라 한다.
- '新'과 같은 뜻으로, 경(庚)에서 변하여 '새롭게 출발'하는 것을 뜻한다.
- 음금(陰金), 서쪽, 하얀색, 폐장을 의미한다.

(9) 임(壬)

- 회임간임(懷任干壬)이라 한다.
- '妊'과 같은 뜻으로, '사람이 아이를 가진 모습'을 뜻한다.
- 양수(陽水), 북쪽, 검은색, 방광이나 뇌를 의미한다.

(10) 계(癸)

- 진규간계(陳揆干癸)라고 한다.
- '癸'와 같이 생명이 다시 시작되기 위하여 기다리되, 법도에 맞게 기다리는 것을 뜻한다.
- 음수(陰水), 북쪽, 검은색, 신장을 의미한다.

③ 십이지(十二支)의 종류

(1) 자(子)

- 만물자우하(萬物滋于下)라고 한다.
- 낳아 기른다는 뜻으로, 양기가 생기기 시작하여 만물이 그 새싹을 낳게 됨을 상징한다.
- 1년 중 음력 11월의 대기작용을 나타내고, 음의 대지인 땅속에 양을 품고 있는 시기이다.
- 양수(陽水), 겨울, 계(癸), 북쪽, 검은색을 의미한다.
- 인체에서는 혈액 순환이나 몸 전체의 신경, 방광 등과 관계가 있다.

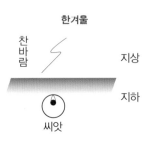

(2) 축(丑)

- 뉴아우축(紐芽于丑)이라고 한다.
- 싹을 맺는다는 뜻으로, 음기가 기운을 다하고 양기가 움직여 싹이 땅 위로 나오는 것을 상징한다.
- 1년 중 음력 12월의 대기작용을 나타내고, 대지와 뿌리가 끈처럼 하나가 되어 땅의 기운으로 양육되는 시기이다.
- 음토(陰土), 겨울, 기(己), 가운데, 황색을 의미한다.
- 인체에서는 췌장이나 뒷목, 신경과 관계가 있다.

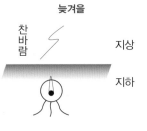

(3) 인(寅)

- 만물시생인연야(萬物始生蚓然也)라고 한다.
- 지렁이가 움직이는 모습과 양기가 처음 발생하여 움직이기 시작함을 상징한다.
- 1년 중 음력 1월에 해당하며, 무럭무럭 자라는 시기이다.
- 양목(陽木), 봄, 갑(甲), 동쪽, 푸른색을 의미한다.
- 인체에서는 척추와 뼈가 관계가 있다.

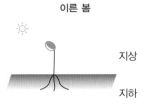

(4) 묘(卯)

- 언만물무야(言萬物茂也)라고 한다.
- 활발하게 뻗어나간다는 뜻으로, 만물이 위에서 덮고 있는 땅을 뚫고 밖으로 솟아 나오는 모습을 상징한다.
- 1년 중 음력 2월에 해당하며, 양쪽으로 잎이 자라서 활발하게 뻗어나가려는 시기이다.
- 음목(陰木), 봄, 을(乙), 동쪽, 푸른색을 의미한다.
- 인체에서는 손, 발과 관계가 있다.

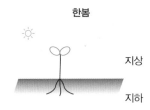

(5) 진(辰)

- 만물지진야(萬物之蜄也)라고 한다.
- '蜄'은 움직이고 퍼진다는 뜻으로, 만물이 활짝 펴고 나오는 모습을 상징한다.
- 1년 중 음력 3월에 해당하며, 묘(卯)보다 한창 커 나가는 성장의 시기이다.
- 양토(陽土), 봄, 무(戊), 가운데, 황색을 의미한다.
- 인체에서는 왼쪽 손과 발, 위장과 관계가 있다.

늦봄

(6) 사(巳)

- 양기지이진(陽氣之已盡)이라고 한다.
- 그친다는 뜻으로, 양기의 왕성함이 극에 달하여 만물이 자라는 모습을 상징한다.
- 1년 중 음력 4월에 해당하며, 화기개대작용(火氣開大作用)으로 결실이 내재되는 시기이다.
- 음화(陰火), 여름, 병(丙), 남쪽, 붉은색을 의미한다.
- 인체에서는 오른쪽 손과 발, 심장과 관계가 있다.

이른 여름

(7) 오(午)

- 음양교일오(陰陽交日午)라고 한다.
- 바뀐다는 뜻으로, 만물의 성장이 극에 달하여 모양이 번성해짐을 상징한다.
- 1년 중 음력 5월에 해당하며, 가지와 잎이 번성해서 최고로 성숙하는 시기이다.
- 양화(陽火), 여름, 정(丁), 남쪽, 붉은색을 의미한다.
- 인체에서는 소장이나 단전과 관계가 있다.

한여름

(8) 미(未)

- 만물개성유자미야(萬物皆成有滋味也)라고 한다.
- 맛을 뜻하고, 만물이 성숙하여 제 맛을 갖추게 됨을 상징한다.
- 1년 중 음력 6월에 해당하며, 늙기 시작하는 노년의 초기이다.
- 음토(陰土), 여름, 기(己), 가운데, 황색을 의미한다.
- 인체에서는 췌장이나 위 등과 관계가 있다.

늦여름

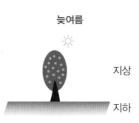

(9) 신(申)

- 음용사신적만물(陰用事申賊萬物)이라고 한다.
- 기지개를 펴듯 적을 물리친다는 뜻으로, 가을 기운이 점차 쇠퇴함을 상징한다.
- 1년 중 음력 7월에 해당하며, 음랭한 기가 강해져 외표를 단단하게 응결하는 시기이다.
- 양금(陽金), 가을, 경(庚), 서쪽, 하얀색을 의미한다.
- 인체에서는 신장과 담낭과 관계가 있다.

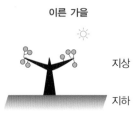

이른 가을
지상
지하

(10) 유(酉)

- 언만물지노야(言萬物之老也)라고 한다.
- 늙는다는 뜻으로, 만물이 성숙함에 따라 점차 기운이 약해짐을 상징한다.
- 1년 중 음력 8월에 해당하며, 과일의 결실이 한층 더 성숙되는 시기이다.
- 음금(陰金), 가을, 신(辛), 서쪽, 하얀색을 의미한다.
- 인체에서는 폐 기능의 발산, 피부와 관계가 있다.

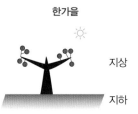

한가을
지상
지하

(11) 술(戌)

- 만물진멸(萬物盡滅)이라고 한다.
- 불이 꺼지듯이 멸망한다는 뜻으로, 양기가 미약하여 기가 땅속으로 들어가 생명이 다했음을 상징한다.
- 1년 중 음력 9월에 해당하며, 최후의 만년기로 나뭇가지 끝의 과일이 땅에 떨어지는 시기이다.
- 양토(陽土), 가을, 무(戊), 가운데, 황색을 의미한다.
- 인체에서는 위, 식도, 기관지 등과 관계가 있다.

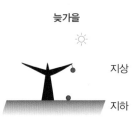

늦가을
지상
지하

(12) 해(亥)

- 양기장우하야(陽氣藏于下也)라고 한다.
- 씨앗이라는 뜻으로, 양기가 땅속으로 잠복하여 기운이 안으로 감추어진 씨를 상징한다.
- 1년 중 음력 10월에 해당하며, 음랭한 기가 강해지고 한풍이 불어 지표가 냉각되어 종자 속에 핵이 확립되는 시기이다.
- 음수(陰水), 겨울, 임(壬), 북쪽, 검은색을 의미한다.
- 인체에서는 신장이나 뇌와 관계가 있다.

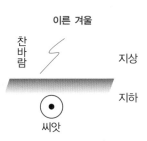

이른 겨울
찬바람
지상
지하
씨앗

❹ 십간십이지와 음양오행설의 관계

(1) 십간과 음양오행의 관계

- 각각의 간지는 음양으로 분류할 수 있다.
- 십간 중 '갑, 을, 병, 정'까지의 운동은 음이 양이 되어 가는 과정이다.
- 십간 중 '무, 기, 경, 신, 임, 계'까지의 운동은 양이 음이 되어 가는 과정이다.
- 십간과 오행에서 갑을(甲乙)은 목(木), 병정(丙丁)은 화(火), 무기(戊己)는 토(土), 경신(庚申)은 금(金), 임계(壬癸)는 수(水)에 해당한다.

[표 2-6] 십간과 음양오행표

한글	갑	을	병	정	무	기	경	신	임	계
한자	甲	乙	丙	丁	戊	己	庚	辛	壬	癸
음양	양(陽)	음(陰)	양(陽)	음(陰)	양(陽)	음(陰)	양(陽)	음(陰)	양(陽)	음(陰)
오행	목(木)	목(木)	화(火)	화(火)	토(土)	토(土)	금(金)	금(金)	수(水)	수(水)

(2) 십이지와 음양오행의 관계

- 십이지 중 '자에서 오까지'의 운동은 음이 양이 되어 가는 과정이다.
- 십이지 중 '오에서 해까지'의 운동은 양이 음이 되어 가는 과정이다.
- 십이지의 음양 운동을 다섯 가지의 운동 상태의 특징으로 이해하는 것이 오행이다.
- 십이지(十二支)와 오행에서 인묘(寅卯)는 목(木), 사오(巳午)는 화(火), 신유(辛酉)는 금(金), 해자(亥子)는 수(水), 진미술축(辰未戌丑)은 토(土)에 해당한다.

[표 2-7] 십이지와 음양오행표

한글	자	축	인	묘	진	사	오	미	신	유	술	해
한자	子	丑	寅	卯	辰	巳	午	未	申	酉	戌	亥
동물	쥐	소	호랑이	토끼	용	뱀	말	양	원숭이	닭	개	돼지
시간	23~01	01~03	03~05	05~07	07~09	09~11	11~13	13~15	15~17	17~19	19~21	21~23
음력 월(月)	11월	12월	1월	2월	3월	4월	5월	6월	7월	8월	9월	10월
방위	북	북북동	동북동	동	동남동	남남동	남	남남서	서남서	서	서북서	북북서
음양	양(陽)	음(陰)	양(陽)	음(陰)	양(陽)	음(陰)	양(陽)	음(陰)	양(陽)	음(陰)	양(陽)	음(陰)
오행	수(水)	토(土)	목(木)	목(木)	토(土)	화(火)	화(火)	토(土)	금(金)	금(金)	토(土)	수(水)

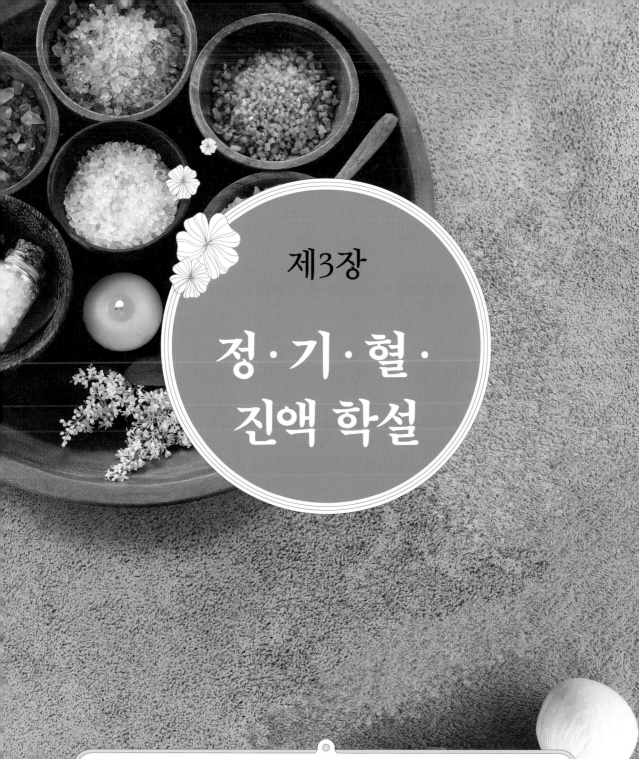

제3장
정·기·혈·진액 학설

정·기·혈·진액 학설은 정, 기, 혈, 진액의 생성과 운행 및 생리 기능을 연구하는 이론으로,
한의학 이론 중 장상학설, 경락학설과 더불어 중요하다. 각 요소들은 생명을 유지하는
가장 기본적인 물질의 단계와 건강한 인체의 기본적인 생명 활동을 설명해 주기 때문이다.
이 장에서는 인체를 구성하고 생명을 유지하는 기본 물질이며, 장부, 경락 등 인체의 생리 활동을 통해
얻어진 산물이자 생리 활동의 물질적 기초가 되는 정, 기, 혈, 진액에 대해 살펴보고자 한다.

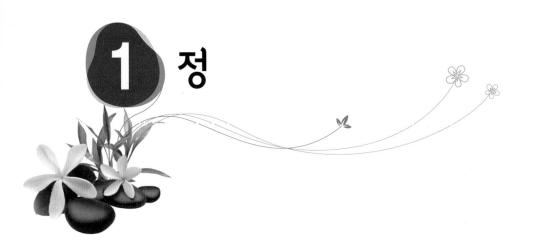

1 정

1 정(精)의 개념

한의학에서 '정(精)'은 인체를 구성하고 생명 활동을 유지하는 가장 기본 물질이다. 다른 말로 '생명지원(生命之源)'이라 하는데, 이 개념은 중국의 고대 철학인 **기일원론(氣一元論)**[1]의 정기론(精氣論)에서 처음으로 등장하였다. 정(精)과 정기(精氣)는 종종 같은 의미로 쓰인다. 『관자(管子)』[2]를 보면, 정(精)과 정기(精氣)는 동의어로, 천지만물과 사람을 형성하고 있는 정교하고 오묘한 물질이며, 인체 구성의 가장 작은 물질로 정의되어 있다.

(1) 정의 의미

① 인체를 구성하고 생명 활동을 유지하는 기본 물질이다.

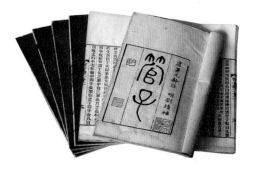

▲ 정과 정기를 동의어로 본 『관자(管子)』

- 『황제내경(黃帝內經)』〈소문(素問)〉 제4편 '금궤진언론(金櫃眞言論)'의 내용이다.
- 부정자, 신지본야(夫精者, 身之本也).
  - 정이란 인체의 근본이다.
② '생식의 정'을 뜻하는 선천지정(先天之精)과 수곡지정(水穀之精)을 통해 흡수된 후천지정(後天之精)으로 나눈다.
③ 정, 혈, 진액 모두를 정(精)이라 하고, '인체의 정기'를 의미한다.

---

1) 기일원론(氣一元論): 유기론(唯氣論)이라고도 하며, 우주 만물이 존재할 수 있는 근원적인 실체를 '기(氣)' 하나로 보는 학설이다.
2) 『관자(管子)』: 중국 춘추 시대 제나라의 재상이었던 관중(管仲)과 그 학파가 지었다고 전해지는 언행록이다. 한나라 유향이 이전 기록에서 중복 부분을 정리하여 86편으로 만들었지만, 현재는 76편만이 전해진다.

- 『독의수필(讀醫隨筆)』[3] 〈기혈정신론(氣血精神論)〉의 내용이다.
- 정유사, 왈정야, 왈혈야, 왈진야, 왈액야(精有四, 曰精也, 曰血也, 曰津也, 曰液也).
  - 정에는 네 가지가 있는데, 이르기를 정, 이르기를 혈, 이르기를 진, 이르기를 액이라 한다.
- 정(精)은 '정(精), 혈(血), 진액(津液)' 모두를 의미하는 말이다.

❷ 정의 생성 원리와 생리 기능

(1) 정의 생성 원리

① 근원은 선천지정(先天之精)이지만, 후천지정(後天之精)의 도움을 받는다.

- 선천지정(先天之精): 선천적으로 만들어지는 정이다.
  - 자식을 낳는 생식 물질로, 부모에게 받은 원시 물질이며, 번식 능력의 물질이다.
  - 부모에게 물려받아 유전되며, 신장에 저장된다.
- 후천지정(後天之精): 후천적으로 만들어지는 정이다.
  - 비위의 소화 흡수 작용을 통해 만들어진 것으로, 수곡지정(水穀之精)이라 한다.
  - 음식물 중 흡수된 수곡의 정이 만들어 낸 혈, 진액을 포함한다.

② 선천지정과 후천지정은 서로 돕고 의지하는 관계이다.

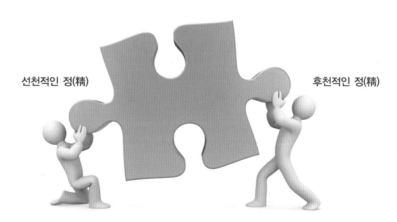

선천적인 정(精)　　　　후천적인 정(精)

[그림 3-1] 선천지정 + 후천지정

---

3) 『독의수필(讀醫隨筆)』: 청나라 의학자인 주학해(朱學海)가 지은 책이다. 주로 맥리(脈理)에 밝았는데, 당시 서구 문물과 함께 중국에 들어온 서양 의학에 맞서 중국 전통 의학을 정비하였다.

(2) 정의 생리 기능

① 생식 기능을 통해 후대를 잇는다.

② 생식의 정을 천계(天癸)라고 하고, 신장에 의해 조절되고 저장된다.

③ 인간이 만들어지고, 인체가 형성되며, 출생 이후의 생장 발육을 주관한다.

④ 장부에 영양을 공급해서 오장육부의 성장과 발육, 기능을 촉진시킨다.

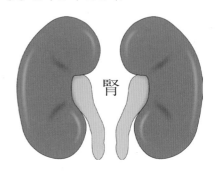

[그림 3-2] 신장의 생김새

⑤ 비위의 소화 흡수 작용을 통해 만들어진 후천 지정의 혈을 만들어 낸다.

⑥ 신장은 정을 저장하고, 정은 골수를 만든다.

- 『황제내경(黃帝內經)』〈소문(素問)〉 제5편 '음양응상대론(陰陽應象大論)'의 내용이다.
- '신생골수(腎生骨髓)'라 하여 신정이 충실하 면, 뼈가 튼튼하고 골수가 충분해서 기억력 이 좋다고 하였다.

memo

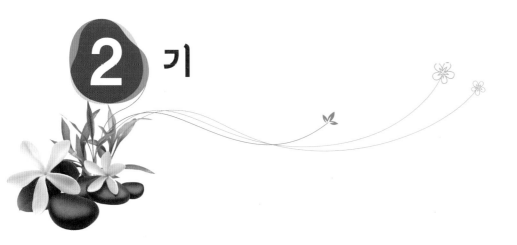

2 기

1 기(氣)의 개념

　동양 의학의 경전인 『황제내경(黃帝內經)』이 춘추 전국 시대의 기일원론 사상을 계승하였고, 이것이 발전하여 인체의 생리와 병리를 설명하는 핵심 사상이 되었다.

　'기(氣)'는 자연현상에 대한 하나의 고차원적인 인식 형태로, 우주를 구성하는 가장 기본적인 요소로 여겨진다. 우주의 일체 사물이 모두 기(氣)의 운동 변화에 기인한 것이며, 자연의 기가 인간을 만든다는 기본 사상을 가지고 있다. 따라서 자연의 운행 법칙이 인체에서도 같은 원리로 작동하고 있다고 보는 천인합일(天人合一) 사상을 추구한다.

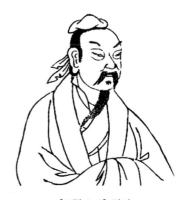

[그림 3-3] 장자

(1) 기의 의미

　① 우주를 구성하는 가장 기본적인 요소로, 유형과 무형의 형태로 존재한다.

- 장자(莊子)[4]는 천하는 단지 하나의 기(氣)일 따름이라고 하였다.
- 기가 모이면 형체를 이루고, 기가 흩어지면 형체가 없어진다.

　② 인체를 구성하는 기본적인 물질이다.

- 『황제내경(黃帝內經)』에 따르면, 인간은 천지의 기에 의존하여 태어나고, 사시 변화의 규율에 순응하면서 생활한다.

---

4) 장자(莊子): 도가 사상의 중심인물로, 중국 전국 시대 유교의 인위적인 가르침을 부정하고 자연으로 돌아가자는 철학을 제창하였다. 같은 이름의 저서 『장자(莊子)』가 있다.

- 무형의 기: 아주 미세하여 사방으로 퍼져 극렬하게 운동하며 끊임없이 움직이기 때문에 육안으로 직접 볼 수 없다.
- 유형의 기: 미세하게 분산되었던 기가 응집하여 만질 수 있는 형체를 이룬다.

③ 인체의 생명 활동을 유지하는 데 필요한 기본 요소이다.

- 자연계에서 맑고 깨끗한 기를 받음으로써 생명을 유지한다.
- 하늘은 인체에 오기(五氣)를 공급하며, 코를 통해 들어와 심폐(心肺)에서 저장되어 혈색을 좋게 하고 음성을 크고 낭랑하게 만든다.
- 땅은 오미(五味)를 공급하며, 입을 통해 들어와 장위(腸胃)에 저장되어 각각 좋아하는 장으로 들어가 오장의 기를 양육한다.
- 수곡의 기와 오장의 기가 서로 도와 진액으로 변화함으로써 생명 활동을 왕성하게 한다.

❷ 기의 생성 원리와 생리 기능

(1) 기의 생성 원리

① 기의 분포 부위와 작용에 따라 생성 원인이 여러 가지이다.

② 기는 크게 부모에게 물려받는 기, 음식의 흡수를 통해 얻어지는 기, 자연의 맑은 공기로 얻어지는 기로 나누어 설명할 수 있다.

- 선천지기(先天之氣): '신중정기(腎中精氣)'라 하여 태어나면서부터 부모에게 유전자로 물려받게 되는 기를 의미한다.
- 후천지기(後天之氣): '수곡(水穀)'에 의한 기와 자연의 '청기(淸氣)'를 통해 쌓이게 되는 기를 의미한다.

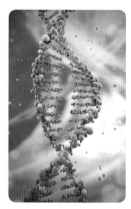
▲ 선천지기(유전)

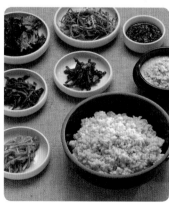
▲ 후천지기(수곡)

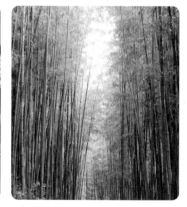
▲ 후천지기(청기)

(2) 기의 생리 기능

① **추동(推動)**: 생명 활동의 근본 동력으로, 스스로 운동해서 혈액과 진액의 흐름을 추진한다. 모든 조직 기관이 정상적인 생리 활동을 유지하도록 장부와 경락을 촉진한다. 다시 말해, 정신적인 사유 활동과 인체의 생장과 발육, 진액의 생성에서 수송, 배설 등을 추진하고 촉진하는 것이다.

② **고섭(固攝)**: 기혈, 진액, 정액 등의 제어와 통섭을 통해 에너지 유실을 방지한다. 추동 작용과 서로 반대되면서 협력하는 관계로 양면성이 있는데, 이로 인해 음기와 양기의 평형을 유지할 수 있다.

③ **온조(溫照)**: 인체를 따뜻하게 하는 발열의 근원으로, 양기가 밖으로 표현된 것이다. 이것이 약해지면 추위를 타고, 장부 기능이 쇠퇴한다. 주로 진액 운동이 더뎌져서 차가운 성질의 질병이 발생하게 된다.

④ **방어(防禦)**: 외부의 병원으로부터 면역력을 담당하는 것으로, 전신의 기표를 보호하고 외사의 침입을 방지하여 병을 예방한다. 주로 근육과 피부에서 저항 작용을 하지만, 단지 이에 국한되지 않고 전신 어디에서나 작용한다.

⑤ **기화(氣化)**: 기의 운동으로, 정, 기, 혈, 진액이 서로 형태적 변화를 통해 에너지를 교환하는 것이다. 인체 내의 신진대사와 영양분의 상호 교환을 뜻한다. 다시 말해, 기는 운동하면서 스스로 변화하여 정, 기, 혈, 진액의 형성과 이러한 물질의 소모나 신진대사에 따른 노폐물을 배출하게 된다.

⑥ **영양(營養)**: 인체의 생명 활동에 필요한 기본적인 에너지원을 공급하는 것이다. 전신의 각 조직 기관에 고루 분포하여 생리 활동에 필요한 영양을 충분히 공급하고, 기화를 원료로 하여 자신의 구조를 갖추어 생리 활동에 필요한 에너지를 충족시킨다.

❸ 기의 운동 형태와 분포

(1) 기의 운동 형태

기의 운동은 '기기(氣機)'라고 한다. 움직임과 변화는 기의 기본 속성으로, 자연계의 모든 변화와 발전 과정은 이러한 기의 운동을 통해서 완성된다. 다시 말해, **승강출입(昇降出入)**의 기기는 기의 교감 작용이며, 이것을 통해 생명 활동이 유지된다. 이러한 기기가 정상적인 흐름을 유지하기 위해서는 승강출입의 협조와 균형이 필요하며, 그 흐름에 장애가 없어야 한다.

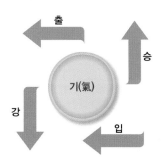

[그림 3-4] 기기의 승강출입

- 기는 '오르고, 내리고, 밖으로, 안으로'의 네 가지 운동 형태를 가진다.
- 기에 의해 추진되는 혈액과 진액의 흐름 속에서 기기가 구체화된다.
- 장부, 경락 등의 조직 기관의 생리적 활동 속에서 기기가 표현된다.

(2) 기의 분포

인체에서의 기는 신장의 정기(精氣), 비위의 소화 흡수 작용으로 생성된 수곡정기(水穀精氣), 폐의 호흡 작용으로 만들어진 청기(淸氣) 등 장부의 종합적인 작용으로 생성된다. 이와 같이 기는 전신 각 부위에 전달되지 않는 곳이 없는 인체 조직의 중요한 성분이다. 기는 인체 각 부위와 기능에 따라 각기 다른 명칭을 가지고 있다. 예를 들면, 장부의 기를 '신기(腎氣), 위기(胃氣), 비기(脾氣), 심기(心氣)'라고 하고, 경락상의 기를 '경기(經氣)'라고 한다.

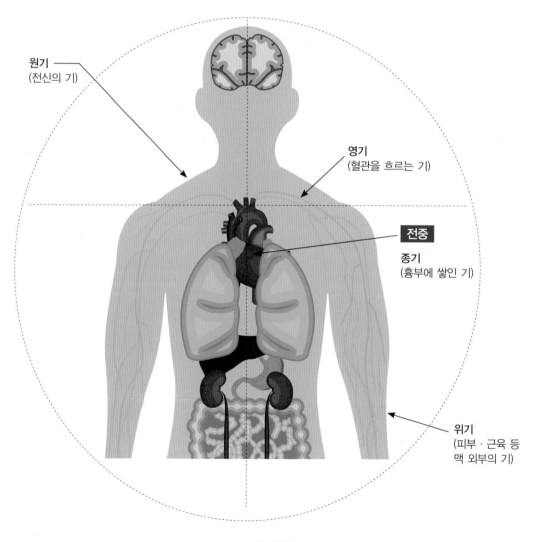

원기
(전신의 기)

영기
(혈관을 흐르는 기)

전중

종기
(흉부에 쌓인 기)

위기
(피부 · 근육 등
맥 외부의 기)

[그림 3-5] 기의 분포도

① 원기(原氣)

- 인체의 기본이 되는 기이다.
- 생명 활동의 원동력이 되고, 원기(元氣), 진기(眞氣)라고도 한다.
- 근원은 신기(腎氣)로 선천지기이며, 후천지기와 서로 도움을 주고받는다.
- 체내에서 혈, 진액 등의 매개물에 의지해 신경을 따라 오장육부, 골수, 오관으로 분포하여 전신의 모든 부위에서 생장, 발육, 생식 및 생리 활동을 촉진한다.

② 종기(宗氣)

- 흉부에 쌓이는 기이다.
- 흉부 중앙을 '전중(膻中)'이라 하며, 전신의 기가 가장 많이 모인다.
- '기의 바다'라는 뜻으로 '기해(氣海)'라고도 하며, 흩어지지 않고 흉중에 쌓인다.
- 폐가 자연계에서 흡입한 청기와 비위가 소화 흡수하여 생성한 수곡정기가 결합하여 만들어진다.
- 기도를 통해 호흡을 촉진하고, 심맥을 관통하여 기혈을 운행한다.
- 주학해(朱學海)[5]는 종기는 동적인 것이고, 호흡, 언어, 목소리와 사지 운동, 근골의 강약을 관장한다고 하였다. 또 종기가 허하면 기운이 없고 숨이 차며, 실하면 가래가 끓고 숨이 차며 터질 듯 답답해진다고 하였다.

③ 영기(營氣)

- 혈액을 만드는 기이다.
- 혈맥(血脈)을 흐르는 기로, 영양 물질이 풍부하다.
- '영혈(營血)'이라고도 하는데, 혈관을 흐르며 혈액을 만들어 낸다.
- 혈액 구성 성분 중의 하나로, 오장육부, 경락, 사지, 근골은 모두 영기의 영양을 공급받아야 생존이 가능하다.
- 『황제내경(黃帝內經)』: "이슬 같은 기가 중초에서 나와 계곡으로 흘러가서 손맥으로 스며들고, 진액과 조화된 후에 붉은 혈액으로 변화한다."

④ 위기(衛氣)

- 맥의 외부를 흐르는 기이다.
- 호위한다는 의미의 기로, 인체에 외사가 침범하지 못하게 한다.
- 기의 방어(防禦), 온조(溫照) 작용이 밖으로 표현된 것이다.
- 안으로는 흉복과 장부, 밖으로는 피부와 근육까지 전신에 고루 분포한다.
- 피부를 열고 닫음으로써 땀 분비를 조절하고, 장부, 근육과 인대, 피부와 체모 등을 따뜻하게 한다.

---

5) 주학해(朱學海): 중국 청나라 말기의 의학자로, 전통 의학인 한의학 발전에 힘썼으며, 주요 저서로는 『독의수필(讀醫隨筆)』이 있다.

[표 3-1] 영기와 위기의 비교

	공통점	차이점			
		성질	분포	기능	속성
영기(營氣)	수곡지정의 비위에 뿌리를 두고, 종기에서 나누어진다.	부드럽다.	인체의 안쪽으로 순행한다.	혈액을 만들어 내고 전신에 영양을 공급한다.	음(陰)
위기(衛氣)		강하고 빠르다.	인체의 밖으로 순행한다.	장부를 따뜻하게 하고 밖을 보호하고 방어한다.	양(陽)

(3) 장부와 경락의 기

① 원기나 종기에서 파생되어 어떤 장부나 경락에 유포되어 있으면 그것에 해당된 기로 본다. 전신의 모든 기와 마찬가지로 선천정기, 수곡정기를 재료로 하여 '폐, 비위, 신'의 공동 작용을 통해 화생되지만, 오장마다 받아들이는 수곡정기의 성분은 각기 다르다.

② 기능은 정미 물질을 취하여 장부와 경락의 기로 만든 후 기화하여 장부와 경락의 생리 활동을 추진하는 에너지원으로 사용하는 것이다.

③ 기화 작용을 통하여 새롭고 충실한 장부 조직을 구성하며, 오장육부의 정(精)을 생성하여 장부에 저장하였다가 필요할 때 장부의 기로 전환하여 생리 활동에 사용한다.

memo

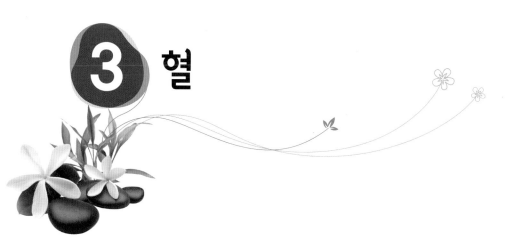

3 혈

1 혈(血)의 개념

'혈(血)'이란 인체의 혈액을 뜻하며, 붉은색의 액체로 맥을 따라 전신을 운행한다. 혈은 운행을 통해 영양과 보습 기능을 하며, 인체를 구성하고 생명을 유지하는 데 필요한 기본 물질 중의 하나이다. 기와 혈은 일반적으로 '기혈'로 같이 붙여서 사용하는데, 인체 생명 활동의 가장 중요한 구성 요소로 음양 관계에 있다. 음양 관계로 비교해 보면, 기는 무형이고 혈은 유형이며, 기는 양이고 혈은 음이며, 기는 혈을 운행시키고 혈은 기를 생성하는 관계에 있다.

① 혈의 생성은 비위의 소화 흡수 작용과 밀접한 관계가 있다.

- 『의문법률(醫門法律)』[6] 〈허로론(虛勞論)〉에서 '개음식다자능생혈, 음식소칙혈부생(盖飮食多自能生血, 飮食少則血不生)'이라 하였다.
  - 모든 음식에서 혈을 생성하는데, 음식을 적게 먹으면 혈도 적게 만들어진다.

② 비위에서 기(氣)와 즙(汁)을 받아 붉은색 액체로 변화시키는데, 이것이 곧 혈이다.

③ 혈액이 운행하는 통로가 맥이며, 맥 밖으로 이탈하는 현상을 출혈(出血)이라 한다.

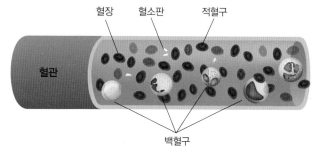

[그림 3-6] 혈액의 성분

---

6) 『의문법률(醫門法律)』: 명나라 말에서 청나라 초기의 의학자로, 당시 삼대 명의 중의 한 명인 유가언(喻嘉言)이 지은 책이다.

❷ 혈의 생성 원리와 생리 기능

(1) 혈의 생성 원리

① 혈은 주로 영기와 진액으로 구성된다.

- 비위가 생성한 수곡정미가 혈액 생성의 원천이다.
- 영기 자체가 혈액의 주요 성분으로 혈액 생성에 참여한다.

② 영기와 진액은 비위가 만든 정미 물질로, 기혈을 만들어 내는 원천이 된다.

- '정혈동원(精血同源)'이라 하여 정(精)과 혈은 발생원이 같고 서로 물질 교환을 한다.
- 수곡정미와 영기 및 정 등의 물질이 기초가 되어 장부에 공통으로 작용하고, 그것을 통해 혈이 만들어진다.

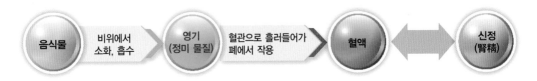

[그림 3-7] 혈액의 생성 과정

(2) 혈의 생리 기능

① 혈관을 순행하고 전신을 끊임없이 순환하여 조직 기관에 영양을 전달, 윤택하게 한다.
② 운동 기관과 감각 기관에 영양을 공급하여 감각 기능과 사지 운동을 가능하게 만든다.
③ 『황제내경(黃帝內經)』: "혈기는 인간의 정신이 사는 곳으로, 양생에 주의해야 한다."

❸ 혈의 운행

혈액의 정상적인 운행, 즉 순행은 반드시 혈관의 안정적인 작용과 장부의 정상적인 생리 작용이 기본 바탕이 된다. 특히 심장은 혈액 순환의 원동력이고, 비장은 혈을 만드는 근원이다. 간은 혈액을 저장하는 곳이고, 폐는 혈액 운행의 동력이 된다. 따라서 이 네 장부의 역할이 혈액 운행에서 매우 중요하다.

- 심장은 혈액의 운행을 촉진하는 기본 동력이 된다.
- 간과 비는 혈액을 저장하고 통섭하여 출혈을 막는다.
- 신은 음양을 조절함으로써 혈액의 운행에 도움을 준다.

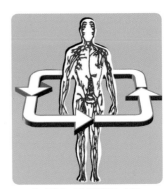

[그림 3-8] 혈액의 순행

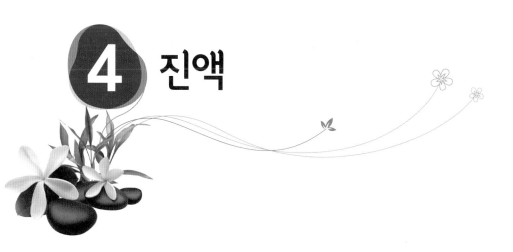

4 진액

1 진액(津液)의 개념

    진액(津液)이란 '진(津)'과 '액(液)'을 합한 것으로, 우리 몸속에 있는 정상적인 체액을 총칭하는 말이다. 각 장부 조직 기관에 있는 체액 및 위액, 장액, 눈물, 콧물, 침 등 분비물을 모두 포함하며, 혈관 외의 정상적인 액체도 포함하는 의미이다. 또한 진액은 수분 외에도 다량의 영양 물질을 포함하고 있어 단순한 물이 아닌, 모든 정상 생리 작용을 하는 체액을 뜻하는 말로 사용되고 있다.

- 진액은 영양 물질을 포함한 수분으로, 혈관 안에서는 혈맥을 촉촉하게 하고 혈액을 만든다.
- 혈맥 밖에서는 전신의 장부, 경락, 조직 및 기관을 자양한다.
- 진액은 체중의 2/3 이상을 차지하며, 기의 중요한 매개체로 작용한다. 기는 진액의 통로인 삼초를 통해 전신으로 퍼져 나간다.

2 진액의 대사 과정과 생리 기능

(1) 진액의 대사 과정

① 생성
진액은 위, 소장, 대장에서 흡수한 음식물의 수분과 영양분에 의하여 만들어진다.

- 위는 비기에 의존하여 수곡의 정미를 흡수하고, 진액을 생성한다.
- 소장은 액을 주관하여 맑은 영양 물질과 탁한 찌꺼기를 구별하고, 영양 물질과 수분을 흡수한다.
- 대장은 진을 주관하여 찌꺼기 중 여분의 수분을 다시 흡수한다.

② 분포

비는 수곡정미의 생성과 운화를 주관하여 진액을 전신으로 수포한다.

- 폐는 수도를 조절하고 통제하는 역할로, 전신에 분포하는 '선발' 작용과 아래로 기와 진액을 하강시키는 '숙강' 작용을 통해 진액을 진신으로 수포한다.
- 신은 물을 주관하는 장부로, 진액의 대사를 주관하며 전신에 분포시키는 기능을 한다.
- 신주진액(腎主津液): 신의 기화 작용은 모든 진액 대사를 추진하여 청기는 폐로, 탁기는 체외로 보내어 진액의 평형을 유지한다.

③ **배출**

진액은 주로 땀, 소변, 호흡, 대변의 네 가지 경로로 몸 밖으로 배출된다.

- 폐기의 기능에 따라 땀과 호흡으로 배출된다.
- 주로 신장의 기화 작용으로 인해 소변으로 배출된다.
- 대장을 통해 고체의 찌꺼기로 배출된다.

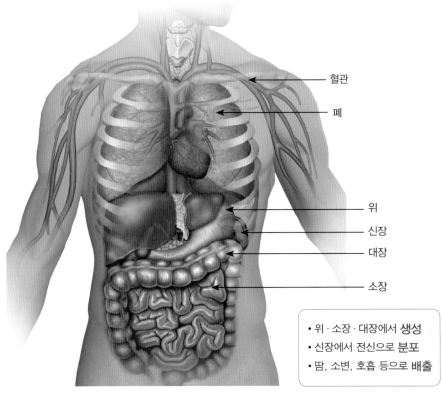

혈관

폐

위

신장

대장

소장

- 위·소장·대장에서 **생성**
- 신장에서 전신으로 **분포**
- 땀, 소변, 호흡 등으로 **배출**

[그림 3-9] **진액의 대사**

(2) 진액의 생리 기능

진액은 영양 물질로 전신을 윤택하게 하고, 영양을 공급하며, 혈로 변화된다. 또 인체의 전신에 유포되지 않는 곳이 없으며, 유양 작용 이외에도 체내에서 기의 매개체 역할을 한다. 기는 양에 속하고 무형이며 동적이되, 반드시 음에 속하는 유형의 진액에 의존해야만 유실되지 않기 때문이다. 따라서 인체의 기는 반드시 진액에 의존하며, 그 속에서 운동하고 변화한다고 할 수 있다.

- **진(津)**: 비교적 맑고 묽으면서 유동성이 크고, 체표의 피부, 근육, 눈 등에 분포한다.
- **액(液)**: 비교적 농후하고 유동성이 적으며, 골, 관절, 장부, 뇌, 척수 등의 조직에 분포하고, 영양을 공급한다.

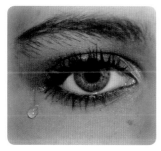

▲ 진(津): 눈물

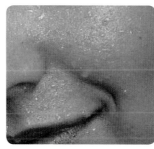

▲ 진(津): 땀

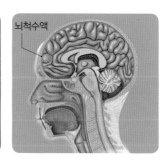

뇌척수액

▲ 액(液): 뇌척수액

memo

5 기, 혈, 진액의 상호 관계
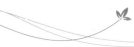

❶ 다자간의 상호 관계

기, 혈, 진액은 각각의 모양과 기능, 성질을 가지고 있다. 그러나 비위에서 생성된 수곡정기에서 시작되고, 인체를 구성하며, 생명 활동을 유지하는 데 가장 기본적인 물질이라는 점에서 공통적이다. 이들은 서로 형태를 바꾸고, 의존하는 관계에 있다.

❷ 양자 간의 상호 관계

(1) 기와 혈의 관계

- 기는 혈을 생성, 운행, 통제한다.
- 기는 양에 속하고 혈은 음에 속하며, 기는 혈을 생성, 운반, 영양하는 기능을 한다.
- 혈은 기의 매개체 역할로, 기를 전신으로 실어 나르고 기를 생성하는 기능을 한다.
- 기는 혈의 통솔자이고, 혈은 기의 모체가 된다.
- 『난경(難經)』[7]에서 '기는 온조 작용을 주관하고, 혈은 유양 작용을 주관한다.'고 하였다.

(2) 기와 진액의 관계

- 기는 진액을 생성, 운송, 고섭한다.
- 진액을 만드는 비위의 운화 작용은 기의 추동에 의해 움직이므로, 기는 진액 운행의 동력이다.
- 진액은 정적인 유형 물질로, 운반, 변화, 배설은 모두 기의 기화 작용에 의존한다.

---

7) 『난경(難經)』: 『황제내경(皇帝內經)』의 내용 중에서 한의학의 근본 원리와 어려운 임상 치료의 내용을 쉽게 풀이한 책이다. 진나라의 명의 편작(扁鵲)이 지었다고 알려진다.

- 비, 폐, 신, 삼초는 기의 기기작용을 통해 진액을 전신으로 운반한다.
- 기는 고섭을 통해 진액의 유실을 방지하고, 유형 물질인 진액은 기의 매개체가 된다.

(3) 혈과 진액의 관계

- 근원이 같고, 기능이 유사하다.
- 혈은 혈관 내에서 순환하고, 진액은 혈관 밖에서 운행한다.
- 진액이 혈관 안으로 스며들어 영기와 결합하면 적색의 혈로 변한다.
- 혈관 내의 혈액이 영기와 분리되어 혈관 밖으로 나가면 진액이 된다.
- 비위의 소화 흡수 기능이 약해지면 혈과 진액의 생성이 부족해지고, 대량 출혈로 혈이 부족하면 진액의 부족 현상도 같이 나타난다.

memo

_____

_____

_____

_____

_____

_____

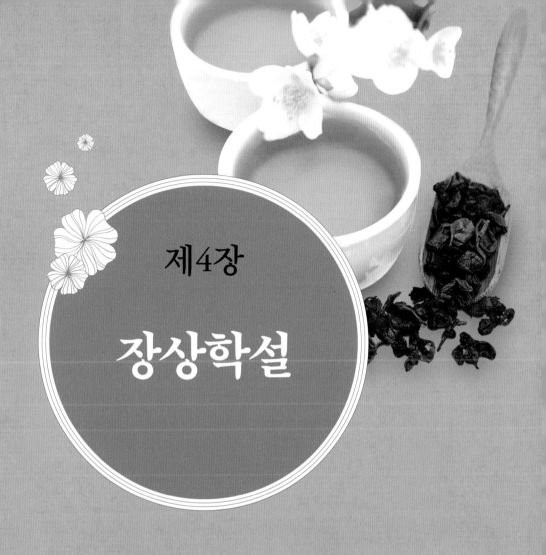

제4장

장상학설

'장상(藏象)'은 내부의 장기를 밖으로 표현하는 하나의 상계통(象系統)으로,
한의학에서 말하는 오장육부에 관한 이론이며, 내부에 감추어진 상황을 가지고 외부로 드러난 것을
추측하는 독특한 인체 인식 방법이다. 또한 서양 의학과 달리 인체의 안과 밖을 통합적으로 바라보는
인식론으로, 음양오행설과 함께 동양 전통 의학의 기초 이론이며,
한방미용학을 이해하는 데 필수적인 요소라 할 수 있다.
이 장에서는 장상학설을 이해하기 위해 장상의 개념과 특징, 오장육부, 장부의 상관관계를 살펴보고자 한다.

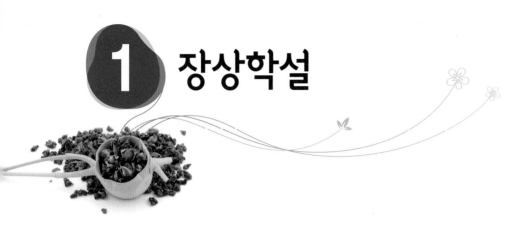

1 장상학설

① 장상(藏象)학설의 개념

동양 전통 의학의 장상학설에서 장상(藏象)이란 감출 장(藏), 모양 상(象)의 합성어로, 인체의 **장부**[1]에 관한 이론이다. 이것은 '내장외상(內藏外象)'의 줄임말로, '내장(內藏)'은 감추어져 있는 인체 내부의 장부를, '외상(外象)'은 내부의 장기를 외부에서 관찰할 수 있게 만든 형상을 의미한다.

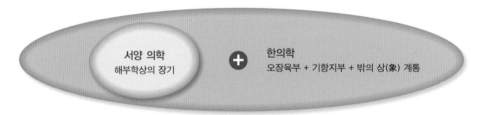

[그림 4-1] 한의학의 장상 개념

① 장상학설은 한의학에서 말하는 오장육부에 관한 이론이다.

- 서양 의학에서의 장부: 해부학상의 실질적인 장기를 의미한다.
- 한의학에서의 장부: 실질적인 장기의 기능을 토대로 음양오행의 철학 개념을 이용하여 인체의 안과 밖을 통합적으로 바라본다.
- 오장: 한의학에서 말하는 인체의 기본 장기로, 간장, 심장, 비장, 폐장, 신장을 일컫는다.
- 육부: 한의학의 오장과 표리 관계를 이루는 배 속의 여섯 가지 기관으로, 담(쓸개), 소장, 위장, 대장, 방광, 삼초를 일컫는다.

---

1) 장부(臟腑): 한의학에서 말하는 인체의 오장육부를 뜻한다.
2) 왕빙(王冰): 『황제내경』에 대한 주석을 남긴 의학자들 중 가장 중요한 의학자로, 당나라 사람이다. 그는 당시 유포되었던 『황제내경』을 광범위하게 수집하여 개편하고 정리하였으며, 당시 사라졌던 운기학(運氣學)을 새롭게 보충하기도 하였다.

② 내부의 장기를 밖으로 표현하는 하나의 상계통(象系統)이다.

- 당나라 의학자, 왕빙(王冰)[2]: 상은 밖으로 드러나 볼 수 있는 것이다.
- 장과 상은 하나는 내부에, 하나는 외부에 있으면서 안팎이 상응하며 같은 구조를 지닌다.

③ 『주역(周易)』〈계사전(繫辭傳)〉: 역자, 상야, 상야자 상야(易者, 象也, 象也者 像也)(역이란 상이고, 상이란 형상이다).

④ 『황제내경(黃帝內經)』: 사외췌내, 사내췌외(司外揣內, 司內揣外)(밖을 살펴 안을 헤아리고, 안을 살펴 밖을 헤아린다).

② 장상학설의 특징

한의학에서 오장에 대한 설명은 자세한 반면, 육부에 대한 설명은 간략하다. 이것은 전통 한의학이 오장의 기능을 중시하고 인체를 오장 중심으로 보려는 사상이 투영된 것이라 볼 수 있다. 오장과 육부는 경락으로 서로 연결되어 있으면서 하나의 장과 하나의 부가 서로 **표리(表裏)** 관계를 이룬다. 또한 장과 부는 상호 생리적, 병리적으로 밀접한 관계를 가지고 있다.

- 오장육부는 형태학상으로는 현대의 인체 해부학과 일치하지만, 생리적 기능과 병리적 현상의 해석에 있어서는 차이가 있다.

[표 4-1] **오장육부의 표리 관계**

장(臟)	간	심/심포	비	폐	신
부(腑)	담	소장/삼초	위	대장	방광

- 감추어져 있는 오장육부의 문제는 밖으로 나타나는 현상을 통해 파악할 수 있고, 현대 의학으로 설명되지 못하는 부분을 해결하는 열쇠가 될 수 있다.

③ 기항지부(奇恒之腑)

'기항(奇恒)'이란 생리적 기능이 오장육부와 다르다는 의미로, 뇌, 골수, 골, 맥, 자궁과 육부에 포함되어 있는 담(쓸개)이 포함된다. 구조적으로 대부분 내부가 비어 있는 것이 육부와 유사하므로 '부(腑)'라 하고, 정기를 생성하고 저장하는 것은 오장과 유사하다.

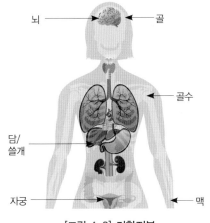

[그림 4-2] 기항지부

2 장부(오장육부)

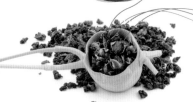

❶ 간(肝)과 담(膽)

간은 오른쪽 옆구리에 있고, 쓸개(담)는 간에 붙어 있는데, 간과 담의 경락은 서로 표리 관계에 있다. 간의 성질은 강건하고 활발하여 『황제내경(黃帝內經)』에서는 '간자, 장군지관, 모려출언(肝者, 將軍之官, 謨慮出焉)'이라 하여 '간은 장군 같은 신하이고, 용감한 결단성과 지략이 나오는 장기이다.'라고 하였다. 또한 『갑을경(甲乙經)』[3]에서도 '오장육부, 간위지장(五臟六腑, 肝爲之將)'이라 하여 오장육부에서 간을 장군으로 표현하였다.

이러한 간의 주된 작용은 소설(疏泄) 작용과 장혈(藏血) 작용 그리고 근육의 생리를 주관하는 것이다. 여기서 소설 작용은 신진대사를 조절하고, 정신과 정서 활동, 담즙 분비를 이르는 말이다. 장혈 작용은 혈액을 저장하여 혈류량을 조절하고, 인체 근육과 관절 등의 정상적 운동을 유지하게 하는 것을 의미한다.

(1) 서양 의학에서의 간

① 간은 오장육부 가운데 가장 크고(1.2~1.5kg), 하는 일도 500여 가지로 가장 많다. 자기 체중의 1/50을 차지하고, 횡격막(가로막) 아래 우측 갈비뼈 밑에 위치하며, 뒤에는 신장이 있다.

② 간은 탄수화물 대사를 주관한다. 혈액 속의 혈당은 0.1%가 정상이다. 간문맥을 통해 들어온 포도당의 60%는 글리코겐으로 간에 저장되고, 나머지는 온몸에 전달된다.

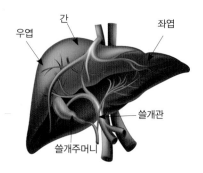

[그림 4-3] 간과 담의 위치

---

3) 『갑을경(甲乙經)』: 중국 진나라의 황보밀(皇甫謐)이 저술한 의학서로, 침구에 관한 내용을 자세히 다루고 있다. 전 8권이었지만, 후에 12권 128편으로 개편하였다.

이와 같이 간에 저장된 글리코겐은 영양분이 부족할 때 포도당으로 분해하여 사용하며, 혈당은 뇌가 가장 많이 사용한다.

따라서 뇌 기능이 떨어질 때 사탕이나 과자 등의 당류를 섭취하는 것은 뇌에 영양을 보충해 준다는 의미가 있다.

③ 간은 단백질 대사를 주관하는데, 소장에서 흡수된 아미노산은 간에 와서 단백질로 합성되고, 그 중에서 중요한 알부민이 형성된다.

만일 간에 삼투압을 조절하는 혈장 단백질이 부족하면 복수가 차고, 과하면 간이 상하게 된다.

④ 간은 지방 대사를 주관하는데, 간에서 당을 지방으로 합성하기도 하고 지방을 분해해서 당으로 만들기도 한다. 다시 말해, 당과 지방은 서로 변환이 가능하다는 의미이다. 그러나 당과 지방은 단백질로 변환되지 못하므로 반드시 단백질을 잘 섭취해야 한다.

⑤ 간은 호르몬 대사를 주관하는데, 제 역할을 다한 호르몬을 파괴하여 농도 조절을 한다. 성호르몬도 마찬가지이다.

간암에 걸리면, 성호르몬의 농도 조절이 되지 않아서 고환 위축이나 남성의 여성화가 초래될 수 있다.

(2) 한의학에서의 간

① '간주소설(肝主疏泄)'이라 하여 간은 '소설을 주관'한다. 소(疏)는 소통이며, 설(泄)은 발설(發泄)의 뜻으로, 간의 기운이 위로 올라가서 퍼지는 것을 말한다. 다시 말해, 간이 전신의 기, 혈, 진액 등을 소통시키고 발산시켜 전신에 도달하게 하는 기능을 한다는 의미이다. 그러나 간은 강한 성질의 장기로, 상승을 주관하며 갇혀 있는 것을 싫어하는 성질이 있다.

따라서 이러한 간의 기능이 지나치게 상승하면, 두통이 나거나 눈 건강 등에 문제를 일으킬 수 있다.

- 전신의 기혈을 소통시키고 조절하며, 담즙을 분비한다.
- 인체의 정서 변화를 조절한다. 특히 간의 소설 기능이 관여한다.
- 섭취한 음식물의 소화 흡수를 촉진한다.
- 인체의 수액 대사에 간접적으로 관여한다.
- 간 경락은 성기 주위를 순행하면서 남성의 성 기능과 여성의 생리에 관여한다.

② '간장혈(肝藏血)'이라 하여 간은 '혈액을 저장'한다. 또한 혈류량을 조절하고 출혈을 방지한다. 혈액의 저장이 충분할 때 소통도 원활하기 때문이다.

- 혈액을 공급하고 저장하며, 혈류량을 조절하여 양기(陽氣)가 지나치게 항진되는 것을 억제한다.
- 음양의 평형 상태와 소설 기능을 유지하여 출혈을 방지한다.

[표 4-2] 간의 주요 기능과 증상

작용	주요 기능	발현 증상
소설(疏泄)	• 전신의 기혈을 소통시키고, 조절한다. • 인체의 기혈, 경락, 장부, 기관의 활동은 간의 소설 작용에 의지한다. • 담즙을 분비한다.	• 기능이 약해지면, 가슴과 옆구리가 답답하고, 유방이나 아랫배가 아프다. 더 나빠지면, 생리통이 심해지고, 폐경이 된다. • 기능이 증진되면, 두통, 생리통, 안구 충혈 등의 통증이 온다. 감정적으로 쉽게 화를 내고, 번잡하며, 조급해 한다. 심하면, 피를 토하고, 뇌출혈이 올 수 있다.
	• 정서 변화를 조절한다. 칠정(七精)[4]은 발병 원인 중의 하나로, 장부의 기능에 영향을 미치는데 간의 소설 기능의 영향을 가장 많이 받는다.	• 기능이 약해지면, 쉽게 우울해 하고 화를 내며, 수면 중에 자주 깬다. • 기능이 증진되면, 마음이 조급해지고, 말실수가 늘며, 쉽게 잠이 들기 어렵다.
	• 비위 소화 기능의 촉진과 담즙 형성과 분비를 통해 지방의 소화를 돕는다.	• 기능이 약해지면, 기름진 음식의 소화가 힘들고, 어지러움을 느끼며, 과민성 대장 증후군이 생기거나 입이 쓰고, 심하면 토할 수 있다.
	• 수액 대사를 조절한다.	• 폐, 비장, 신장과 삼초는 인체 수액 대사에 관여하는데, 이 세 가지 장부의 생리에 간의 소설이 작용하여 간접적으로 수액 대사에 관여한다.
	• 생식 기능을 조절한다.	• 기능이 약해지면, 남성은 조루나 발기 불능, 여성은 생리 불순이나 폐경 등이 올 수 있다. • 기능이 증진되면, 성욕이 항진되거나, 여성의 경우 생리 주기가 빨라질 수 있다.
장혈(藏血)	• 혈액을 저장하고, 출혈을 방지한다.	• 기능이 정상이면, 눈, 손가락, 발 등의 신체 기능과 정신 사유 활동이 정상적이다. • 기능이 약해지면, 사지 운동 기능과 정신 사유 활동이 저하되고, 눈이 침침하고 야맹증이 생긴다. 또한 여성의 생리 양이 감소하고, 심하면 폐경이 된다.

③ 간은 오행 중 목(木)의 성질이 있는 장기로, 오행에 맞게 대응하면 다음과 같다.

- 오체(五體): 힘줄, 인대, 근막의 기능에 관여하는데, 이것은 운동 기능을 주관한다.
- 오화(五華): 손·발톱은 근육에 공급하고 남은 혈로 만들어지며, 간 기능이 정상이면 단단하고 붉으며 윤기와 광택이 있다.
- 관규(管竅): 건강한 눈의 기능에 관여한다.
- 오지(五志): 화내는 것과 관계가 깊으며 항진 시 분노감이, 저하 시 우울증이 온다.
- 오액(五液): 눈물(淚)의 분비에 관여하며, 기능이 약해지면 눈이 건조해진다.

[표 4-3] 간에 있는 목(木)의 성질

한의학적 특징	주승(主昇), 주동(主動), 희조달(喜條達), 소설(疏泄), 장혈(藏血), 파극지본(罷極之本), 장군지관(將軍之官), 모려출언(謀慮出焉)
주요 기능	간주소설(肝主疏泄), 간장혈(肝藏血)
오행 대응 관계	오체(五體) = 근육(筋), 오화(五華) = 손·발톱, 관규(管竅) = 오규(五竅) = 눈, 오지(五志) = 분노(怒), 오액(五液) = 눈물(淚), 오색(五色) = 푸른색(靑)

---

4) 칠정(七情): 기쁨(喜), 노여움(怒), 근심(憂), 슬픔(悲), 생각(思), 놀람(驚), 두려움(恐)의 일곱 가지 감정 변화를 뜻한다.

④ 간과 양생: 간을 보호하는 식품으로는 대추, 꿀, 당근, 표고버섯, 양고기 등이 있다. 간 기능 항진 시에는 결명자, 국화, 하고초, 금은화 등이 좋으며, 간 기능 저하 시에는 당귀와 천궁이 좋다. 또한 간의 해독 작용에 도움이 되는 식품으로는 죽순, 목이버섯, 미역, 생강, 녹두 등이 있다. 눈을 많이 사용하거나 감정의 무절제, 장기간의 약물 복용, 지나친 음주 습관 등은 간을 해롭게 한다.

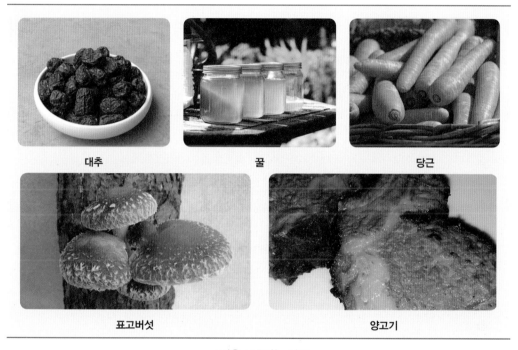

대추　　　　　　꿀　　　　　　당근

표고버섯　　　　　　양고기

▲간을 보호하는 식품

⑤ 간과 미용: 간은 근육과 눈, 손·발톱에 영양분을 공급하므로, 체력 유지나 손·발톱의 건강은 간을 통해 유지할 수 있다. 따라서 간은 얼굴, 눈, 손·발톱의 미용과 관계가 깊다. 간의 장혈 작용이 정상이면, 안색이 맑고 빛이 나며 손·발톱이 건강하고 피로가 덜하며 정상적인 생리를 할 수 있다. 또한 간의 소설 작용이 정상이면 생리가 정상이고, 기능이 저하되면 생리 불순이 되면서 피부에 여드름, 주름, 황갈반(黃褐斑) 등이 생기고 피부 노화가 올 수 있다.

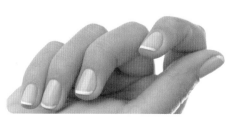

▲건강한 손톱

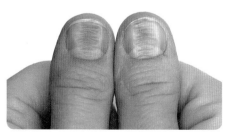

▲건강하지 못한 손톱

(3) 담(쓸개)

① 서양 의학에서의 담: 담은 길이 7~8cm, 폭 4cm의 주머니 모양으로, 수분을 흡수하여 진한 녹색을 띤다. 정상적인 성인의 하루 담즙 분비량은 0.5~1L 정도로, 샘 창자를 통해 위의 유문 반사로 분비된다. 담즙에는 지방의 가수 분해 효소가 있어 지용성 비타민(A, D, E, F, K)의 흡수를 도와준다.

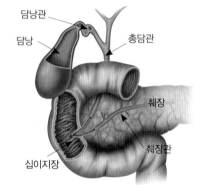

[그림 4-4] 담의 구조

- 적혈구는 제 할 일을 마치고 나면, 간이나 지라에서 소멸된다. 이때 적혈구의 헤모글로빈이 파괴된 물질이 '빌리루빈'이다. 담즙의 빌리루빈이 간 기능의 문제로 몸에 쌓이면, 황달이 오고, 대변의 색이 흰색이 된다.
- 담석증이나 담낭염이 심해 담을 제거한 경우, 음식물이 없어도 담즙이 시도 때도 없이 흘러나와 대장을 다치게 하여, '폴립(polyp)'이라는 물혹이 생긴다.

② 한의학에서의 담: 한의학에서는 '담주결단(膽主決斷)'이라 하여 담이 '결단을 주관'한다고 본다. 이것은 담기가 사람의 감정 활동 중에 사물을 판단하고 결정하는 결단력과 관계가 있다는 의미이다. 간은 '장군지관(將軍之官)'으로 기획력을 주관하는 반면, 담은 결단력을 주관한다는 것이다. 예로부터 담기가 충만하면 결단력과 용기가 있다고 보았다. 또한 담즙은 저장과 배설과 관계가 있다. 간에서 생성한 담즙은 담에 농축하여 저장한다. 이것이 담의 소설 작용에 의해 소장에 흘러 들어가 음식물의 소화 기능을 돕게 되는 것이다. 이로 인해 한의학에서는 담즙의 분비를 주관하는 것을 '간의 소설' 때문으로 보는 것이다.

[표 4-4] 한의학에서의 담의 성질

한의학적 특징	담주결단(膽主決斷), 중정지부(中精之府), 중정지관(中正之官)
주요 기능	• 담즙의 저장과 배설을 담당한다. • 배설된 담즙을 통해 간접적으로 소화를 촉진한다. • 간의 소설 작용이 떨어지면, 지방 소화에 문제가 생겨 옆구리와 가슴이 팽만하여 아프고, 입이 쓰고 심하면 황달 증세가 온다.

③ 담과 미용: 담의 기능이 정상이면, 간의 기능이 상호 작용으로 좋아지면서 손·발톱이 건강하고 피부에 윤기가 돌며 눈도 건강하다. 반면, 담즙의 빌리루빈 성분이 대사 작용에서 문제가 생기면 황달, 기미, 검버섯 등이 생기게 된다. 더구나 정서 불안정은 담 기능에 문제를 유발시켜 우울증, 불면증 등을 수반하며 이로 인해 피부에도 영향을 미친다. 이러한 담의 문제는 옆구리의 통증과 가슴 답답함, 목 부위와 안면 홍조, 이명과 화농성 중이염 등을 따라오게 한다.

❷ 심(心)과 소장(小腸), 부(심포, 삼초)

심장은 가슴에 위치하고, 그 겉은 '심포(心包)'로 싸여 있다. 심장은 혈관을 주관하고, 신(神)을 저장하며, 혀의 기능을 담당한다. 또 그 경락은 아래로 내려가 소장과 연락하고, 표리를 이룬다. 심장의 중요한 기능은 혈액 순환을 주관하고. 정신의 사유 활동을 가능하게 하는 것이다. 『황제내경(黃帝內經)』에서는 '심자, 오장육부지대주야, 정신지소사야(心者, 五臟六腑之大主也, 精神之所舍也)'라 하여 '심장이 오장육부의 큰 주인이며, 정신이 깃드는 곳'이라고 표현하였다. 실제로 임상적인 측면에서 심혈관 질환, 정신 질환 및 혀와 관계되는 질환들은 상호 연관성이 있다.

(1) 서양 의학에서의 심장

① 심장은 자기 주먹만한 크기로, 가슴 안에 위치하며 무게는 350g 정도로 자신의 체중에 비례한다. 심장은 13만km의 혈관에 혈류를 순환시키는데 그 시간은 약 2분 걸린다. 하루 9,000L가 넘는 혈액이 심장에서 펌핑되고 있다. 정상적인 성인의 심장 박동 수는 1분에 약 72회 정도이다. 또한 심장은 가로·민무늬근이 특징으로 수축과 이완의 비율이 5:1이다.

② 심장은 100조 개의 세포에 피를 보내주는 역할을 하는데 이 기능이 멈추면 산소와 양분의 공급 중단으로 사망에 이르게 된다.

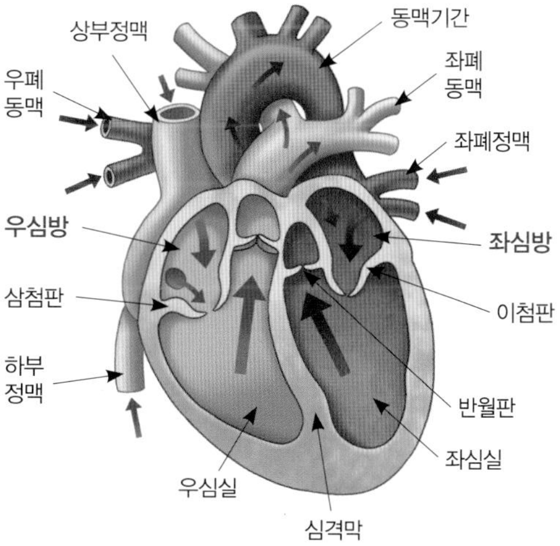

• **파랑 화살표**: 우심방, 폐순환
빨강 화살표: 좌심방, 대순환

[그림 4-5] 심장의 구조

③ 심장에서 가장 큰 동맥이 관상 동맥인데, 이것이 두꺼워지고 굳어지거나, 콜레스테롤이 쌓여 피가 흐르지 못하면 협심증이 발생한다. 이 질병은 유전성이 강하다.

④ 우심실은 폐로 피를 보내는 반면, 좌심실은 온몸으로 피를 보내는 역할을 하므로, 상대적으로 좌심실이 더 크고 두껍다. '삼첨판, 이첨판, 반월판'은 심장에서 피돌기를 할 때 피의 역류를 방지해 주는 것으로, 만일 이것들의 개폐에 문제가 생긴다면 심장 판막증이 되는 것이다.

• **폐순환**: 우심방 → 삼첨판 → 우심실 → 폐동맥 → 폐 → 폐정맥 → 좌심방
• **대순환**: 좌심방 → 이첨판 → 좌심실 → 반월판 → 대동맥 → 온몸

(2) 한의학에서의 심장

① '심주혈맥(心主血脈)'이라 하여 심장은 '혈관을 주관'한다. 이것은 전신의 혈관이 심장에 속해 있음을 의미하는데, 비위에서 만든 혈액을 혈관에 쉬지 않고 순환시키고, 전신에 영양을 공급하는 것이 심장의 주요 기능이다.

- 기능이 정상이면, 심장 박동의 리듬과 힘이 정상이고 얼굴이 붉고 광택이 나며 맥박에 힘이 있다.
- 기능이 떨어지면, 얼굴이 창백하고 어둡고 푸른색을 띠며 가슴이 답답하고 아프다.
- 기능이 항진되면, 얼굴이 탁하면서 붉고 마음이 번잡해진다.

② '심주신지(心主神志)'라 하여 심장은 '정신을 주관'한다. 여기서 '신(神)'이란 정상인의 의식, 안색, 언어, 형체와 동태, 외부적 반응 등 일체의 생명 활동을, 좁은 의미로는 사람의 심리 활동, 정신 의식, 사유 활동 등을 의미한다.

- 기능이 떨어지면, 불면증과 건망증이 생기며 사고가 느리고, 심해지면 기절한다.
- 기능이 항진되면, 마음이 번잡하고 불면증이 생기며, 심하면 미쳐 날뛰고 혼잣말을 하게 된다.
- 담음이라는 사기가 심기를 막으면, 우울증이 생기고 표정이 없어지며 점차 헛소리를 하게 된다.

③ 심장은 오행 중 화(火)의 성질이 있는 장기로, 오행에 맞게 대응하면 다음과 같다.

- **오체(五體)**: 혈관(脈)에 해당하고, 혈액 순환을 하며, 혈관과 직접적인 관계가 있다.
- **오화(五華)**: 얼굴에 있고, 얼굴색이 붉고 광택이 있으면 심장이 건강하다.
- **관규(管竅)**: 혀(舌)에 해당하고, 혀의 정상적인 색과 발음, 미각에 관여한다.
- **오지(五志)**: 기쁨(喜)의 감정으로, 심장 기능이 정상이면 웃음이 많고, 떨어지면 무표정하고 웃음이 적다.
- **오액(五液)**: '심주한액(心主汗液)'이라 하여 심장의 액은 땀이다. 또 땀과 피는 근원이 같다고 보며, 땀은 진액의 양기가 증발해서 변한 것으로 체내의 열과 노폐물을 배출해 준다. 낮에 흘리는 땀은 양기 부족이 원인이고, 밤에 흘리는 땀은 음기 부족이 원인이다.

[표 4-5] 심장에 있는 화(火)의 성질

한의학적 특징	주혈맥(主血脈), 주신(主神), 군주지관(君主之官), 신명출언(神明出焉), 오장육부지대주(五臟六腑之大主)
주요 기능	심주혈맥(心主血脈), 심주신지(心主神志)
오행 대응 관계	오체(五體) = 맥(脈), 오화(五華) = 얼굴(面), 관규(管竅) = 오규(五竅) = 혀(舌), 오지(五志) = 기쁨(喜), 오액(五液) = 땀(汗), 오색(五色) = 붉은색(赤)

④ 심장과 양생: 현대인에게 있어 심장 약화의 주된 원인은 정보 습득의 과다와 기후 온난화이다. 여름철에 냉방 기기를 과다하게 사용하면, 땀 배출이 제대로 되지 않아 심장이 약해지게 된다. 또한 지나치게 심장 기능이 항진되면, 정오에 휴식을 취하거나, 충분한 땀을 흘릴 수 있도록 해야 한다. 심장 기능 항진 시 좋은 식품으로는 오이, 수박, 녹두, 녹차, 매실차 등이 있다. 여름철에는 반드시 땀을 충분히 배출해 심장에 울화가 쌓이지 않도록 건강에 유의해야 한다.

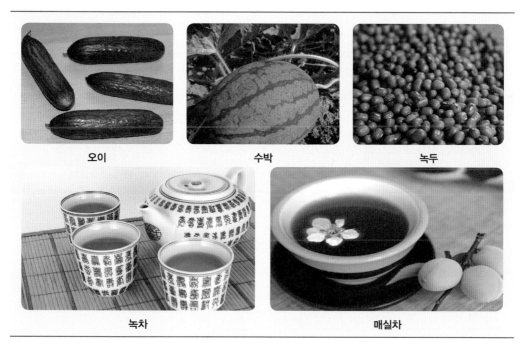

| 오이 | 수박 | 녹두 |

| 녹차 | 매실차 |

▲심장 기능 항진 식품

⑤ 심장과 미용: 심장 기능이 원활하면, 얼굴의 혈액 순환이 좋아져 빛이 난다. 반면, 심장 기능이 떨어지면, 얼굴이 창백하고 주름이 쉽게 생긴다. 또한 심장에 어혈이 생기면 낯빛이 어둡고, 심하면 청자색이 된다. 심장은 정신 활동과도 관련이 있기 때문에 정서 상태가 전신 피부 미용에도 영향을 준다. 이와 같이 심장 기능 장애가 수면에 영향을 주기 때문에 좋은 피부 상태를 유지하기 위해서라도 심장 기능이 좋아야 한다.

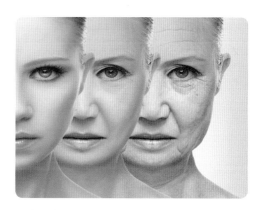

▲심장 기능에 따른 안면 변화

(3) 소장

① 서양 의학에서의 소장: 소장은 초식 동물이 육식 동물보다 길다. 소는 몸 길이의 22배, 돼지는 16배, 개와 고양이와 사람은 5배가 된다. 또 서양인이 동양인보다 소장의 길이가 짧다는 통계가 있다. 일반적으로 사람의 소장의 길이는 6~7m 정도로, 십이지장, 공장, 회장으로 구성된다. 그리고 회장과 대장 사이, 식도와 위 사이, 위와 소장 사이, 소장과 대장 사이, 항문에는 괄약근이 있어 음식물의 역류를 막는 기능을 한다. 소장에는 융털이 있는데, 더 작은 미세 융털들이 넓은 표면적을 만들어 흡수 면적을 최대화시키고 있다.

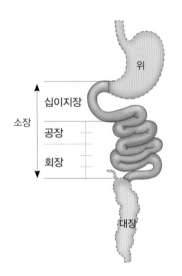

[그림 4-6] 소장의 구조

• 소화 효소가 분비되어 단백질을 아미노산, 지방을 지방산과 글리세린으로 분해한다. 또 탄수화물을 포도당, 과당, 갈락토오스로 분해한다.

② 한의학에서의 소장: 소장은 위로는 위(胃), 아래로는 대장과 접해 있고, 표리 관계인 심장의 하강하는 기를 받고 있다. 소화된 음식물의 정기는 비장(脾)으로, 수액은 방광으로, 찌꺼기는 대장으로 보내는 역할을 한다. 이와 같이 소장을 '수성지관(受盛之官)'이라 하여 국가를 건설하고 강력하게 하는 관리처럼 음식물을 받아들이고 흡수하여 영양 물질로 변화시키는 장기임을 설명하고 있는 것이다. 다시 말해, 음식물을 담고 있는 그릇으로 생각하는 것이다.

• 수성지관, 화물출언, 청탁분별(受盛之官, 化物出焉, 淸濁分別)이라 한다.
  - 위장에서 내려온 음식물을 받아 영양 물질은 흡수하고, 소화하고 남은 찌꺼기는 분별하여 대장으로 보낸다.

[표 4-6] 한의학에서의 소장의 성질

한의학적 특징	심장과 표리 관계, 강한 운동력으로 양기를 발생, 양화(陽火)
주요 기능	수성지관(受盛之官), 화물출언(化物出焉), 청탁분별(淸濁分別)

③ 소장과 미용: 소장은 얼굴 부위 중 귀밑, 턱 선에 생기는 여드름과 피부 문제와 관련이 있다. 청탁 구별이 잘 되지 않을 때 노폐물이 내장에 쌓이게 되어, 아랫배가 답답하고 가스가 차며 무기력증을 느끼게 된다.

(4) 심포(心包)와 삼초(三焦)

심포와 삼초는 '상화지관(相火之官)'이라 하여 한의학에만 있는 개념이다. 여기서 상화(相火)란 심장을 뜻하는 '군화(君火)'의 상대 개념으로, 해부학적으로는 존재하지 않는다. 하지만 한의학에서는 경락이 있고 실제 인체의 생리적 작용을 하는 것으로 보고 있다.

① 심포

심포는 '심포락(心包絡)'이라고도 하며, 심장을 보호하고 기능을 대행하는 '궁성(宮城)'과 같은 의미이다.

- '신사지관(臣使之官)'이라 하여 심장을 보호하고, 심장의 명령을 집행한다.
- 심장(心)의 궁성(宮城)이며, 심장의 희락(喜樂)을 표현한 개념이다.
- '동본지장(同本之臟)'이라 하여 심장에 사기가 있는 것은 곧 심포(心包)에 병이 있다는 것이다.
- '상화열(上火熱)'로 하행하는데, 이것은 삼초와 반대이다.

② 삼초

삼초는 상초(上焦), 중초(中焦), 하초(下焦)를 통틀어 이르는 말로, 삼초의 '초(焦)'는 열원을 뜻한다. 이것은 신진대사에 수반되는 체온의 발생원으로 상승하는 기기(氣機)이다. 또한 심포와 짝을 이루어 전신 대사에 작용하며 특히 부종, 수종과 관련이 있다.

- 정, 기, 혈, 진액(精, 氣, 血, 津液)의 상호 생화 및 수액 대사, 원기의 소통 등에 관여한다.
- 상초는 안개와 같고, 심장과 폐 기능을 조절하며 호흡을 완성한다.
- 중초는 거품과 같고, 비위 기능을 조절한다. 또 수곡을 받아 정미 물질을 전신에 유포한다.
- 하초는 하수도와 같고, 신장과 방광의 기능을 조절한다. 또 대소변 배설, 체온 유지 등 모든 신체 기능을 정상화한다.
- '통행원기(通行元氣)'라 하여 신장의 원기를 전신에 전달하고, 각 장부 조직을 움직이게 한다.
- '운행수액(運行水液)'이라 하여 수액 대사의 통로로, 원기의 동력이 되고 기의 승강출입 기능을 조절한다.

③ 삼초와 미용

삼초 중 상초는 심폐로, 피부를 윤기 있게 한다. 중초는 비장과 위로, 근육과 살을 탄력 있게 하고 비만과 관련이 깊다. 하초는 신장과 방광으로, 피부 노화와 하지 부종과 관계가 깊다.

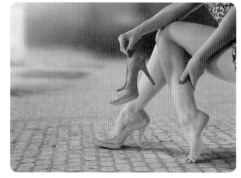

▲하지 부종(하초)

❸ 비장(脾)과 위장

비장(지라)은 위장 경락과 표리 관계에 있고, '운화(運化)'라 하여 음식의 소화 흡수를 주관하며, 기기의 승강출입에서 '승(昇)'을 주관한다. 위장은 음식물을 받아들여 기기 중 '강(降)'을 주관하며, 오장육부 활동의 중심축이 된다. 이 둘을 비위라 하고 '후천지본(後天之本)'이라 하는데, 신장의 기능과 대비되는 모든 질병의 발병과 치료에 핵심이 되는 기관이라 할 수 있다. 예를 들면, 심장에 병이 있는 사람이 치료 약물을 복용하면, 먼저 비위의 소화 흡수 작용에 따라 약물의 효능이 좌우되므로, 이는 출생 이후의 삶인 '후천(後天)'의 근본이 된다.

(1) 서양 의학에서의 비장

① 비장의 무게는 150g 정도이고, 위의 뒤쪽에 붙어 있으며, 암적색을 띠고 둥그스름한 모양이다. 태아일 때 적혈구, 림프구, 백혈구를 만들고, 성장하면 간과 함께 적혈구를 파괴하고 림프구를 계속 만든다. 이것은 조직이 듬성한 해면 조직으로, 피를 저장하는 림프 조직의 특성이 있다.

② 갑자기 달리기를 한다거나 위험한 순간이 오면, 인체는 비장을 짜서 저장해 둔 피를 온몸에 공급한다. 비장에서는 피를 만들기도 하지만, 저장하고 지나가는 순환계 역할도 한다.

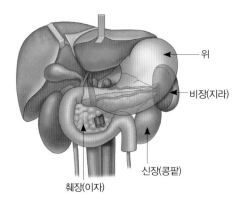

[그림 4-7] 비장의 위치

- 간과 비장에는 혈액이 많고, 철분이 많아서 빈혈에 좋다.
- '비위 좋은 사람'이라는 관용 표현에서도 알 수 있듯이 음식을 잘 먹고, 아니꼽고 싫은 것을 견디어 내는 성질이 있다.

(2) 한의학에서의 비장

① '비주운화(脾主運化)'라 하여 비장은 '운화(運: 운송, 化: 소화, 흡수)를 주관'한다고 보고 있다. 이것은 비장의 소화 흡수 작용을 통해 기혈을 만드는 중요한 기능으로, 비장을 기혈화생(氣血化生)의 근원이라 한다.

- 음식물을 소화하고 영양 물질을 운송한다.
- 수곡정미의 생성을 통해 기혈을 만들어 내는 후천(後天)의 근본이다.
- 기능이 정상이면, 기혈(氣血)이 충분해져서 근육이 풍족하고, 사지가 건강하며, 입과 입술이 붉고 윤기가 난다.
- 기능이 떨어지면, 기혈이 부족해져서 마르고, 사지에 힘이 없으며, 흡수 기능이 감퇴되어 식욕이 떨어진다.

- 수액을 운반하고 흡수하며 체내의 항상성 유지에 관여한다.
- 수액 대사 기능에 문제가 생기면, 변이 묽고 설사를 하며, 가슴이 답답하고 머리가 무겁다. 또한 수종이 생기며 전신이 무겁다.

② '비주승청(脾主昇清)'이라 하여 비장은 '승청을 주관'한다고 보는데, 여기서 '승청'이란 맑고 미세한 영양 물질을 의미한다.

- 영양 물질인 수곡정미를 심폐로 보내 전신에 영양을 공급한다.
- 기능이 정상이면, 오장육부가 제자리에 위치하고 아래로 처지지 않는다.
- 기능이 약해지면, 장부가 아래로 처지는 자궁 탈수, 탈항 등과 하혈, 어지럼증이 생긴다.

③ '비주통혈(脾主統血)'이라 하여 비장은 '혈을 생성하고 통솔'한다고 본다. 이것은 혈관을 통제하여 혈관의 혈액이 밖으로 새지 않게 하는 기능을 의미한다.

- 혈관에 영양을 공급함으로써 혈관의 유연성을 유지한다.
- 비기가 정상이면, 혈액 순환이 정상적이다.
- 비기가 허약하면, 각종 출혈 증상인 뇌출혈, 안저 출혈, 객혈, 토혈, 비뉵, 치뉵, 변혈, 피부 출혈, 혈뇨, 붕루 등이 생긴다.
- 비장의 출혈은 발병 시간이 길고 느리며, 출혈량이 적은 것이 특징이다.

④ 비장은 오행 중 토(土)의 성질이 있는 장기로, 오행에 맞게 대응하면 다음과 같다.

- 오체(五體): 근육, 지방 및 피하 지방을 담당하고, 비기가 정상이면 근육이 발달한다.
- 오화(五華): 입술(脣)로, 비기가 정상이면 입술이 붉고 윤기가 있다.
- 관규(管窺): 입(口)으로, 비기가 정상이면 입맛과 식욕이 있다.
- 오지(五志): 생각(思)으로, '사칙기결(思則氣結)'이라 하여 지나친 '사고'는 비장의 기능을 약화시킨다.
- 오액(五液): 군침(涎)으로, 비기가 정상이면 침 분비가 정상이어서 소화가 잘 되고 입이 마르지 않는다.

[표 4-7] 비장에 있는 토(土)의 성질

한의학적 특징	후천지본(後天之本), 기혈생화지본(氣血生化之本), 창름지관(倉廩之官), 주승(主昇), 주사지(主四肢), 희조오습(喜燥惡濕)
주요 기능	비주운화(脾主運化), 비주승청(脾主昇清), 비주통혈(脾主統血)
오행 대응 관계	오체(五體)=살(肉), 오화(五華)=입술(脣), 관규(管窺)=오규(五竅)=입(口), 오지(五志)=생각(思), 오액(五液)=군침(涎), 오색(五色)=황토색(黃)

⑤ 비장과 양생: 비장의 기능을 떨어뜨리는 원인으로는 폭음, 폭식과 기름진 음식 섭취, 오랜 시간 앉아 있는 자세, 차가운 음식과 약물 복용 등이 있다. 반면, 비장의 기능을 높이는 약재로는 황기, 인삼, 백출, 백복령 등이 있고, 침 자리로는 내관과 종아리의 족삼리가 효과가 있다.

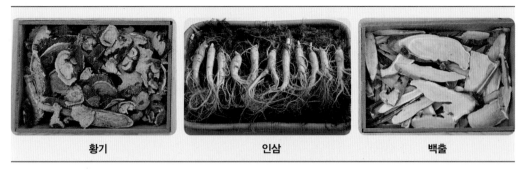

| 황기 | 인삼 | 백출 |

▲비장 기능 항진 식품

⑥ 비장과 미용: 비장은 기혈을 생성하므로, 전신 건강과 미용에 매우 중요하다. 특히 전신의 비만과 마름, 팔다리의 비만과 근력, 모발과 피부 건강 등과 관련이 깊다. 비장은 입술 색과 건조 등을 주관하며, 비장의 기능이 저하되면, 소화 기능이 약해져 몸에 노폐물이 쌓이게 된다. 이로 인해 피부가 기름지고, 비만이 오며, 구취나 여드름, 피부 알레르기 등이 생길 수 있다. 또한 비장의 수액 대사 기능은 피부의 탄성과 안면 부종에 영향을 준다.

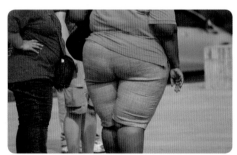

▲노폐물이 쌓인 부분 비만

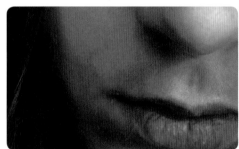

▲건조한 입술

(3) 위장

① 서양 의학에서의 위장: 입에서 위까지 이어지는 약 30~35cm의 관을 식도라고 하는데 위장은 이것과 바로 연결되어 있는 음식물을 담는 장기이다. 위의 분문 괄약근은 역류를 방지해 주고, 위의 근육은 신축성이 좋아 1.5L의 음식을 저장할 수 있다. 위에 음식이 들어오면 보통 3~4시간 머무는데 그동안 15~20초에 한 번씩 위의 연동 운동이 일어난다. 이로 인해 위액과 음식물이 섞여 1차 소화되며 유문을 통해 하강한다. 위샘에서는 하루에 약 2~3L의 위액을 분비하는데, 이때 위벽에서 분비되는 뮤신 점액층이 위산이나 자극적인 음식으로부터 위를 보호해 준다.

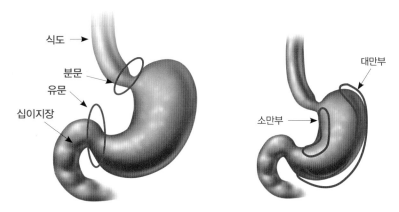

[그림 4-8] 위장의 구조

② 한의학에서의 위장: 위장은 수납(受納), 부숙(腐熟), 통강(通降)을 주관한다. 또한 위는 습(濕)한 것을 좋아하고, 조(燥)한 것을 싫어한다. 이것은 위가 지나치게 건조하면 위장의 진액이 부족해져서 배가 고파도 식욕이 없고, 쉽게 체하게 됨을 뜻하는 것이다.

• 수납(受納)은 음식을 받아들인 후 초기 단계의 소화 기능을 말하는데, 이 기능이 떨어지면 배가 더부룩한 증상이 나타난다.
• 부숙(腐熟)은 음식물이 삭은 후 숙성시킨다는 의미로, 이 기능이 떨어지면 위장에 통증이 느껴진다.
• 통강(通降)은 수납과 부숙 후에 소장으로 이동하는 것을 의미하는데, 이 기능이 떨어지면 식욕 부진과 변비가 생길 수 있다.
• 위의 기가 위로 역류하면 구토나 트림 증상이 생긴다.

[표 4-8] 한의학에서의 위장의 성질

한의학적 특징	후천지본(後天之本), 수곡지해(水穀之海), 태창(太倉), 창름지관(倉廩之官), 희습오조(喜濕惡燥)
주요 기능	수곡의 수납(受納), 부숙(腐熟), 통강(通降) 주관

③ 위장과 미용: 위장은 비장과 표리 관계로, 진피와 피하 조직에 영향을 준다. 위장의 경락은 얼굴의 가장 많은 부위를 순행하므로, 여드름이나 안색 등에 직접적인 영향을 준다. 또 안면 홍조와 화농성 여드름은 위장의 열과 관계가 있다. 구안와사 등의 안면 질환 역시 위 경락으로 인한 질병으로 볼 수 있다.

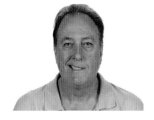

▲구안와사(안면 마비)

④ 폐(肺)와 대장

『황제내경(黃帝內經)』에서는 '폐위화개(肺爲華蓋)'라 하여 폐를 덮개라고 하였다. 이것은 폐가 장부 중에 가장 높은 곳에 위치하고, 모든 경락의 시작이기 때문이다. 폐는 코나 피부와 통해 있어 체내의 기와 외부의 기를 서로 교환하는 역할을 한다. 이로 인해 코와 피부 질환과도 관계가 있다. 폐의 주요 기능은 호흡과 수액 대사, 기혈의 운행과 피부의 방어라 할 수 있다.

(1) 서양 의학에서의 폐

① 폐는 원뿔형의 형태로 '허파'라고도 하며 기관을 중심으로 가슴 양쪽에 위치하고, 호흡을 담당하는 장기이다. 공기가 코에서 허파꽈리에 도달할 때까지의 길을 '기도'라고 하는데, 비강, 인두, 후두, 기관, 기관지로 이루어져 있다.

- 폐는 외부와 직접 연결되는 유일한 장부이며, 산소와 이산화탄소를 교환하는 장소이다.
- '기관 → 기관지 → 종말세기관지 → 호흡세기관지 → 허파꽈리관 → 허파꽈리' 순서로 약 20~27회의 가지치기를 한다.

② 들이 마신 공기는 숨을 쉬는 첫 관문인 코를 지나, 기관인 후두로 들어간다. 이때 개폐를 조절하는 뚜껑인 후두개가 음식물이 들어올 때 닫혀 음식물의 진입을 막아 준다.

- 후두개의 개폐 작용이 가끔씩 제대로 되지 않을 때 '사레'라는 기침을 하게 된다.
- 사레는 음식물이 식도가 아닌 기관으로 잘못 들어가는 것을 막아 주는 기능을 한다.

③ 후두개 아래가 방패 연골이고, 바로 뒤 연골 사이의 성대 근육이 발성을 담당한다. 이 근육에 문제가 생기면 목이 쉬는 증상이 나타난다. 성대 근육은 유전으로, 길이와 두께가 비슷해 가족 간에 비슷한 음색을 갖게 한다.

④ 기관 입구에서 종말세기관지까지의 관의 벽은 점액 세포와 섬모 세포로 구성되어 있고, 세균과 먼지는 점액 샘에서 분비된 끈끈한 점액 속에 갇히게 된다. 이러한 세균과 바이러스는 라이소자임, 면역글로불린, 항암 물질인 인터페론이 나와 박멸한다.

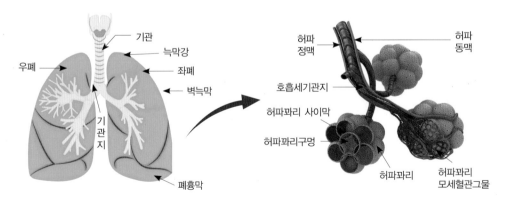

[그림 4-9] 폐의 구조

⑤ 폐에는 '폐포'라고 하는 허파꽈리가 오디처럼 붙어 있고, 허파꽈리 지름은 0.1mm이며, 둘레에는 작은 실핏줄(모세혈관)이 거미줄처럼 얽혀서 가스 교환을 한다.

- 성인의 허파꽈리는 약 7억 5천만 개로, 펼치면 21평 정도이며 몸 표면의 30배가 된다.
- 공기 중에 있는 산소는 폐로 들어와 허파꽈리를 둘러싸고 있는 모세혈관의 혈액에 의해 전신의 조직 세포로 운반된다.
- 조직 세포에서 생성된 이산화탄소 또한 혈액에 의해 폐로 운반되고, 허파꽈리를 통해 몸 밖으로 배출된다.

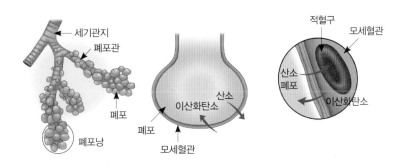

[그림 4-10] 폐의 가스 교환

⑥ 폐는 우측이 3엽, 좌측이 2엽이고, 근육과 지각 신경이 없다. 또 1분에 17~18회 호흡하고, 횡격막이 발달한 남성은 복식, 여성은 임신에 유리한 가슴 호흡 위주로 한다. 횡격막은 포유류만 가지고 있는 특징이다.

(2) 한의학에서의 폐

① '폐주기사호흡(肺主氣司呼吸)'이라 하여 폐는 '기를 주관하고 호흡을 담당'한다고 보았다. 이것은 폐의 호흡 기능과 진기 생성을 의미하는 것으로, 폐는 체내외의 기체를 교환하여 자연계의 맑은 기를 흡입하고, 체내의 탁한 기를 배출하는 기능을 하게 된다. 『황제내경(黃帝內經)』에서는 '폐자기지본(肺者氣之本)'이라 하여 폐는 기의 근본이라고 하였다.

- 인체의 모든 기를 통제하며, 기의 승강과 출입 조절에 관여한다.
- 폐(肺) 기능이 정상적이지 않으면, 기의 생성 부족으로 숨이 차고 피로하며 움직임을 싫어하게 된다. 또한 폐의 기가 내려가지 않으면, 기침이나 천식, 가슴 답답함 등의 증상이 생긴다.

② 폐는 '폐기가 위로 올라가 밖으로 펼쳐지는' 선산(宣散)과 '맑고 깨끗한 폐기가 아래로 내려가는' 숙강(肅降)을 주관한다. 체내의 선산과 숙강은 서로 의존 및 제약하는 관계로 '상반상생(相反相生)'이라 할 수 있다.

- 선산 작용을 통해서 탁기를 배출하고, 영양 물질과 진액을 전신에 분포시킨다.

- 숙강 작용을 통해 맑은 기운을 흡수하고, 영양 물질과 진액을 체내 장부 조직에 분포시킨다. 이것은 대장의 배변 작용에도 영향을 준다.

③ '통조수도(通調水道)'라 하여 폐는 '수액 대사를 조절'한다. 이것은 수액을 수송하고 전신에 분포시키는 것을 의미한다.

- 수액의 전신 분포가 정상이면, 피부가 윤기 있고 좋아진다.
- 탁해진 수액은 땀을 통해 밖으로 배출시킨다.

④ '주치절(主治節)'이라 하여 폐는 '전신의 항상성을 유지'시킨다. 폐는 심장을 도와서 혈액을 순환시키고, 전신의 기기를 조절한다는 의미이다.

⑤ 폐는 양산과 같은 모양으로, 외부로부터 가장 먼저 침입을 받는 매우 연약한 장부이다.

- 외부의 냉기와 열기, 건조함, 오염 등에 취약하다.
- 임금을 돕는 재상과 같은 기관으로, 심장을 도와 혈액 순환을 돕는다.
- 건조한 것을 싫어해서 가을철에 쉽게 손상되고, 항상 진액 부족 증상이 발생한다.

⑥ 폐는 오행 중 금(金)의 성질이 있는 장기로, 오행에 맞게 대응하면 다음과 같다.

- 오체(五體): 피부에 해당하고, 외부와 직접 통해 있어 사기를 방어하고, 땀 배출과 체온 조절을 한다.
- 오화(五華): 체모(毛)로, 땀샘과 땀구멍 등 전신의 체표면을 관장한다.
- 관규(管窺): 코(鼻)로, 후각 기능과 이에 관련된 질병을 관장한다.
- 오지(五志): 슬픔(悲)의 감정으로, 이것이 폐 기능을 약화시킨다.
- 오액(五液): 콧물(涕)은 폐기와 관계가 있고, 이것이 정상이면 촉촉함을 유지하고 흘러나오지 않는다.

[표 4-9] 폐에 있는 금(金)의 성질

한의학적 특징	상전지관(相傳之官), 보조군주(補助君主), 주기(主氣), 주호흡(主呼吸), 교장(嬌臟), 파열(怕熱), 파한(怕寒), 파조(怕燥), 파오(怕汚), 선산(宣散) 및 숙강(肅降) 작용
주요 기능	폐주(肺主), 선산숙강(宣散肅降), 조백맥(朝百脈), 주치절(主治節)
오행 대응 관계	오체(五體)＝피부, 오화(五華)＝체모(毛), 관규(管窺)＝오규(五竅)＝코(鼻), 오지(五志)＝슬픔(悲), 오액(五液)＝콧물(涕), 오색(五色)＝하얀색(白)

⑦ 폐의 양생: 폐 기능에 좋은 음식은 산약과 꿀인데, 특히 꿀은 건조함을 방지하고 코피가 나거나 변비, 기침, 가래에 좋다. 또 복식 호흡이 도움이 되며, 맥문동, 옥죽, 행인, 패모, 백합, 하수오 등이 좋은 약재이다. 반면, 오염된 환경이나 컴퓨터를 오래 사용하는 것은 폐 기능 유지에 좋지 않으며, 육식이나 인삼, 녹용, 아교, 대보 약품 등은 금해야 한다.

⑧ 폐와 미용: 폐의 건강 상태는 피부의 건강 상태와 직접적인 관계가 있다. 선산 작용이 피부와 모발 건강에 영향을 주며, 외부의 사기로부터 방어한다. 이 기능이 정상이면 피부와 모발이 건강하고 윤기 있으며, 기능이 약해지면 피부가 거칠어지고 노화가 빨리 오며 피부 질환이 생길 수 있다. 또 폐의 진액이 부족하면 건성 피부가 되고, 소통이 되지 않으면 부스럼이나 종기, 여드름이 잘 생긴다.

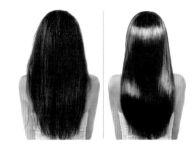
▲푸석한 머리카락 vs 건강한 머리카락

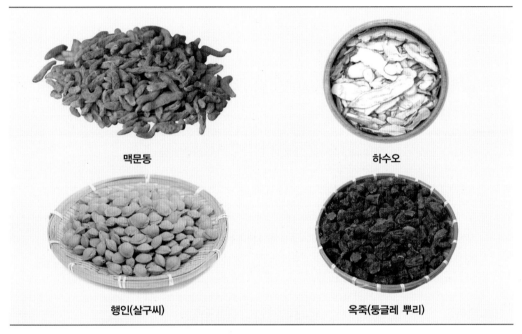

맥문동

하수오

행인(살구씨)

옥죽(둥글레 뿌리)

▲폐 기능에 좋은 약재

(3) 대장

① 서양 의학에서의 대장: 대장은 길이 1.5m, 지름 6cm로, 맹장, 결장, 직장으로 세분된다. 대부분이 결장인데 상행, 횡행, 하행, S자 결장으로 구성되고, 대장의 첫 관문인 맹장은 길이가 짧지만 새끼손가락만한 '충수'가 있다. 인체의 충수에 대해서는 유용론과 무용론이 팽팽하며, 결장은 주로 물을 흡수하고, 500종의 세균이 평형을 이루고 있다.

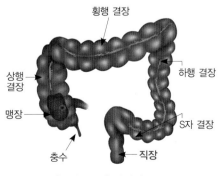

횡행 결장

상행 결장

하행 결장

맹장

S자 결장

충수

직장

[그림 4-11] 대장의 구조

- 잡균이 득세할 때는 설사를 하게 되며, 이때 대장균은 소장에서 내려온 찌꺼기를 분해하여 비타민 B, K와 아미노산을 공급한다.
- 변은 창자 세균, 상피 세포, 음식물 찌꺼기 등이 고루 포함된 것이다. 음식물이 입에서 항문까지 도달하는 데는 약 24시간이 걸린다.
- 항생제를 장기간 복용하는 경우 비타민 결핍이 생기고, 혈액 응고 작용을 하는 비타민 K의 흡수에도 지장을 받게 된다.
- 대장의 연동 운동은 굳어진 대변 사이의 공기가 압박을 받아 밀려날 때 소리를 내는데, 이것이 방귀이다. 이때 공기를 부수고 나오는 방귀로 인하여 단백질을 분해할 때 나온 인돌, 스카톨, 황화수소, 메탄 등이 섞여 구린내가 나게 된다.

② 한의학에서의 대장: '전도조박(傳導糟粕)'이라 하여 대장은 '찌꺼기를 전달하고 대변을 배설'한다. 또한 대장은 진액을 주관하는데, 대변 중의 수분을 흡수하여 체내의 수액 대사 기능을 조절하는 데 관여한다.

[표 4-10] 한의학에서의 대장의 성질

한의학적 특징	전도지관(傳道之官), 변화출언(變化出焉)
주요 기능	전도조박(傳導糟粕)

③ 대장과 미용: 대장의 기능이 약해지면 비위와 같이 하복부 비만이 생기기 쉽다. 또 장기간의 변비는 폐 기능의 저하를 초래하여 안면 부위의 여드름을 유발하고, 피부가 거칠어지게 된다. 이것은 노폐물의 배설이 제대로 되지 않아 체내에 독소가 쌓이고, 피부 건강에 영향을 주는 구조이다.

❺ 신장(腎)과 방광

신장은 허리 부위에 위치하고, 좌우에 하나씩 있으며, 귀와 요도와 항문(二陰)의 작용에 관여한다. 신장의 상태는 밖으로 모발에 표현되고, 경락은 방광과 표리를 이룬다. 신장의 기능은 '정(精)'을 저장하고, 수액 대사를 주관하며, 뼈와 골수를 만드는 것으로, '선천지본(先天之本)'이라고 표현한다.

(1) 서양 의학에서의 신장

① 누에콩 모양으로, 횡격막 아래 등뼈 양쪽에 한 쌍이 자리한다. 이것은 비대칭인데, 우측이 간 때문에 아래에 위치하고, 무게와 길이는 각각 120~160g, 10~12cm 정도이다.

② 요소와 같은 노폐물을 배설하고, 체액의 ph와 혈액의 농도, 수분 조절의 기능을 한다.

③ 신장을 통과하는 혈액의 양은 1ton이 넘고, 심장이 뿜어 낸 피의 20%를 여과하고 있다. 한 개의 신장은 '100만 개의 **네프론-토리주머니**[5]**-토리(사구체)**'로 구성된다. 이것은 오줌을 만들어 내는 신장의 구조적, 기능적 단위를 뜻한다.

- 토리(사구체)를 펼치면 약 80km이고, 200만 개의 사구체가 하루에 거르는 피의 양 180L 중 99%는 세뇨관에서 흡수되며, 1% 정도만 오줌으로 배출된다. 토리(사구체)는 구멍이 작아 단백질이나 적혈구는 통과할 수 없다.
- 사구체(토리)에 문제가 생기면 단백질이 새어 나와 오줌으로 배출된다. 이것을 '단백뇨'라고 한다. 단백뇨는 신장 기능 이상의 한 신호로, 양분의 손실이 심해지게 된다.

④ 포도당(血糖)은 세뇨관에서 흡수되는 것이 정상인데, 당뇨병 환자는 혈액 속에 포도당의 농도가 높아 흡수되지 못하고 오줌으로 배출된다. 다시 말해, 당뇨병은 신장의 양분이 낭비되는 병이라고 볼 수 있다.

- 세뇨관이나 토리에 염증이 생겨 적혈구가 빠져 나오는 경우에는 '혈뇨(血尿)'가 나타난다.
- 모든 약물은 간을 통해 분해되지만, 신장을 통해 빠져나가므로 신장 기능에 해를 끼치게 된다.

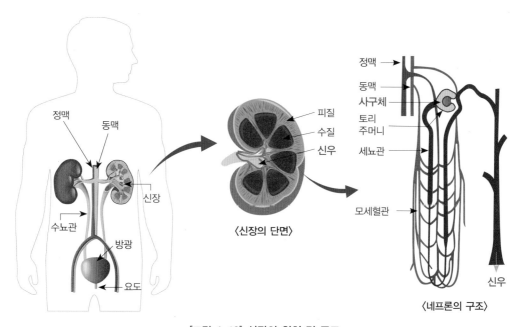

[그림 4-12] 신장의 위치 및 구조

---

5) 토리주머니: '보먼주머니'라고도 한다. 토리는 신장 겉질부의 모세혈관이 실로 만든 공 모양을 이룬 작은 조직체를 말한다. 이 토리에서 혈구나 단백질 이외의 성분이 걸러져 요관으로 보내지면, 오줌이 만들어진다.

(2) 한의학에서의 신장

① 신장은 정(精)을 저장하고 생장, 발육, 생식을 주관하는 장부이다. 신장에 저장하고 있는 정에 의해 생장 발육이 이루어지기 때문에 이것이 약해지면 노화가 오고, 고갈되게 되면 생명을 다하게 되는 것이다. 이 '정'은 남성은 8년, 여성은 7년을 주기로 변화를 거치고, 일생의 생리를 주관한다.

- 정은 '생명지원(生命之源)'이라 하여 인체를 구성하고 생명 활동을 유지하는 가장 기본 물질로 인식되고 있다.
- 부모에게 물려 받은 원시 물질인 선천지정을 통해 번식 능력을 담당한다.
- '정(精)'은 음식물로 흡수된 수곡의 정이 만들어 낸 혈, 진액 등의 후천지정을 통해 생장 발육과 장부 조직에 영양을 공급한다.

② '신주수(腎主水)'라 하여 신장은 '수액을 주관'한다고 하였다. 이것은 신장이 정기의 기화를 통해서 체내의 진액을 수송하고 분포시키며 배설을 주관하고 있다는 의미이다.

- 체내의 체액 대사 평형을 유지한다.
- 장부 조직 대사 후에 탁해진 진액을 소변을 통해 밖으로 배출시킨다.

③ '신주납기(腎主納氣)'라 하여 신장은 '기를 잡아당기는 기능'을 한다고 보았다.

- 기를 잡아당겨서 가두어 두는 '봉장(封藏)' 작용은 호흡 운동을 통해 나타난다.
- 신정(腎精)이 충족되면, 기를 잡아당기는 힘이 정상적이고 폐를 통해 공기를 받아들이는 기능이 정상이 된다. 또 호흡의 속도가 균일하고 깊이가 깊어져 정상적인 호흡을 가능하게 한다(납기 정상 → 호흡 균등 → 기도 통창 → 깊은 호흡 가능).
- 신정이 부족하면, 기를 잡아당기는 힘이 약해져서 호흡의 속도가 불규칙하고 길이가 짧아져서 호흡이 곤란해진다(무력 섭납 → 납기 무력 → 짧고 곤란한 호흡).

④ 신장은 귀와 이음(二陰: 요도와 항문)을 주관한다.

- 청각은 신장의 정기에 의존한다. 이음 중 전음(前陰)인 요도는 배뇨와 생식 기능을, 후음(後陰)인 항문은 대변으로 나타난다. 따라서 신장 기능이 나빠지면, 대소변 배설의 이상과 설사, 변비, 탈항 등의 증상이 올 수 있다.

⑤ 신장은 오행 중 수(水)의 성질이 있는 장기로, 오행에 맞게 대응하면 다음과 같다.

- 오체(五體): 뼈와 골수로, 신정이 약하면 뼈가 약해진다.
- 오화(五華): 머리카락으로, 모발에 영양을 공급하고 신정이 약하면 탈모가 생긴다.
- 관규(管竅): 귀, 배뇨 및 생식 기관과 대변의 배설을 주관한다.
- 오지(五志): 공포감이나 놀람이 신정과 관계가 있다.
- 오액(五液): 타액으로, 침의 생성은 신정에 좌우되는데, 신정이 부족하면 입이 마르는 증상이 생긴다.

[표 4-11] 신장에 있는 수(水)의 성질

한의학적 특징	선천지본(先天之本), 봉장지본(封藏之本), 주골수(主骨髓)
주요 기능	장정(藏精), 생장(生長), 발육(發育), 생식주관(生殖主官), 신주수(腎主水), 신주납기(腎主納氣)
오행 대응 관계	오체(五體) = 뼈(骨), 오화(五華) = 머리카락(髮), 관규(管竅) = 오규(五竅) = 귀(耳)와 이음(二陰), 오지(五志) = 공포(恐), 오액(五液) = 침(唾), 오색(五色) = 검은색(黑)

⑥ 신장과 양생: 밤을 새거나 늦은 시간에 수면하는 것은 신장 기능 유지에 좋지 않다. 또 저녁 시간에 격렬한 운동을 하거나 야식, 무리한 성생활 등도 마찬가지이다. 특히 겨울철에는 찜질방을 자주 이용하면 신정을 상하게 되고, 전신 안마나 이른 아침의 운동 역시 신정을 상하게 한다. 신장의 기능을 좋게 유지하기 위해서는 족욕과 반신욕 등으로 몸을 따뜻하게 해야 한다.

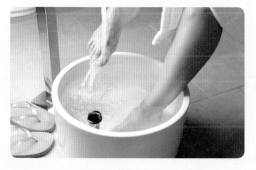

족욕

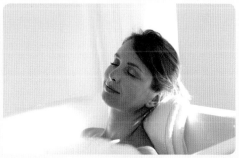
반신욕

▲신장 기능을 좋게 하는 방법

⑦ 신장과 미용: 신장은 정을 저장하고, 생장 발육 및 생식 기능을 하므로, 면역력을 높이는 생리 기능이 있다고 볼 수 있다. 따라서 이로 인해 얼굴, 모발, 피부, 오관 등의 기본적인 원기를 주관하게 된다. 신장의 정기가 피부와 머리의 윤기, 치아 상태에 영양을 주는데, 신정의 수액 대사에 문제가 생기면 얼굴, 팔, 다리 등에 부종이 생길 수 있다.

(3) 방광

① 서양 의학에서의 방광: 수뇨관은 1초에 2~3cm 정도 오줌을 방광으로 보내고, 방광에 0.4L 정도만 차면 요의를 느끼게 된다. 하지만 방광은 최대 1L의 오줌을 저장할 수 있고, 괄약근이 오줌의 역류를 막는 역할을 한다.

• 임산부는 태아가 방광을 눌러 요의를 자주 느끼고, 소변을 자주 보게 된다.
• 나이가 들면 요도를 싸고 있는 전립선이 비대해져 배뇨가 어려워진다.
• 남성의 요도는 20cm, 여성은 4cm로, 상대적으로 여성이 짧다.
• 오줌은 피의 형태로 전신을 돌고 왔기 때문에 소변 검사를 통해 기관의 상태를 알 수 있다.

- 장수 비법 중에 물을 많이 마셔 몸속의 노폐물을 원활하게 배출하는 것이 있다.
- 오줌 속에는 요소 외에 각종 비타민, 칼슘, 인산, 무기 염류 등 몸의 구성 성분이 들어 있어 '제 오줌 마시기'가 긍정적인 측면도 있다.

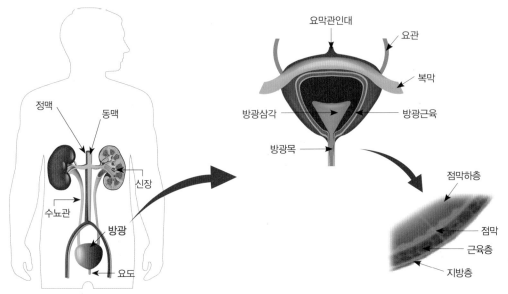

[그림 4-13] 방광의 위치 및 구조

② 한의학에서의 방광: '주도지관(州都之官)'이라 하여 방광은 진액이 모이는 기관으로, 오줌을 저장하고 배설하는데, 이는 신장에서 내려온 수액을 받아 중화하고 오줌을 저장, 배설하는 것이다. 여기서 잊지 말아야 할 점은 신장의 고섭 작용이 방광의 저장 기능과 연관된다는 점이다.

- 방광 내의 수액은 양기의 기화 작용을 거쳐 맑은 진액(淸者)은 위로 올라가(上蒸) 폐로 들어가서 전신에 분포된다.
- '진액장언(津液藏焉)'이라 하여 진액을 저장하는 방광에서 기화된 진액은 인체 밖으로 나가서 땀이 된다.
- 탁한 진액은 아래로 내려가 오줌이 된다.

[표 4-12] 한의학에서의 방광의 성질

한의학적 특징	주도지관(州都之官), 진액장언(津液藏焉)
주요 기능	오줌의 저장과 배설

③ 방광과 미용: 방광 기능이 약해지면 손과 발, 손등과 발등에 부종이 생기고, 모발에 윤기가 없고 탈모가 시작된다. 게다가 눈 주위에 그늘이 생길 수 있다. 또한 방광의 경락이 약하면 감기에 잘 걸리고 면역력이 떨어지게 된다.

3 장부의 상관관계

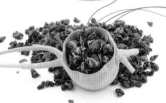

1 장(臟)과 장(臟)의 관계

체내의 장(臟)과 장(臟)의 관계는 생리·병리적으로 상호 밀접한 영향을 주고받는다. 전통적으로 생리 관계는 오행의 상생(相生), 상극(相剋) 관계로 설명하고, 병리 관계는 오행의 승모(乘侮) 관계로 설명하였다. 그러나 시대의 발전과 실제 임상에서는 이론적 범주를 초월하는 경향이 나타나고 있다.

(1) 심(心)과 폐(肺)의 관계

심장은 혈관을 주관하고, 폐는 기를 주관한다. 또 기는 혈을 운행시키고, 혈은 기를 생성한다. 이와 같이 폐의 기를 주관하고 호흡 기능의 도움을 받아 심장의 혈액 순환이 완성되는 것이다. 이것은 음양오행설에서 '화가 금을 이긴다.'는 뜻의 화극금(火克金) 관계로, 심장 기능이 항진되면 폐 기능이 제약을 받는 관계로 보고 있다.

- 폐의 기가 허하면, 혈액 순환이 잘 되지 않아 가슴이 답답하고 호흡이 짧아진다.
- 심장의 기가 부족하면, 폐의 선산, 숙강 작용이 원활하지 않아 기침이나 천식 등이 생긴다.

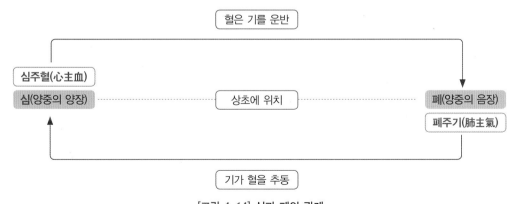

[그림 4-14] 심과 폐의 관계

(2) 심(心)과 비(脾)의 관계

심장과 비장의 관계는 혈액의 생성과 운행 및 정서와 정신의 작용과 관계가 있다. 비장은 '통혈(統血)' 작용을 통해 혈류를 관리하고 출혈을 방지하며, 심장은 혈액을 운행한다. 이것은 음양오행설에서 '화가 토를 만든다.'는 뜻의 화생토(火生土) 관계로, 비장 질환의 근본적인 원인이 심장에 있다고 보는 것이다.

- 심장의 정신 활동 역시 비장의 생혈(生血) 작용에 의한 물질적 기초로 이루어진다.
- 비장의 기가 정상이면, 정상적으로 혈액이 운행되어 출혈이 일어나지 않는다.
- 비장의 기가 약해지면, 기혈이 부족해져서 심혈이 같이 부족해지고 심계, 불면, 어지럼, 다몽 등의 증상이 생긴다.

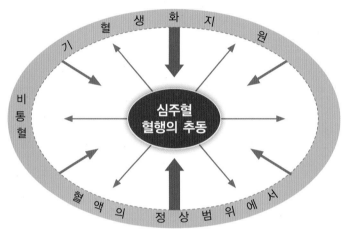

[그림 4-15] 심과 비의 관계

(3) 심(心)과 간(肝)의 관계

심장은 혈액을 운행하고, 간은 혈액을 저장하는 기능을 한다. 이때 심장은 신(神)을 저장하고, 간은 혼(魂)을 저장한다고 보고 있다. 따라서 심장의 이러한 기능을 통해 간의 소설 작용이 이루어져 정신의 사유 활동이나 감각, 정서 변화 등이 정상적으로 이루어질 수 있다. 이것은 음양오행설에서 '나무에서 불이 생긴다.'는 뜻의 목생화(木生火) 관계로, 심장 문제의 근본적인 원인이 간에 있다는 의미가 된다.

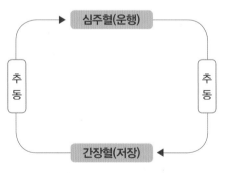

[그림 4-16] 심과 간의 관계

- 간혈(肝血)이 부족하면, 심신이 피로하고 정신 활동 능력이 떨어진다.
- 간의 기가 지나치게 항진되면, 심장의 화(火)도 항진되어 마음이 번잡하고 불면증이 오거나, 흉통 등의 증상이 나타날 수 있다.

(4) 심(心)과 신(腎)의 관계

심장과 신장의 관계는 물불(水火), 음양(陰陽), 정신(精神)이 서로 조절하고 돕는 관계로, '심신상교(心腎相交)'라고 표현할 수 있다. 다시 말해, 심장은 상초(上焦)에 위치한 양(陽)이고, 신장은 하초(下焦)에 위치한 음(陰)이라고 보는 관계이다.

- 심장의 신(神)은 신장의 기를 다스리고, 신장은 영양 물질을 저장한다.
- 신(神)은 영양 물질인 정(精)을 관리하고, 정(精)은 신(神)을 생성한다.

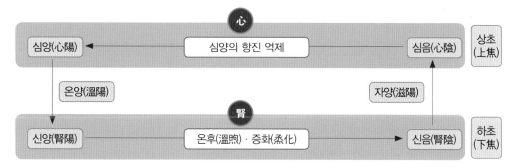

[그림 4-17] 심과 신의 관계

[표 4-13] 심장과 장부와의 관계

심(心)	폐(肺)	상초(上焦)에서 기(氣)와 혈(血)을 조절
	비(脾)	혈액의 생성과 운행을 주관
	간(肝)	혈액의 운행과 저장, 정신과 감정의 조절에 관여
	신(腎)	심신상교(心腎相交), 정신호용(精神互用), 군상안위(君相安衛)

(5) 폐(肺)와 비(脾)의 관계

폐는 호흡과 기를 주관하고, 비장은 영양 물질을 생성하고 운반하는 기능을 한다. 따라서 폐에서 흡수한 정기와 비장에서 흡수한 수곡정미가 단중혈에서 만나 기가 만들어지는데, 이것을 '종기(宗氣)'라고 한다. 이것은 음양오행설에서 '흙에서 금이 생긴다.'는 뜻의 토생금(土生金) 관계로, 폐 문제의 근원이 비장에 있다는 것이다.

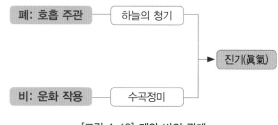

[그림 4-18] 폐와 비의 관계

- 폐의 숙강 작용을 통해 비장에서 만든 영양 물질을 체내의 장부 조직으로 보낸다.
- 폐의 선산 작용과 비장의 운화 작용을 통해 수액을 흡수하고, 이것을 수송하여 체내 수액 대사의 균형을 유지하게 된다.

(6) 폐(肺)와 간(肝)의 관계

간의 기는 올라가면서 기를 승산(昇散)하고, 폐의 기는 아래로 기를 숙강(肅降)하는 성질이 있다. 이것은 폐의 기능이 왕성하면, 간(肝) 기능에 제약을 받는 것을 의미하고, 음양오행설에서 '금이 목을 이긴다.'는 뜻의 금극목(金克木) 관계로 설명된다.

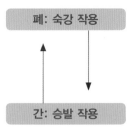

[그림 4-19] 폐와 간의 관계

- 가을철에 간경화, 간암 환자의 상태가 나빠지는 경향이 있다.
- 금기(金氣)를 뜻하는 매운맛을 많이 섭취하면, 근육과 손톱이 약해진다.

(7) 폐(肺)와 신(腎)의 관계

폐는 수액을 소통하고 조절하는 상수원의 기능을 하고, 신장은 수액을 정화하고 배설하는 하수도의 기능을 한다. 따라서 호흡 운동은 폐가 주관하지만, 흡수된 기는 신장에 귀속된다고 보고 있다.

이것은 음양오행설에서 '나무에서 불이 생긴다.'는 뜻의 목생화(木生火) 관계로, 신장 기능 문제의 근본적인 원인이 폐에 있다고 보는 것이다. 또한 '금에서 물이 생긴다.'는 뜻의 금생수(金生水)라 하여 이 역시 신장 문제의 근본 원인이 폐에 있다고 본다.

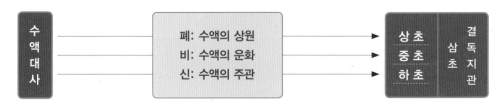

[그림 4-20] 폐와 비와 신의 수액 대사

[표 4-14] 폐와 장부와의 관계

폐(肺)	비(脾)	기(氣)의 생성과 수액 대사 주관
	간(肝)	기기를 조절
	신(腎)	수액 대사, 호흡 운동, 음양호자(陰陽互資)에 관여

(8) 비(脾)와 간(肝)의 관계

비장은 영양 물질을 만들고 운송하며, 간은 소설 작용을 통해 이것을 인체 각 장부에 공급한다. 간의 소설이 담즙 분비를 통해 비위의 소화 기능을 돕는 관계인 것이다. 또한 비장은 혈을 만들고, 간은 이 혈을 저장하고 소통시키는 관계이다. 이것은 음양오행설에서 '나무가 흙을 이긴다.'는 뜻의 목극토(木克土) 관계로, 간 기능이 지나치게 항진되면 소화 기능에 문제가 생김을 의미한다.

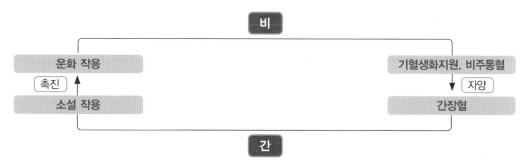

[그림 4-21] 비와 간의 관계

(9) 비(脾)와 신(腎)의 관계

비장은 기혈을 생성하는 후천(後天)의 근본이고, 신장은 정(精)을 저장하는 선천(先天)의 근본이다. 따라서 비장은 수액을 변화시켜 운반하고, 신장은 수액을 정화하고 배설한다. 이것은 음양오행설에서 '흙이 물을 이긴다.'는 뜻의 토극수(土克水) 관계로, 비장의 기가 지나치게 항진되면 신장 기능이 약해짐을 의미한다.

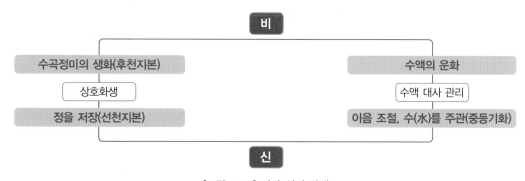

[그림 4-22] 비와 신의 관계

[표 4-15] 비와 장부와의 관계

비(脾)	간(肝)	음식물의 소화와 혈액 운행을 주관
	신(腎)	선천적 · 후천적 상호자생(資生)과 수액 대사에 관여

(10) 간(肝)과 신(腎)의 관계

간은 혈을 저장하고, 신장은 정을 저장한다. 여기서 정(精)은 혈액을 만드는 기초 물질로, 간과 신은 생리적으로나 병리적으로 밀접한 관계에 있다고 본다. 이를 '간신동원(肝腎同源)'이라 하고, 이것은 음양오행설에서 '물에서 나무가 생긴다.'는 뜻의 수생목(水生木) 관계로 표현된다. 다시 말해, 신장의 기운이 왕성해야 간의 기능도 건강해진다는 뜻이다.

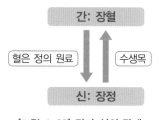

[그림 4-23] 간과 신의 관계

❷ 장(臟)과 부(腑)의 관계

장(臟)과 부(腑)는 음양의 표리 관계를 가진다. 다시 말해, 경락과 장부가 서로 연결되어 있고, 해부학적 구조상으로도 인접해 있는 것이다. 또한 이들은 서로 생리적으로나 병리적으로 영향을 주고받는 관계이다.

[표 4-16] 장과 부의 관계

장(臟)	부(腑)	관계
간(肝)	담(膽)	혈액의 저장과 소화
심(心)	소장(小腸)	혈액의 순환
비(脾)	위(胃)	소화 흡수와 기기의 중심축
폐(肺)	대장(大腸)	노폐물의 체외 배출
신(腎)	방광(膀胱)	오줌의 생성과 저장 및 배출

(1) 간(肝)과 담(膽)의 관계

간은 소설 작용을 통해 담즙을 분비하는데, 간에서 만들어지고 간의 소설 작용을 통해 소장으로 흘러 들어간 담즙으로 인해 지방의 소화가 이루어지는 것이다. 다시 말해, 간은 계획을 세우고, 담은 그것을 판단해서 결단을 내리는 것이다.

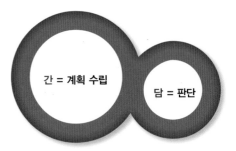

[그림 4-24] 간과 담의 관계

(2) 심(心)과 소장(小腸)의 관계

심장은 낮에 왕성하게 활동하는데 반해, 소장은 밤에 왕성한 활동을 한다. 그리고 심장은 혈액을 전신에 분포시키는데, 이것은 비장의 승청 작용에 의해 혈액이 폐로 수송되기 때문에 가능한 것이다. 또한 소장은 위장으로부터 받은 음식물의 청탁을 구별하여 소화하고 남은 것을 대장으로 내려 보낸다.

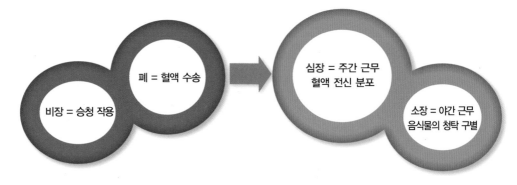

[그림 4-25] 심장과 소장의 관계

(3) 비(脾)와 위(胃)의 관계

비장은 물질을 변화시켜 운반하고, 위장은 음식물의 소화를 주관한다. 이러한 비장과 위장의 상승과 하강의 기 운동은 오장육부의 기기 중심축이 되고 있다.

- 비장은 습기를 싫어하고, 위장은 건조함을 싫어한다.
- 비장은 기를 상승시키고, 위장은 기를 하강시킨다.

(4) 폐(肺)와 대장(大腸)의 관계

폐의 기는 숙강 작용을 통해 대장의 배변 활동에 영향을 준다. 폐의 기가 하강하는 기능이 약할 때 변비가 오고, 변비가 생기면 가슴이 답답하고 기침 증상이 따라오게 된다.

(5) 신(腎)과 방광(膀胱)의 관계

신장은 수액을 정화하고, 방광은 소변을 저장하고 배설한다. 이때 신장의 기가 쇠퇴하면 방광의 훈증 기능이 약해져 소변의 양이 많아진다. 방광의 기화 작용과 소변 배출은 신장의 양기와 밀접한 관계가 있다.

③ 육부(六腑) 간의 관계

인체는 입으로 음식물을 받아들여서 오장육부의 활동을 통해 소화하고 숙성하여 흡수하며 전신으로 운반한다. 이 육부는 주로 '음식물의 소화 및 흡수, 배설' 과정에서 상호 연관성을 갖게 된다.

- 위에서는 음식물을 받아들여 1단계 소화 작용을 한다.
- 위에서는 소장으로 음식물을 운반하고, 담은 소장으로 담즙을 분비하여 소화를 돕는다.
- 소장에서 음식물을 받아들여 영양 물질과 노폐물을 구분하는 '청탁' 분별을 한다.
- 소장에서 구분한 영양 물질은 비장의 운화 작용을 통해 전신으로 공급된다.
- 신장에서 만들어진 오줌은 방광을 통해 저장되고 배출된다.
- 삼초(三焦)는 기(氣)의 승강출입의 통로이자, 수액 대사의 통로가 된다.

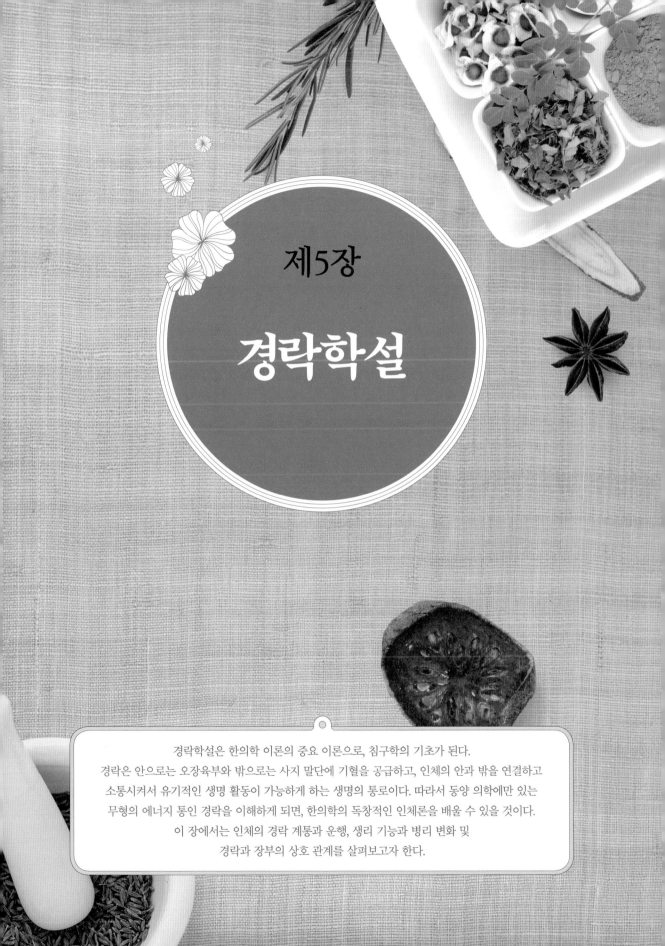

제5장

경락학설

경락학설은 한의학 이론의 중요 이론으로, 침구학의 기초가 된다.
경락은 안으로는 오장육부와 밖으로는 사지 말단에 기혈을 공급하고, 인체의 안과 밖을 연결하고
소통시켜서 유기적인 생명 활동이 가능하게 하는 생명의 통로이다. 따라서 동양 의학에만 있는
무형의 에너지 통인 경락을 이해하게 되면, 한의학의 독창적인 인체론을 배울 수 있을 것이다.
이 장에서는 인체의 경락 계통과 운행, 생리 기능과 병리 변화 및
경락과 장부의 상호 관계를 살펴보고자 한다.

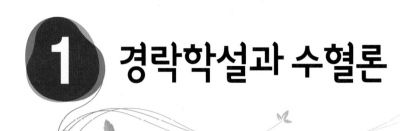

1 경락학설과 수혈론

① 경락(經絡)의 개념

경락(經絡)이란 무형의 기혈 운행의 통로로, 안으로는 오장육부와 밖으로는 사지 말단에 이르는 기혈을 뜻한다. 이것은 전신에 기혈을 공급하여 인체의 안팎을 소통하고, 표리에 작용하여 신체가 유기적이고 통합적으로 생명 활동을 가능하게 하는 계통이다.

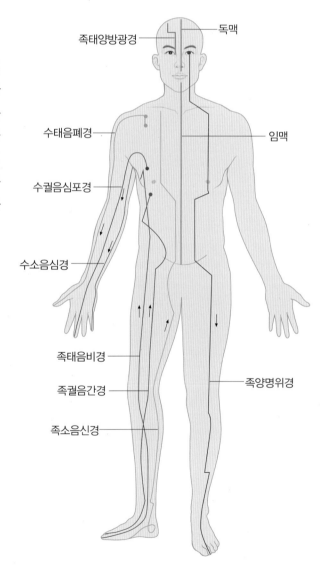

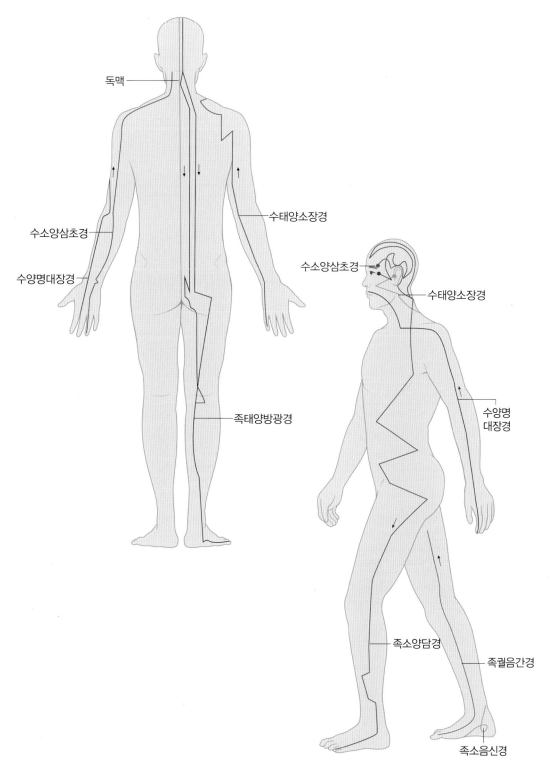

독맥

수소양삼초경

수양명대장경

수태양소장경

수소양삼초경

수태양소장경

수양명
대장경

족태양방광경

족소양담경

족궐음간경

족소음신경

[그림 5-1] 경락 Ⅰ - 경맥 분포도

- 경(經): 경로(徑路)의 의미로, 종(縱)으로 흐르는 큰 줄기를 뜻한다.
- 낙(絡): 나망(羅網)의 의미로, 경(經)에서 갈라져 나온 가지로써 횡(橫)으로 흘러 전신에 퍼져 있는 기혈의 통로를 뜻한다.

(1) 경락의 기능

인체 내의 모든 기관과 조직이 정상적인 활동을 하기 위해서는 경락의 기혈 공급이 필수적인데, 이러한 경락의 기능은 **생리 · 병리 · 진단 · 치료적** 측면에서 나누어 생각해 볼 수 있다.

① 생리적 측면
- 신체의 장부를 소통하고, 사지를 연결하며, 유기적 총체(總體)를 만든다.
- 기혈을 운행하여 전신에 영양을 공급해 준다.
- '외사(外邪)'라고 하는 외부의 병원 요인으로부터 저항하여 신체를 보호한다.
- '감응전도(感應傳導)'라 하여 침을 놓을 때의 통증이나 시림, 마비감 등의 침 반응을 통해 인체 각 부위에 정보를 전달하고 허실을 조정하여 질병을 치료한다.

② 병리적 측면
- 질병의 상태를 반영한다.
- 질병의 사기(邪氣)가 전달되는 통로이다.

③ 진단적 측면
- 경락과 경혈은 내장과 연결되어 있어 신체의 건강 상태가 반영되는 부위이다.
- '망진(望診)'이라 하여 피부의 융기와 함몰을 관찰하고, 피부색을 통해 질병의 허실을 변별한다.
- '절진(切診)'이라 하여 경락과 경혈을 직접 만져 진찰하여 통증의 유무와 한열감을 통해 질병의 허실을 변별한다.

④ 치료적 측면
- 경락은 내장의 기능을 조절하고, 치료하는 치료점의 역할을 한다.
- 경락과 장부에 병이 들었을 때 침, 뜸, 약물을 통해 자극하는 자극점이다.
- 치료 자극을 통해 경락의 기혈 운행을 원활하게 하여 정상적인 생리 기능을 유지하게 하여 질병을 치료한다.

(2) 경락의 작용

경락은 인체의 정상적이고 총체적인 생리 활동과 기혈 순환의 통로로, 크게 운수(運輸) · 반응(反應) · 전도(傳導) 작용을 한다.

① 운수(運輸) 작용

기혈은 경락을 통해 인체의 내외(內外)를 순환하면서 오장육부와 사지 말단 및 전신의 조직 기관에 영양을 공급한다.

② 반응(反應) 작용

인체의 어떤 기능에 문제가 생기면, 이것은 바로 경락을 통해 밖으로 반영된다. 예를 들면, 안색이 변하거나, 피부를 눌렀을 때 아픔을 강하게 느끼는 부위(압통점)가 있다거나, 특별히 예민하게 느껴지는 부위가 있는 것 등이 해당된다.

③ 전도(傳導) 작용

경락은 인체의 모든 자극을 안과 밖으로 전달해 주는 역할을 하고 있다. 다시 말해, 이것이 인체에 이로운 자극이든 이롭지 못한 자극이든 간에 경락을 통해 전달되고 있다는 뜻이다. 그로 인해 외부의 사기(邪氣)가 안으로 전달되어 발병에 관여하고, 침구 자극과 마사지 자극을 통해 질병을 치료하는 통로의 역할도 할 수 있는 것이다.

(3) 경락과 음양

앞에서 배운 음양론(陰陽論)은 경락학설의 근간을 이룬다. 우리 몸의 경락을 음양으로 구분하여 안쪽이나 전면으로 흘러가는 경락을 '음경'이라 하고, 바깥쪽이나 후면으로 지나가는 경락을 '양경'이라 하고 있다. 또 순행 방향에 있어서도 음의 경락은 음기(陰氣)의 운동 방향인 아래에서 위로, 양의 경락은 양기(陽氣)의 운동 방향인 위에서 아래로 흐르게 된다.

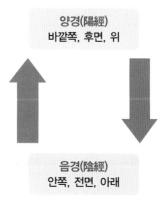

[그림 5-2] 경락과 음양

① '삼음삼양(三陰三陽)'이라 하여 음기와 양기의 많고 적음을 기준으로 하여, 각각 세 개의 경락이 순행한다.

[표 5-1] 삼음삼양의 구분

음양(陰陽)	삼음삼양(三陰三陽)	시간	음양의 크기	
음(陰)	태음(太陰)	자월(子月), 11월	삼음(三陰)	음기가 가장 크다.
	소음(少陰)	신월(申月), 7월	이음(二陰)	음기가 조금 있다.
	궐음(厥陰)	진월(辰月), 3월	일음(一陰)	음기가 가장 미약하다.
양(陽)	태양(太陽)	인월(寅月), 1월	삼양(三陽)	양기가 가장 크다.
	양명(陽明)	오월(午月), 5월	이양(二陽)	양기의 전성기이다.
	소양(少陽)	술월(戌月), 9월	일양(一陽)	양기가 아주 미약하다.

② 음경과 양경은 표리 관계로, 삼음경과 삼양경은 인체의 음양 부위에서 서로 마주보며 순행하고 있다.

[표 5-2] 음경과 양경의 표리 관계

내측, 이(裏)	태음경(太陰經)	전면(前面)	양명경(陽明經)	외측, 표(表)
	궐음경(厥陰經)	측면(側面)	소양경(少陽經)	
	소음경(少陰經)	배면(背面)	태양경(太陽經)	

(4) 십이경락의 순행

『난경(難經)』〈제23난〉에 12경락의 순행 순서를 설명하고 있는데, 경락의 순행은 경락에 기혈을 유통함으로써 인체 내부를 순환하는 영기(營氣)와 인체 외부를 순환하는 위기(衛氣)의 순환으로 이해해야 한다. 또한 낮과 밤의 변화에 따라 경락의 순행이 달라진다는 의미도 포함하고 있다.

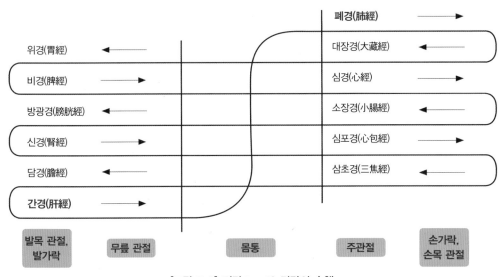

[그림 5-3] 경락 Ⅱ - 12 경락의 순행

❷ 수혈론(腧穴論)의 개념

(1) 수혈(腧穴)의 의미

수혈(腧穴)[1]은 침구의 자극점으로, 체표와 경락, 장부를 서로 연결하는 점(點)이다. 수(腧)는 '전수(轉輸)'라 하여 수송한다는 뜻이고, 혈(穴)은 '공극(空隙)'이라 하여 작은 구멍을 뜻한다. 다시 말해, '수혈'은 경락이라는 무형의 기혈 통로가 인체의 외부로 드러나는 침구의 위치라고 볼 수 있다.

---

1) 수혈(腧穴) : 한의학에서 침을 놓거나 뜸을 뜨는 자리를 의미하고, 다른 말로 '혈위(穴位)', '침혈(鍼穴)', '혈도(穴道)', '공혈(孔穴)', '공혈(空穴)'이라고도 한다.

(2) 수혈의 분류

① 경혈(經穴): 경락의 기혈이 신체 표면에 모여 통과하는 부위를 이르는 말로, 12경락과 임맥, 독맥의 14개 경맥(經脈)을 뜻한다. 이때 12경혈은 좌우대칭이고, 정혈(正穴)이라고도 하며, 임맥과 독맥은 단혈이다. 특히 12경락의 무릎, 팔꿈치 아래의 혈은 중요한 혈로, '오수혈(五輸穴)'이라고 부른다.

② 경외기혈(經外氣穴): 일반적으로 기혈(氣穴)이라 하는데, 12경혈에는 속하지 않지만 임상에서 효과가 입증된 혈자리이다.

③ 아시혈(阿是穴): 압통점을 말하는데, '아(阿)'는 통증의 뜻으로 수혈의 초기 발전 단계에서 사용하였으며, 눌러서 민감하게 반응하는 부위를 말한다.

④ 신혈(新穴): 최근에 혈자리에 대한 새로운 연구와 임상을 통해 치료 효과가 발견된 혈자리이다.

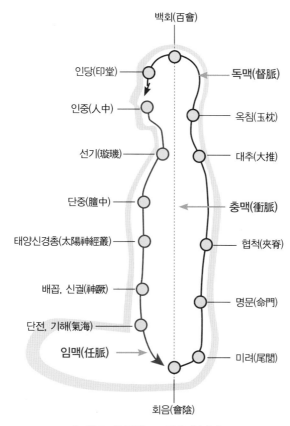

[그림 5-4] 경락 Ⅲ – 주요 혈자리

(3) 수혈의 작용

① 기혈을 수송하고 연결하여 장부를 연락한다는 '기혈수주(氣血輸注)'이다.

- 장부(臟腑)는 기혈을 만들고, 경락(經絡)은 기혈이 운행하는 도로이다.
- 수혈(腧穴)은 기혈을 연결하는 특수 부위로, 장부와 경락이 서로 소통하는 곳인 '상통점(相通點)'을 의미한다.

② 질병의 **반응점**이고, **치료점**이 된다.

- 질병의 상태를 반영하고 진단할 수 있는 반응점으로, '병후반영, 진단협조(病候反映, 診斷協助)'라고 표현한다.
- 내장 조직 기관과 긴밀히 연계하여 질병이 발생하면 수혈에 압통 등의 반응이 보인다.

③ 자극 전달과 질병 예방 작용을 한다.

- 기혈수주와 동시에 사기의 침입 장소이며, 질병의 예방과 치료점이 된다.
- 질병에 가까운 곳을 취혈하여 치료하는 근치(近治) 작용, 질병과 먼곳에 있는 혈을 취하여 치료하는 원치(遠治) 작용, 특정 질환에 특수한 효능이 있는 특수(特殊) 작용 등이 있다.

(4) 취혈법(取穴法)

'취혈법'이란 수혈의 위치를 결정하는 방법을 말하는데, 취혈의 정확도는 치료 효과에 직접적인 영향을 준다. 만일 사진(四診)을 통해 정확한 진단을 하였음에도 수혈의 위치가 정확하지 않으면 치료 효과가 떨어지는 것이다.

취혈에서는 왼손의 역할이 매우 중요한데, 정확한 위치를 잡을 수 있게 하고 침이 들어갈 때 편리하며 통증을 줄여 주는 효과가 있기 때문이다.

① 체표표식법(體表標識法): 특정 자세나 운동을 하게 하면 신체에 나타나는 특정 표시 등을 기준으로 삼아 혈을 취한다.

- 정형적 표식으로는 오관, 모발, 손톱, 발톱, 젖꼭지, 배꼽 및 골절의 융기와 함몰 등의 신체 외형적 특징을 이용한다.
- 활동적 표식으로는 관절과 근육의 움직임을 통해 나타나는 근육 함몰, 골격의 함몰 등이 있다.

② 골도분촌법(骨度分寸法): 『황제내경(黃帝內經)』의 〈영추(靈樞)〉 제14편 '골도(骨度)'에 기록되어 있는 취혈 지침으로, 골절을 주요 표식으로 하여 대소와 길이 측량을 하고, 이 촌수를 비례로 환산하여 취할 혈을 정하는 것을 말한다. 이것은 키나 몸무게에 관계없이 일정한 부위를 같은 분촌으로 나누어 계산하는 특징이 있다.

- 분(分), 촌(寸)은 실제로 사용되는 길이의 개념인 척(尺)과는 다른 것으로, 촌수의 길이는 환자 본인의 체형에 따른 것이다.
- 위의 기록에서는 사람의 키를 7척(尺) 5촌(寸)으로 기술하였고, 대부분은 이것을 기준으로 보고 있다.

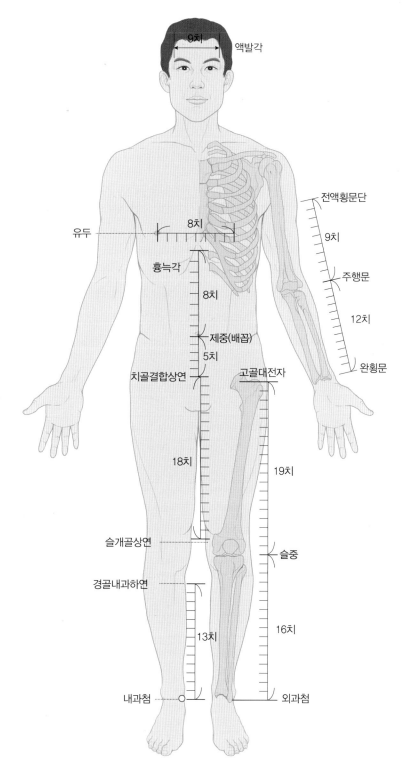

[그림 5-5-①] 골도법 〈정면〉

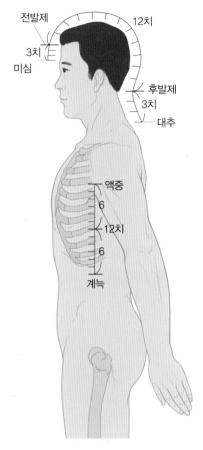

[그림 5-5-②] 골도법 〈옆면〉

③ **수지비량법(手指比量法)**: 손가락과 손바닥을 기준으로 혈을 취하는 방법으로, 지촌법(指寸法)이라고도 한다.

- 골도법의 구분법에 따라 의사가 직접 촌수를 재어 비량(比量)으로 혈을 취한다.
- 중지동신촌법(中指同身寸法)이라 하여 『비급천금요방(備急千金要方)』[2]에서 가운뎃손가락(중지)의 말촌 길이를 1촌으로 보았고, 『태평성혜방(太平聖惠方)』[3]에서는 가운뎃손가락의 두 번째 마디 안쪽의 횡문을 1촌으로 보았다.
- 모지동신촌법(母指同身寸法)이라 하여 엄지손가락의 말정의 횡도를 1촌으로 하는데, 이것은 임상에서 많이 사용한다.

---

2) 『비급천금요방(備急千金要方)』: 7세기 당나라의 의학자 손사막이 지은 책으로, 『천금방(千金方)』이라고도 하며, 총 30권으로 구성되었다. 이 책을 통해 당시에 사용된 약재, 주요 질병, 치료법과 취혈법 등을 알 수 있다.

3) 『태평성혜방(太平聖惠方)』: 북송 시대 왕회은(王懷隱) 등이 민간에서 전해지는 효력이 있는 처방들을 광범위하게 수집하고, 이전까지의 의학 서적 중에서 처방에 관한 것들만 모아 만들어 낸 책이다. 『성혜방(聖惠方)』이라고도 한다.

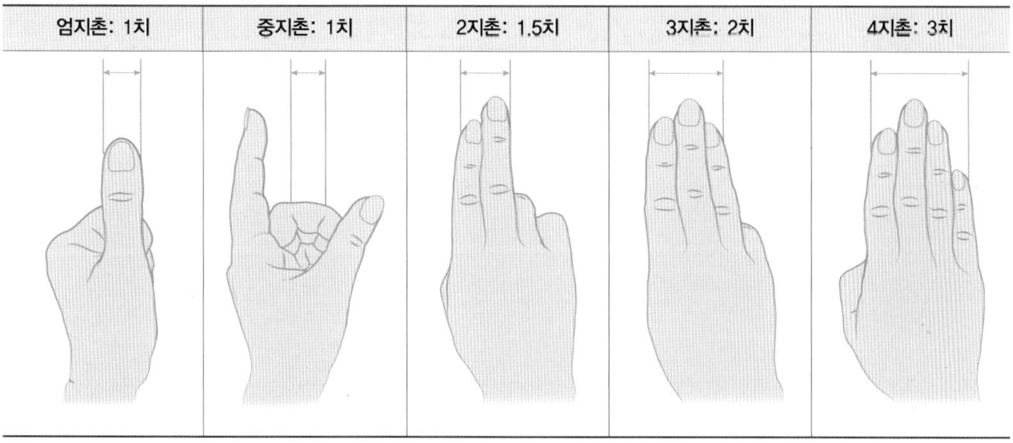

엄지촌: 1치	중지촌: 1치	2지촌: 1.5치	3지촌: 2치	4지촌: 3치

[그림 5–6] 지촌법

memo

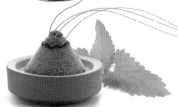

2 십이경락과 수혈

1 수태음폐경(手太陰肺經)

수태음폐경은 엄지손가락 안쪽으로 흐르는 경락인데, 여기서 '태음(太陰)'이란 축축하고 윤택한 땅의 기운, 즉 축(丑) 기운을 의미하는 경락으로 폐장의 기능을 조절한다. 임상에서 엄지손가락이 발달한 사람은 비만인 경우가 많은데, 이것은 음기가 왕성한 태음인인 경우는 비만하고, 양기가 왕성한 태양인인 경우는 몸이 마르기 때문이다.

(1) 순행

① 주줄기는 위의 중완부인 중초에서 시작, 하향해서 대장에 연락되며, 대장에서 다시 위구(胃口)를 순환, 폐에 속(屬)하고 인후를 통과하여 흉부(中府)에서 상지 내측 전연을 지나, 어제(魚際)와 엄지손가락 끝으로 이어진다.

② 가지는 손목 위 열결(列缺)에서 분출(分出)하고, 집게손가락 내측(商陽)에서 수양명대장경과 교접한다.

(2) 경락 변증

폐경의 기가 넘치거나 부족하면 가슴이 그득한 듯 답답하고, 폐기가 통하지 않아 숨이 가쁘면서 기침이 난다. 또한 빗장뼈 바로 위의 제일 우묵한 곳인 '결분(缺盆)' 부위가 쑤시고 아프며, 심하면 양손으로 가슴을 감싸 안게 되고 시야가 흐려진다.

(3) 중요 증상

폐부(肺腑)에 병이 들면 폐경에 있는 수혈에도 그 통증이 나타난다. 또한 기침이 나며 가래가 끓고, 기의 상역으로 호흡이 거칠어지며, 마음이 번잡하고 불안해진다. 더불어 가슴이 답답하고, 팔뚝 안쪽이 쑤시고 아프거나 시리고, 손바닥이 뜨거워지기도 한다.

- 폐기가 실하면, 어깨와 등이 아픈 견배통이 느껴지고, 소변이 잦으면서 소변의 양이 감소한다.
- 폐기가 허하면, 견배통과 함께 차갑게 느껴지며 숨이 차고 소변 색이 변한다.

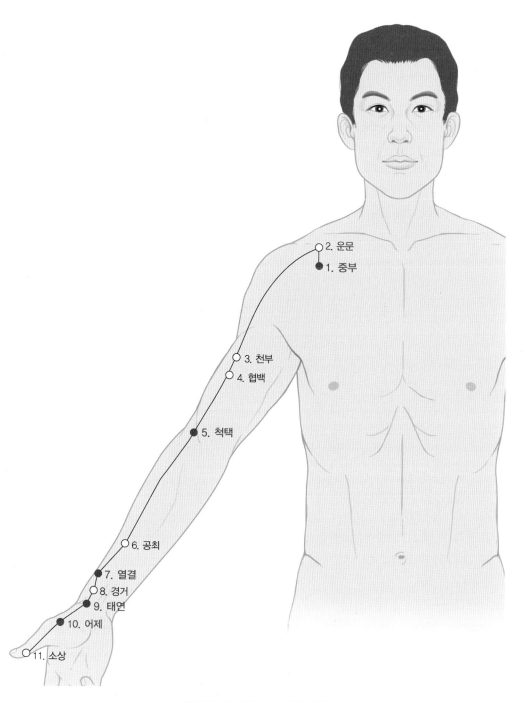

[그림 5-7] 경혈 I – 수태음폐경

(4) 중요 수혈

① **중부**(中府)는 수태음폐경의 1번 자리로, 수태음경의 **모혈**(募穴)이다.

[표 5-3] 수태음폐경 Ⅰ - 중부

명칭	중부(中府)
의미	• 『맥경(脈經)』[4]에 따르면, 중(中)은 천지지기(天地之氣) 또는 중초(中焦)를 가리키며, 흉중(胸中) 또는 중간을 의미한다. • 부(府)는 경기(經氣)가 모이는 곳을 뜻하는 말이다.
다른 이름	• 『황제내경(黃帝內經)』〈영추(靈樞)〉제20편 '오사(五邪)'에서는 '응중외유(膺中外俞)'라 하였다. • 『황제내경(黃帝內經)』〈소문(素問)〉제61편 '수열혈론(水熱穴論)'에서는 '응유(膺俞)'라 하였다. • 『갑을경(甲乙經)』에서는 '응중유(膺中俞)'라 하였다.
부위	• 정중선에서 옆으로 6촌, 운문 아래 1촌, 유두상 제3늑간 오목한 곳에서 취한다.
해부 위치	• 쇄골 외측단 아래, 오훼돌기 바로 내측 삼각근 전면으로 대흉근, 소흉근이 있고, 쇄골 상신경의 중간지, 제1늑간 신경의 외측 피지 및 장흉 신경의 외측지가 분포한다.
주요 치료	• 흉중지열, 해소, 천식, 호흡기 질환, 흉통, 견비통, 복창, 육지기, 인후통 등이 있다.
배혈	• 양교(陽交)와 배합하여 후비(喉痺), 흉만색(胸滿塞), 한열(寒熱)을 치료한다. • 간사(間使), 합곡(合谷)과 배합하여 면복종(面腹腫)을 치료한다. • 관문(關門), 신문(神門)과 배합하여 유뇨(遺尿)를 치료한다. • 열결(列缺)과 배합하여 해소를 치료하고, 전중(膻中), 척택(尺澤)과 배합하여 효천(哮喘)을 치료한다. • 내관(內關)과 배합하여 흉통, 복창을 치료한다.

② **척택**(尺澤)은 수태음폐경의 5번 자리로, 수태음경의 **합혈**(合穴)이다.

[표 5-4] 수태음폐경 Ⅱ - 척택

명칭	척택(尺澤)
의미	• 고대에는 길이의 단위로 '팔목에서 팔꿈치까지'를 한 '자'라 하고, 아래 팔은 '척(尺)'이라 하였다. 또한 높이는 '택(澤)'이라 하고, 물이 모이는 곳은 '척부(尺部)'라 하였다. • '낮고 굽은 부위에 위치한다.' 하여 '척택(尺澤)'이라 이름 짓게 되었다.
다른 이름	• 『비급천금요방(備急千金要方)』에서는 '귀수(鬼受)'라 하였다.
부위	• 손바닥을 위로 하여 팔꿈치를 약간 굽히고, 주횡문에서 상완이두근건의 요측 옆, 협백혈 아래 5촌 되는 곳을 취한다.
해부 위치	• 주관절에 있고, 상완이두근건의 외측, 완요골근이 시작되는 부위이며, 요측 회선 동·정맥 분지 및 두정맥이 있고, 외측전완피신경이 분포하고, 요골 신경이 곧게 내려온다.
주요 치료	• 해소, 효천 등의 호흡기 질환, 객혈, 조열, 인후종통, 설건, 흉창, 급성 토사, 소아 경풍, 주관절통, 굴신불리, 상지불거, 유선염 등이 있다.
배혈	• 곡지(曲池), 합곡(合谷)과 배합하여 풍비(風痺), 비주통불거(臂肘痛不擧)를 치료한다. • 소상(少商)과 같이 인후종통(咽喉腫痛)을 치료한다. • 폐유(肺俞), 궐음유(厥陰俞), 지구(支溝)와 배합하여 흉통(胸痛), 해소를 치료한다.

---

4) 『맥경(脈經)』: 서진(西晉)의 왕숙화(王叔和)가 저술하였다는 중국의 고대 의학서로, 침구술과 탕액(湯液)을 접목시키고자 하였다.

③ 열결(列缺)은 수태음폐경의 7번 자리로, 수태음경의 **낙혈**이고 팔맥교회혈의 하나이며 임맥에 통한다.

[표 5-5] 수태음폐경 Ⅲ - 열결

명칭	열결(列缺)
의미	• 열(列)은 벌린다는 '진열(陳列)'의 뜻이고, 결(缺)은 '결구(缺口)나 공극(孔隙)'을 가리키는데, 고대에는 '번개의 신(神)'을 열결(列缺)이라 불렀다. • 혈(穴)은 수태음폐경(手太陰肺經)의 별락(別絡)이 여기에서 갈라져 양명경(陽明經)에 이르기에 열결(列缺)이라 이름 짓게 되었다.
다른 이름	• 동현(童玄), 완로(腕勞)라고도 한다.
부위	• 요골경상돌기 위 완횡문 위 1촌 반에서 취한다. 간편 취혈법은 양손의 엄지손가락과 집게손가락을 벌려 교차한 후, 한 손의 집게손가락을 다른 한 손의 요골경상돌기 위에 올려놓으면, 집게손가락 끝이 닿는 오목한 곳을 취하는 것이다.
해부 위치	• 완요골근과 장무지신근 사이 장요측수근신근 내측으로 두정맥 및 요골 동·정맥의 분지가 있고, 외측전완피신경과 요골신경 분지의 혼합지가 분포한다.
주요 치료	• 두항강통, 해소, 천식, 인후종통, 구안와사, 구금, 치통, 경간, 외감 등이 있다.
배혈	• 조해(照海)와 배합하여 인후종통(咽喉腫痛)을 치료한다. • 후계(後谿)와 배합하여 두통(頭痛), 두항강통(頭項强痛)을 치료한다. • 예풍(翳風)과 배합하여 구안와사를 치료한다.

④ 태연(太淵)은 수태음폐경의 9번 자리로, 수태음경의 **수혈**이자 **원혈**이며 팔맥교회혈 중 맥회(脉會)에 해당한다.

[표 5-6] 수태음폐경 Ⅳ - 태연

명칭	태연(太淵)
의미	• 태(太)는 높고 크고 존귀한 것을 가리키며, 연(淵)은 넓고 깊은 것을 가리킨다. • 맥(脈)이 크게 집합되는 곳으로, 12경락(十二經絡)에 통달하니, 마치 물이 흘러 교류하여 모이기에 태연(太淵)이라 이름 짓게 되었다.
다른 이름	• 『비급천금요방(備急千金要方)』에서는 '귀심(鬼心)', '태천(太泉)'이라 하였다.
부위	• 수근 장측 횡문 요측, 요골동맥 요측의 오목한 곳에서 취한다.
해부 위치	• 요측수근굴근의 외측 장무지외전근 내측에 있고, 요골 동·정맥이 있으며, 외측 전완피신경과 요골신경 혼합지가 분포한다.
주요 치료	• 해소, 기천, 객혈, 구혈, 흉민통, 복통, 구토, 무맥증, 수근통, 장중열, 유방자통 등이 있다.
배혈	• 열결(列缺)과 배합하여 풍담(風痰)을 해소하고, 유방자통(乳房刺痛)을 치료한다. • 어제(魚際)와 배합하여 인통(咽痛)을 치료한다. • 내관(內關)과 배합하여 흉창통(胸脹痛)을 치료한다.

⑤ 어제(魚際)는 수태음폐경의 10번 자리로, 수태음경의 **형혈(滎穴)**이다.

[표 5-7] 수태음폐경 V - 어제

명칭	어제(魚際)
의미	• 어(魚)는 무지구근(拇指球筋)에 의해 비후하여 두드러진 근육 형태가 고기 모양인 것을 가리키며, 제(際)는 변두리라는 뜻이다. • 혈(穴)이 어형(魚型) 근육의 변두리에 위치하였기에 어제(魚際)라 이름 짓게 되었다.
다른 이름	• 물고기를 닮아 '어복(魚腹)'으로도 부른다.
부위	• 손바닥의 제1중수골 장측 중간 적백육제에서 취한다.
해부 위치	• 단무지외전근과 무지대립근이 있고, 외측 전완피신경과 요골신경의 분지가 분포한다.
주요 치료	• 해소, 신열, 실음, 인후종통, 인건, 발열, 유선염, 주관절 경련 등이 있다.
배혈	• 거골(巨骨), 척택(尺澤)과 배합하여 객혈(喀血)을 치료한다 • 액문(液門)과 배합하여 후통(喉痛)을 치료한다. • 위중(委中)과 배합하여 협배통(脅背痛)을 치료한다. • 열결(列缺), 소택(少澤)과 배합하여 해소를 치료한다.

(5) 미용 방면의 이용

폐(肺)는 선산(宣散)을 주관하고, 폐의 기는 밖으로 피부에 나타난다. 따라서 폐의 선산 작용을 통해 진액을 피부와 모발에 공급하여 피부 수분을 유지할 수 있게 해 준다.

또한 폐는 위기(衛氣)를 조절하고, 위기는 피부의 땀구멍을 조절하여 외사(外邪)의 침입을 막는 기능이 있다.

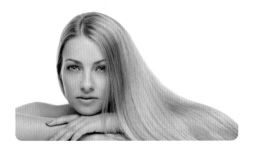

▲ 촉촉한 모발과 피부를 담당하는 폐기

❷ 수양명대장경(手陽明大腸經)

수양명대장경은 집게손가락 손톱 안쪽에서 시작하는데, 여기서 양명(陽明)은 차가운 가을의 기운으로 자동차를 예로 들면 브레이크와 같은 절제력을 담당한다. 따라서 양명은 분수를 알고 욕심을 부리지 않는 것이다. 만일 이때 대장경이 약해지면 주변 상황에 흔들리고, 정도를 망각하는 경향이 있으며 비만이 올 수도 있는데, 특히 중풍의 전조 증상으로 집게손가락이 저리는 특징이 있다.

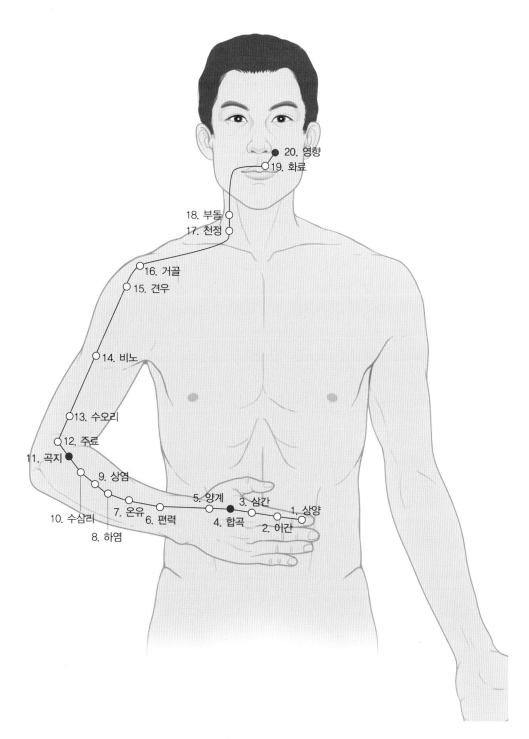

20. 영향
19. 화료
18. 부돌
17. 천정
16. 거골
15. 견우
14. 비노
13. 수오리
12. 주료
11. 곡지
9. 상염
5. 양계   3. 삼간
7. 온유   1. 상양
10. 수삼리 6. 편력   4. 합곡   2. 이간
8. 하염

[그림 5-8] 경혈Ⅱ – 수양명대장경

(1) 순행

① 주줄기는 집게손가락 손톱 안쪽에서 시작하여 제1, 2중수골 사이 합곡에서 상지 외측 전연을 지나, 어깨에서 대추 혈을 돌아 결분, 하향해서 폐로 그리고 대장에 속한다.

② 가지는 결분에서 목을 따라 뺨을 시나고 입을 돌아 인중에서 교자되고, 영향에서 족양명위경과 교접한다.

(2) 경락 변증

경맥의 흐름이 원활하지 못하면, 치통이 생기고 목의 옆쪽이 부으며 목 안이 아프다.

(3) 중요 증상

대장경은 진액을 주관하므로, 발병하면 눈이 누렇게 되고 입이 마르며 콧물, 코피, 코 막힘 등의 증상이 나타난다. 또 목이 잠기고, 어깨 앞 팔뚝이 아프며, 집게손가락이 아파 잘 움직이지 못하게 된다.

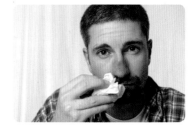

▲ 콧물, 코 막힘 증상을 주관하는 대장경

- 대장경의 기가 넘치면, 경맥이 지나가는 부위에 열이 나고 붓는다.
- 대장경의 기가 부족하면, 오한전율(惡寒戰慄)이 나타난다.

(4) 중요 수혈

① 합곡(合谷)은 수양명대장경의 4번 자리로, 수양명경의 원혈(原穴)이다.

[표 5-8] 수양명대장경 Ⅰ – 합곡

명칭	합곡(合谷)
의미	• 합(合)은 모이는 것이고 곡(谷)은 육(肉)이 크게 모이는 곳으로, 산이 굽고 물이 없는 땅을 뜻한다. • 이간(二間), 삼간(三間)과 교회하는 곳이라 해서 합곡(合谷)이라 이름 짓게 되었다.
다른 이름	• 『갑을경(甲乙經)』에서는 호랑이의 입 모양이라 하여 '호구(虎口)'라 하였다.
부위	• 손등의 제1, 2중수골 사이로, 제2중수골 중간에 해당하는 곳을 취한다. • 혈을 취하는 사람이 엄지손가락을 환자의 엄지와 집게손가락 사이에 놓으면 엄지손가락 끝이 닿는 곳이다.
해부 위치	• 제1, 2중수골 사이에 있고, 제1배측골간근과 아래에 무지내전근 횡두가 있으며, 요골피 정맥, 수배 정맥망과 요골 동맥의 배측지가 있다. 수배의 피하에 요골신경 천지, 중간 부위에 척골신경의 심지, 심층에 정중신경의 고유장측지가 분포한다.
주요 치료	• 두통현훈, 비염, 치통, 이롱, 이명, 면종, 인후종통, 실음, 구안와사, 시선염, 외감발열, 소한, 다한, 해소, 소아 경풍, 위통, 복통, 변비, 이질, 설사, 심마진, 경폐, 유선염, 소변폐, 상지동통, 반신불수, 체산 등이 있다.
배혈	• 인중(人中)과 배합하여 중풍혼미(中風昏迷)를 치료한다. • 곡지(曲池)와 배합하여 정창(疔瘡)과 견비통불거(肩臂痛不擧)를 치료한다. • 열결(列缺), 외관(外關), 대추(大椎), 풍지(風池)와 배합하여 외감발열(外感發熱)과 두통(頭痛)을 치료한다. • 하관(下關), 협거(頰車), 태양(太陽)과 배합하여 치통(齒痛)을 치료한다. • 중극(中極)과 배합하여 소변폐(小便閉)를 치료한다.

② 곡지(曲池)는 수양명대장경의 11번 자리로, 수양명경의 **합혈(合穴)**이다.

[표 5–9] 수양명대장경 II – 곡지

명칭	곡지(曲池)
의미	• 곡(曲)은 굽어진 것을, 지(池)는 물이 고여 있는 곳을 뜻한다. • 혈(穴)이 팔을 굽힐 때 천지(天池) 형상이므로, 곡지(曲池)라 이름 짓게 되었다.
다른 이름	• 『비급천금요방(備急千金要方)』에서는 '귀신(鬼臣)'이라 하였다. • 『천금익방(千金翼方)』[5]에서는 '양택(陽澤)'이라 하였다.
부위	• 팔꿈치를 굽혀 주횡문 외측 끝과 상완골 외측상과를 잇는 선의 중간에서 취한다.
해부 위치	• 장요측수근 신근의 기시부로 완요골근 외측이고, 요측반회 동맥의 분지가 있으며, 배측 전완피신경과 요골신경이 분포한다.
주요 치료	• 한여열부진, 흉중만, 이전통, 인후종통, 복통, 설사, 이질, 치통, 목적통, 경종, 견주중통, 목불명, 경광, 한열, 완중급, 반신불수, 후비불능어 등이 있다.
배혈	• 합곡(合谷), 견우(肩髃)와 배합하여 상지불수(上肢不遂), 마목(痲木), 비통(痹痛)을 치료한다. • 족삼리(足三里), 인영(人迎)과 배합하여 고혈압(高血壓)을 치료한다. • 혈해(血海)와 배합하여 풍진(風疹), 심마진(蕁麻疹)을 치료한다.

③ 영향(迎香)은 수양명대장경의 20번 자리로, 수족양명(手足陽明)의 회(會)이다.

[표 5–10] 수양명대장경 III – 영향

명칭	영향(迎香)
의미	• 후각 기능을 회복시켜 향기를 알게 하므로, 영향(迎香)이라 이름 짓게 되었다.
다른 이름	• 『갑을경(甲乙經)』에서는 '충양(衝陽)'이라 하였다.
부위	• 비공 외면의 중간, 팔자 주름에서 취한다.
해부 위치	• 상순거근에 있으며, 안면 동·정맥 및 안와 아래 동·정맥 분지가 있고, 안면 신경과 안와 아래 신경이 분포한다.
주요 치료	• 비식불문향취, 코 막힘, 얼굴 부종, 안목적종 등이 있다.
배혈	• 풍지(風池), 외관(外關)과 배합하여 외감(外感), 비색유체(鼻塞流涕)를 치료한다. • 인중(人中)과 배합하여 면종(面腫), 면양(面痒)을 치료한다. • 합곡(合谷), 상성(上星), 인당(印堂)과 배합하여 비염(鼻炎)을 치료한다.

(5) 미용 방면의 이용

대장은 진액을 주관하고, 대변을 배설하며, 폐경과 표리 관계로 피부병을 치료한다.

• 진액이 정상이면 피부가 윤기가 있고, 부족하면 피부가 거칠고 주름이 생긴다.
• 대장경은 얼굴을 순행하기 때문에 얼굴의 진액 분포에 작용해서 얼굴 피부의 알레르기, 여드름, 피부 발진 등을 치료한다.

---

5) 『천금익방(千金翼方)』: 당나라 의학자 손사막이 자신이 쓴 『비급천금요방(備急千金要方)』을 보충하여 저술한 책이다.

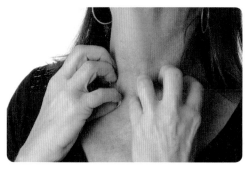
▲ 피부 발진에 관여하는 대장경

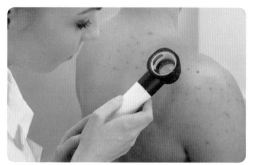
▲ 피부 알레르기에 관여하는 대장경

❸ 족양명위경(足陽明胃經)

족양명위경은 둘째 발가락으로 흘러드는데, 위는 사람의 몸에서 밭과 같은 역할을 한다. 밭에서 식량을 얻듯이 위 경락은 삶을 유지하는 기본이 된다. 만약 여성의 경우 위 경락이 발달하지 않으면, 모유가 잘 나오지 않고 비만 체질이 되기 쉬우며, 배가 늘 더부룩하고 가래가 끓어 가슴 답답함을 자주 느끼게 된다.

(1) 순행

① 주줄기는 코의 양쪽 영향 혈에서 시작하여 위로 올라 콧마루에서 경맥이 교회하며, 아래로 내려가 승읍을 지나 윗니 속으로, 또 입술을 끼고 돌아 나와 승장에서 교차되어 귀 앞, 머리카락이 나기 시작하는 부분을 따라 이마 끝까지이다.

② 가지의 한 가닥은 대영에서 인후의 결분으로 들어가 위에 속하고, 또 비와 연결된다. 다른 가닥은 위 하구 기충에서 밖으로 직행하는 경맥과 만나고, 하지 외측 전연에서 발등, 둘째 발가락 외측단까지이다. 또 족삼리 혈에서 둘째 발가락 외측단까지, 그리고 발등의 엄지발가락 내측단에서 족태음비경과 교접한다.

(2) 경락 변증

족양명위경에 사기가 침입하면, 마치 찬물을 끼얹을 때처럼 떨고, 기지개를 자주 켠다. 또 하품을 자주 하고, 이마가 흑색을 띤다. 병이 진행되면 사람과 불을 싫어하고, 나무가 부딪치는 소리를 들으면 놀라 두려워하며, 심장이 뛰고 불안하여 문과 창문을 닫고 혼자 있고자 한다. 여기서 더 심해지면 높은 곳에 올라가 노래를 부르고, 옷을 벗어 던지고 뛰어다니며, 복부가 더부룩하게 부어오르며 장명(腸鳴)이 발생하는데, 이를 '한궐(骭厥)'[6]이라고 한다.

---

6) 한궐(骭厥) : 갑자기 정신을 잃고 넘어지거나 팔다리가 싸늘해지는 증상을 가진 '궐증(厥症)'의 한 종류로, 음궐(陰厥)이라고도 한다. 이 병은 두통이나 열이 없어도 오한이 나고 손발이 차가워진다.

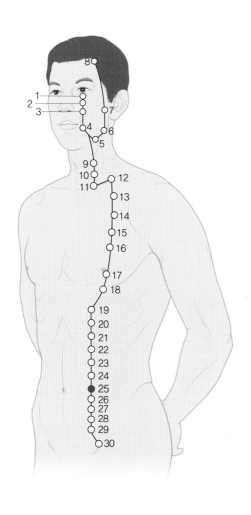

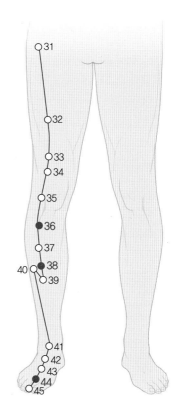

1. 승읍	16. 응창	31. 비관
2. 사백	17. 유중	32. 복토
3. 거료	18. 유근	33. 음시
4. 지창	19. 불용	34. 양구
5. 대영	20. 승만	35. 독비
6. 협차	21. 양문	36. 족삼리
7. 하관	22. 관문	37. 상거허
8. 두유	23. 태을	38. 조구
9. 인영	24. 활육문	39. 하거허
10. 수돌	25. 천추	40. 풍륭
11. 기사	26. 외릉	41. 해계
12. 결분	27. 대거	42. 충양
13. 기호	28. 수도	43. 함곡
14. 고방	29. 귀래	44. 내정
15. 옥예	30. 기충	45. 여태

[그림 5-9] 경혈 Ⅲ - 족양명위경

(3) 중요 증상

족양명위경의 병증은 혈(血)과 관련된 경우가 많다. 발광(發狂), 학질(瘧疾), 온열 등이 심하여 땀이 나고, 묽은 콧물이 나고, 코피가 나며, 구안와사(口眼喎斜), 구순생창(口脣生瘡)이 생길 수 있다. 또 목과 인후가 붓고 제복부(臍腹部)가 붓고 무릎이 부어 아프며, 가슴, 젖가슴, 기가(氣街), 대퇴부 앞쪽, 복토(伏兎), 정강이 바깥쪽, 발등 등에 모두 통증이 오게 되고, 가운뎃발가락을 쓰지 못한다.

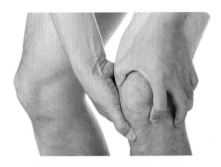

▲ 무릎과 다리 통증에 관여하는 위경

- 위경의 기가 성하면, 몸의 앞쪽 모든 부위에서 열이 나고, 열이 위에서 남아 돌면 소화가 촉진되어 수시로 배가 고프고, 소변이 황색을 띤다.
- 위경의 기가 부족하면, 몸의 앞쪽 모든 부위가 차갑고, 위에 한사(寒邪)가 있으면 배가 더부룩하고 팽만하다.

(4) 중요 수혈

① 천추(天樞)는 족양명위경의 25번 자리로, 족양명경의 **모혈(募穴)**이다.

[표 5-11] 족양명위경 Ⅰ - 천추

명칭	천추(天樞)
의미	• 천(天)은 기화(氣化)하여 자연을 운행하는 질서이고, 추(樞)는 움직이게 하는 기(氣)를 뜻한다. • 장중(腸中)의 수곡기화(水穀氣化)가 수분(水分)을 흡수하고, 건시(乾矢)를 배출하도록 보조하며, 장(腸)의 연동 운동을 증가시켜 주므로 천추(天樞)라 이름 짓게 되었다.
다른 이름	•『갑을경(甲乙經)』에서는 '장계(長谿)', '곡문(穀門)'이라 하였다.
부위	• 배꼽(神厥) 옆 2촌 되는 곳에서 취한다.
해부 위치	• 복직근 부분으로 제9늑간 동맥·정맥 분지와 하복벽 동맥·정맥 분지가 있으며, 제10늑간 신경 분지가 분포한다.
주요 치료	• 열심광언, 면종, 복창, 장명, 식불하, 불기식, 신종, 월경부조, 변비, 고혈압, 소변 불리 등이 있다.
배혈	• 하관(下關), 족삼리(足三里), 음교(陰交)와 배합하여 복통을 치료한다. • 관원(關元)과 배합하여 대하를 치료한다. • 음교(陰交), 관원(關元)과 배합하여 통경을 치료한다. • 경문(京門), 족삼리(足三里)와 배합하여 하복통을 치료한다. • 곡지(曲池), 족삼리(足三里)와 배합하여 고혈압을 치료한다.

② 족삼리(足三里)는 족양명위경의 36번 자리로, 족양명경의 **합혈(合穴)**이다.

[표 5-12] 족양명위경 Ⅱ - 족삼리

명칭	족삼리(足三里)
의미	• 이(里)는 촌(寸)이라는 뜻으로, 삼리(三里)는 무릎 아래 3촌(三寸)을 말한다. • 종아리의 상, 중, 하, 3부위의 모든 증상을 다스린다 하여 족삼리(足三里)라 이름 짓게 되었다.
다른 이름	• 『황제내경(黃帝內經)』〈영추(靈樞)〉 제2편 '본수(本輸)'에서는 '하릉(下陵)'이라 하였다.
부위	• 독비(犢鼻) 혈 아래 3촌이고, 경골 앞 높은 부위에서 외측으로 1횡지 되는 곳에서 취한다.
해부 위치	• 전경골근과 외측에 장지신근이 있고, 전경골 동·정맥이 있고, 외측 비복피신경과 심층에 심비골신경이 분포한다.
주요 치료	• 위통, 구토, 복창, 장명, 소화불량, 변비, 이질, 해소, 두훈, 이명, 전광, 중풍, 반신불수, 수종, 유종, 산후 혈훈, 목불명, 안목홍종 등이 있다.
배혈	• 중완(中脘), 내관(內關), 공손(公孫)과 배합하여 위장제질환(胃腸諸疾患)을 치료한다. • 백회(百會), 수구(水溝), 태충(太衝)과 배합하여 현훈(眩暈), 중풍(中風), 중서(中暑)를 치료한다. • 대추(大椎), 고황(膏肓), 신유(腎俞)와 배합하여 위증(痿症)을 치료한다. • 풍시(風市), 양릉천(陽陵泉), 환도(環跳), 삼음교(三陰交), 위중(委中), 절골(絶骨)과 배합하여 하지마비(下肢麻痹)를 치료한다.

③ 조구(條口)는 족양명위경(足陽明胃經)의 38번 자리로, 위경의 곁가지가 이 혈에서 갈라져 나간다.

[표 5-13] 족양명위경 Ⅲ - 조구

명칭	조구(條口)
의미	• 조(條)는 협장(狹長), 즉 동북풍(東北風)을 가리키며, 구(口)는 구멍이라는 뜻이다. • 취혈 시에 족첨(足尖)을 들면, 기다란 형(形)의 오목한 부위가 형성되기 때문에 조구(條口)라 이름 짓게 되었다.
다른 이름	• '조풍(條風)'이라고도 한다.
부위	• 하퇴 외측 중간 부위로, 상거허(上巨虛) 혈 아래 2촌 되는 곳에서 취한다.
해부 위치	• 전경골근 중에 있고 전경골 동·정맥이 있으며, 천층은 외측 비복피신경, 심층은 심비골신경이 분포한다.
주요 치료	• 경종, 경한부득와, 각기, 족하열 불능구립, 족마목, 하지마비, 견비통, 위장 질환 등이 있다.
배혈	• 지음(至陰), 연곡(然谷), 용천(湧泉)과 배합하여 족하열불능구립(足下熱不能久立)을 치료한다. • 족삼리(足三里), 승산(承山), 승근(承筋)과 배합하여 족하열불능구립(足下熱不能久立)을 치료한다. • 여태(厲兌), 삼음교(三陰交)와 배합하여 경한부득와(脛寒不得臥)를 치료한다. • 조구(條口)와 승산(承山)을 투자(透刺)하여 견비통(肩臂痛)을 치료한다.

④ 내정(內庭)은 족양명위경의 44번 자리로, 족양명경의 **형혈**(榮穴)이다.

[표 5-14] 족양명위경 Ⅳ − 내정

명칭	내정(內庭)
의미	• 내(內)는 납입(納入)을, 정(庭)은 집 앞의 뜰을 뜻한다. • 혈이 발가락 사이 끝에 있는데, 발가락 사이는 마치 문과 같고, 혈이 위치한 곳은 평탄하여 뜰과 같으므로 내정(內庭)이라 이름 짓게 되었다.
부위	• 제2, 3기절골 저부 사이 오목한 부위에서 취한다.
해부 위치	• 족배 정맥망이 있고, 족배 내측 피신경분지가 분포한다.
주요 치료	• 사지궐역, 수족 배경통, 복창만, 하치통, 구금, 족마비 등이 있다.
배혈	• 외관(外關), 삼리(三里), 수천(水泉), 상구(商丘)와 배합하여 벽금(癖黔)을 치료한다. • 곡지(曲池), 천추(天樞)와 배합하여 습열리(濕熱痢)를 치료한다. • 함곡(陷谷)과 배합하여 치통(齒痛), 인후종통(咽喉腫痛)을 치료한다. • 환도(環跳)와 배합하여 경통불가굴신(脛痛不可屈伸)을 치료한다. • 상성(上星)과 배합하여 정통(睛痛)을 치료한다.

(5) 미용 방면의 이용

위경은 얼굴에서 유방을 순행하기 때문에 얼굴의 영양 공급과 유방의 발육 촉진에 관여한다. 또 안면 부위를 가장 많이 순행하는 경락으로, 얼굴 부위에 가장 큰 영향을 준다.

이 밖에 비위는 기혈을 생성하는 근원으로 전신의 미용 문제를 해결하는 데 중요한 경락이다. 비위가 허약하면, 기혈의 생성이 부족하게 되어 몸이 마르고 안색이 누렇게 뜨며 피부의 광택이 없어진다.

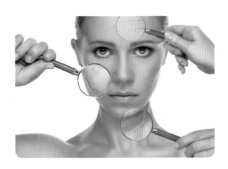

▲ 안면 건강과 미용에 관여하는 위경

❹ 족태음비경(足太陰脾經)

족태음비경은 엄지발가락 안쪽에서 시작하는데, 태음은 습하고 비옥한 '땅'의 기운이자 중앙을 의미한다.

비경이 발달한 사람은 비위가 강하여 변화에 잘 적응하고, 늘 입맛이 없으며, 이것이 심해지면 결벽증이 나타나기도 한다.

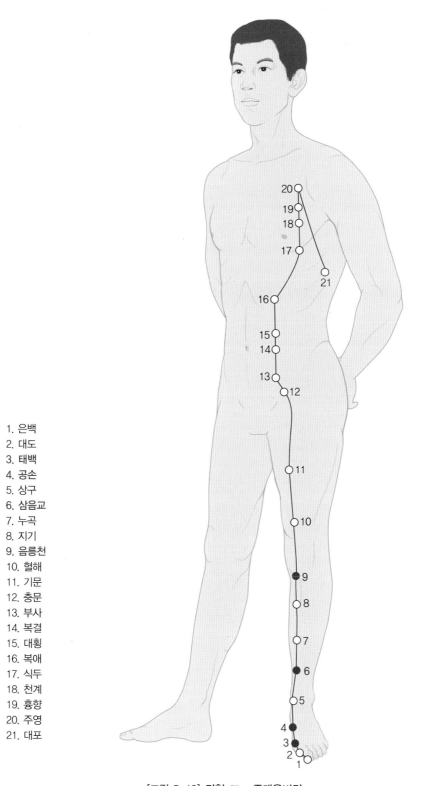

1. 은백
2. 대도
3. 태백
4. 공손
5. 상구
6. 삼음교
7. 누곡
8. 지기
9. 음릉천
10. 혈해
11. 기문
12. 충문
13. 부사
14. 복결
15. 대횡
16. 복애
17. 식두
18. 천계
19. 흉향
20. 주영
21. 대포

[그림 5-10] 경혈 Ⅳ – 족태음비경

(1) 순행

① 주줄기는 엄지발가락 안쪽의 은백 혈에서 시작하여 적백육제 사이를 따라 내과전연(內踝前緣), 정강이뼈 안쪽을 지나 복사뼈에서 족궐음경과 엇바뀌고, 간경의 앞으로 순행하여 하지 내측 전연을 지나 뱃속으로 들어가 비장에 속하고, 위장과 연계되어 식도, 인후, 혀뿌리와 혓바닥까지 연결된다.

② 가지는 위에서 횡격막, 심장에 들어가 수소음심경과 교접한다.

(2) 경락 변증

족태음비경에 사기가 침입하면, 경맥의 흐름이 원활하지 못해 혀뿌리가 뻣뻣하고, 음식을 먹으면 토하고, 위장이 더부룩하고 팽만하며, 트림을 많이 하게 된다. 또 대변을 보거나 방귀를 뀌면 상쾌하여 경감되는 듯하지만, 오히려 온몸이 나른하고 무거운 증상이 있다.

(3) 중요 증상

비장을 주관하므로 발병하면 혀가 아프고 전신을 움직이지 못하게 된다. 음식을 먹어도 잘 내려가지 않고 가슴이 답답하고 초조하며 명치 끝에 급작스런 통증이 오기도 한다. 또 대변이 묽거나 설사를 하고, 소변이 나오지 않고, 황달이 발생하며, 바로 눕지 못하고 몸이 굳어 겨우 일어난다. 게다가 넓적다리와 무릎 안쪽이 붓고 차가우며, 엄지발가락을 쓰지 못하는 경우가 많다.

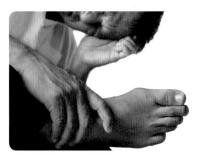

▲ 엄지발가락 통증에 관여하는 비경

(4) 중요 수혈

① 태백(太白)은 족태음비경의 3번 자리로, 족태음경의 **수혈**(輸穴), **원혈**(原穴)이다.

[표 5-15] 족태음비경 I - 태백

명칭	태백(太白)
의미	• 태(太)는 크다는 뜻이고, 백(白)은 금기(金氣)의 색을 의미한다.
부위	• 제1중족골의 앞쪽 머리 부분의 뒤, 발등과 발바닥의 경계점에서 취한다.
해부 위치	• 무지외전근 부위로 족배 정맥망과 족저 내측 동맥 분지가 있고, 천비골신경 분지가 분포한다.
주요 치료	• 겨드랑이 통증, 번민, 흉만, 양항통, 복창, 구토, 대변 곤란, 소갈, 치루 등이 있다.
배혈	• 대도(大都)와 배합하여 위심통을 치료한다. • 중저(中渚)와 배합하여 대변난(大便難)을 치료한다. • 족삼리(足三里), 천추(天樞), 내관(內關)과 배합하여 복창(腹脹), 복통(腹痛)을 치료한다. • 공손(公孫)과 배합하여 소화불량(消化不良), 복창(腹脹)을 치료한다. • 해계(解谿), 조구(條口), 구허(丘墟)와 배합하여 슬고종(膝股腫), 전근(轉筋)을 치료한다.

② 공손(公孫)은 족태음비경의 4번 자리로, 족태음경의 **낙혈(絡穴)**이고 팔맥교회혈의 하나이며 충맥(衝脈)에 통한다.

[표 5-16] 족태음비경 Ⅱ – 공손

명칭	공손(公孫)
의미	• 공(公)은 노인을, 손(孫)은 손자를 뜻하므로, 공손(公孫)은 조손(祖孫)을 의미한다. • 족태양(足太陽)과 족양명(足陽明)의 낙혈(絡穴)이기 때문에 공손(公孫)이라 이름 짓게 되었다.
부위	• 제1중족골 저부의 전하연에 있고, 적백육제에서 취한다.
해부 위치	• 무지외전근(轉筋) 부위로, 족저 내측 동맥과 족배 정맥망이 있고, 천비골신경 분지가 분포한다.
주요 치료	• 복창식불화, 고창, 복만, 장명, 장중체통, 곽란, 두면종, 각배홍종, 탈항, 족마목, 족심열통 등이 있다.
배혈	• 내관(內關)과 배합하여 위심흉질환(胃心胸疾患)을 치료한다. • 충양(衝陽), 족삼리(足三里)와 배합하여 각기(脚氣)를 치료한다. • 내정(內庭), 여태(厲兌)와 배합하여 구학(久瘧), 불기식(不嗜食)을 치료한다.

③ 삼음교(三陰交)는 족태음비경의 6번 자리로, 족태음, 궐음, 소음경의 회(會)이다.

[표 5-17] 족태음비경 Ⅲ – 삼음교

명칭	삼음교(三陰交)
의미	• 하지의 세 개 음경인 족삼음경(足三陰經)이 만나는 장소이므로, 삼음교(三陰交)라 이름 짓게 되었다.
다른 이름	• 『비급천금요방(備急千金要方)』에서는 '승명(承明)', '태음(太陰)'이라 하였다.
부위	• 족내과 정점에서 위로 3촌, 경골 내 측면의 후연에서 취한다.
해부 위치	• 경골 후연과 가자미근 사이로, 심층에 장지굴근이 있고, 대복재 정맥이 있으며, 하지 내측 피신경과 심층의 후방에 경골신경이 분포한다.
주요 치료	• 산후혈훈, 불면, 월경부조, 자궁출혈, 경폐, 적백대하, 난산, 월경통, 불임증, 유정, 양위, 산기 등의 남녀 생식기 질환, 비위허약, 위통, 복창, 장명설사, 소화불량, 실면, 하지불수, 당뇨, 고혈압 등이 있다.
배혈	• 혈해(血海), 관원(關元)과 배합하여 월경부조(月經不調)를 치료한다. • 귀래(歸來), 혈해(血海)와 배합하여 월경부조(月經不調)를 치료한다. • 기해(氣海)와 배합하여 유정(遺精), 혈탁(血濁)을 치료한다. • 신문(神門)과 배합하여 실면(失眠)을 치료한다. • 대돈(大敦), 태충(太衝)과 배합하여 산기(疝氣)를 치료한다. • 관원(關元), 기해(氣海)와 배합하여 야뇨(夜尿)를 치료한다. • 관원(關元), 중극(中極)과 배합하여 산후혈훈(産後血暈)을 치료한다.

④ 음릉천(陰陵泉)은 족태음비경의 9번 자리로, 족태음경의 합혈(合穴)이다.

[표 5-18] 족태음비경 Ⅳ - 음릉천

명칭	음릉천(陰陵泉)
의미	• 무릎 내측은 음(陰)이고, 경골 내측 높은 곳은 능(陵)이며, 혈을 따라 나오는 것은 천(泉)을 뜻한다. • 무릎 내측의 융기된 곳 아래에서 경기(經氣)가 샘물같이 밖으로 흐르기 때문에 음릉천(陰陵泉)이라 이름 짓게 되었다.
다른 이름	• 『황제내경(黃帝內經)』〈영추(靈樞)〉 제78편 '구침론(九鍼論)'에서는 '음지릉천(陰之陵泉)'이라 하였다.
부위	• 경골 내측과 하연 오목한 곳에서 취한다.
해부 위치	• 경골 후연과 장비골근 사이 가자미근을 시작점으로, 앞에 대복재 정맥이 있고, 심층에는 수경골 동·정맥이 있으며, 하지 내측 피신경이 분포하고 심층에 경골신경이 있다.
주요 치료	• 음식 불소화, 복고창만, 대변불리, 요실금, 각기, 유정, 소갈, 요통, 족비통, 곽란, 부인음중통, 슬개홍종 등이 있다.
배혈	• 곡천(曲泉), 음곡(陰谷), 복유(復溜)와 배합하여 소갈(消渴)을 치료한다. • 양릉천(陽陵泉)과 배합하여 실금유뇨(失禁遺尿)를 치료한다. • 수분(水分), 중극(中極), 족삼리(足三里), 삼음교(三陰交)와 배합하여 복수(腹水)를 치료한다. • 학정(鶴頂), 양릉천(陽陵泉)과 배합하여 슬개홍종(膝蓋紅腫)을 치료한다. • 기해(氣海), 삼음교(三陰交)와 배합하여 소변불리(小便不利)를 치료한다.

(5) 미용 방면의 이용

비장은 근육을 주관하는데, 그 상태는 입술에서 나타난다. 기능이 정상적이면, 입술이 붉고 근육에 힘이 있으며 풍만하다.

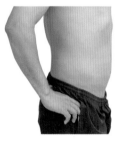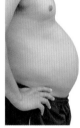

▲ 나이에 따른 체중 증가에 관여하는 비경

- 비만과 관계가 깊고, 중년 이후 체중이 늘어나는 것은 비장의 기능이 약해지기 때문이다.
- 비장은 기혈을 생성하기 때문에 여성의 생리 양에 영향을 준다.

⑤ 수소음심경(手少陰心經)

수소음심경은 겨드랑이에서 시작하여 새끼손가락 안쪽으로 흐른다. 심 경락이 발달하면, 시나 그림, 무용 등 예술 방면에 재능이 있고, 감성이 예민하다. 심경이 발달하면, 성적 매력은 있지만 변덕이 심하고 성질이 급한 면도 있다.

(1) 순행

① 주줄기는 심장에서 시작하고, 심계에 속하며, 횡격막을 지나 소장을 돌아 폐로 빠져나가 겨드랑이 밑 극천을 지나 팔의 뒤, 손목 관절, 새끼손가락 내측단을 지나 수태양소장경과 교접한다.

② 가지는 심장에서 목을 끼고 올라 눈까지 이어진다.

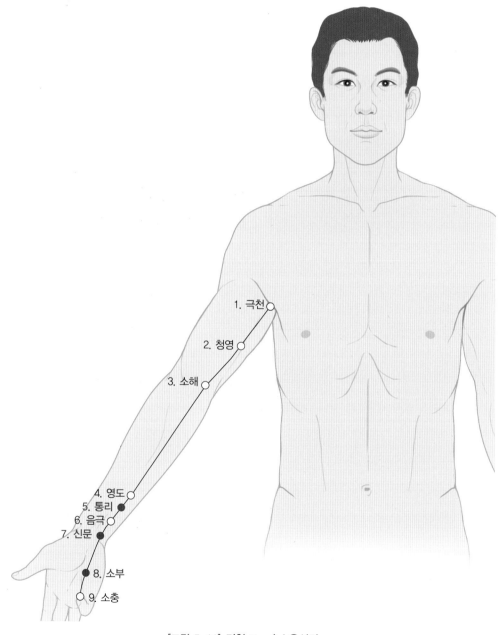

[그림 5-11] 경혈 Ⅴ - 수소음심경

(2) 경락 변증

수소음심경에 사기가 침입하여 발병하면, 경맥의 흐름이 원활하지 못하여 인후가 건조하고 심통(心痛)이 오며 목이 말라 물을 찾게 된다.

이를 '비궐(臂厥)'이라 한다.

(3) 중요 증상

심장을 주관하므로 발병하면 눈이 누렇게 되고 옆구리 통증이 생기며, 팔을 구부릴 때 팔 뒤쪽 가장자리가 아프고 싸늘해진다.

이때 손바닥은 오히려 뜨겁다.

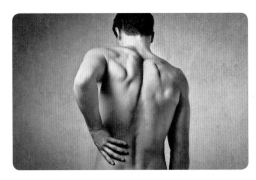
▲ 옆구리 통증에 관여하는 심경

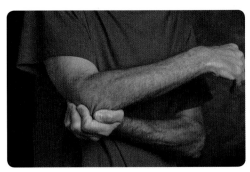
▲ 팔꿈치 통증에 관여하는 심경

(4) 중요 수혈

① 통리(通里)는 수소음심경의 5번 자리로, 수소음경의 낙혈(絡穴)이다.

[표 5-19] 수소음심경 Ⅰ - 통리

명칭	통리(通里)
의미	• 통(通)은 통달(通達)을, 이(里)는 이통(裏通)을 뜻한다. • 혈이 수소음(手少陰), 태양(太陽)의 이(裏)를 통달하므로 통리(通里)라고 이름 짓게 되었다.
부위	• 신문(神門)에서 소해(少海) 쪽으로 1촌 되는 곳에서 취한다.
해부 위치	• 척측 수근굴근과 천지굴근 사이로, 심층에 심지굴근, 척골 동맥이 있으며, 전완내측피신경과 척골신경이 분포한다.
주요 치료	• 번민, 두훈목현, 두면적, 언어불능, 장중발열, 사지불수, 월경과다, 붕루, 주비종통, 수지련동 등이 있다.
배혈	• 해계(解谿)와 배합하여 두풍(頭風), 면목적(面目赤)을 치료한다. • 내관(內關), 심유(心俞)와 배합하여 심교통(心絞痛)을 치료한다.

② 신문(神門)은 수소음심경의 7번 자리로, 수소음경의 **수혈(輸穴)**이자 **원혈(原穴)**이다.

[표 5-20] 수소음심경 Ⅱ – 신문

명칭	신문(神門)
의미	• 신(神)은 심신(心神) 또는 인체(人體)의 양위(陽位)를 가리키며, 문(門)은 신기(神氣)가 출입하는 곳을 뜻한다. • 신이 출입하는 문이라 하여 신문(神門)이라 이름 짓게 되었다.
다른 이름	• 『갑을경(甲乙經)』에서는 '태충(太衝)', '중도(中都)'라 하였다. • 『침구취영(針灸聚英)』[7]에서는 '예중(銳中)'이라 하였다.
부위	• 수완 횡문의 척측 끝이고, 요측 횡문 오목한 곳에서 취한다.
해부 위치	• 척측 수근굴근과 천지굴근 사이로 심층에 심지굴근, 척골 동맥이 있으며, 전완내측피신경과 척골신경이 분포한다.
주요 치료	• 전간발광, 건망증, 심번, 심통, 토혈, 협통 등이 있다.
배혈	• 양곡(陽谷)과 배합하여 소약광(笑若狂)을, 관문(關門), 위중(委中)과 배합하여 유뇨(遺尿)를 치료한다. • 내관(內關), 대릉(大陵)과 배합하여 심통(心痛), 심계(心悸), 실면(失眠), 건망(健忘)을 치료한다. • 수구(水溝), 백회(百會)와 배합하여 히스테리를 치료한다.

③ 소부(少府)는 수소음심경의 8번 자리로, 수소음경(手少陰經)의 **형혈(榮穴)**이다.

[표 5-21] 수소음심경 Ⅲ – 소부

명칭	소부(少府)
의미	• 소(少)는 수소음(手少陰)을, 부(府)는 신기(神氣)의 거처를 가리킨다. • 혈이 수소음심경(手少陰心經) 중 심의 부(府)인 소장(小腸)과 통하는 것으로, 소부(少府)라 이름 짓게 되었다.
부위	• 장측 제4, 5중수골 사이를 말한다. • 주먹을 쥐면 새끼손가락이 닿는 곳으로 노궁혈과 평행하다.
해부 위치	• 제4, 5중수골 사이로 제4충양근, 선지, 심지굴근건이 있고, 그 아래에 골간근이 있으며, 총장측지 동·정맥이 있고, 제4총장측지신경이 분포한다.
주요 치료	• 심번, 심계, 흉심통, 장중열, 소지경련, 음통, 소변불리, 유뇨, 매핵기 등이 있다.
배혈	• 여구(蠡溝)와 배합하여 매핵기(梅核氣)를, 내관(內關), 심유(心俞)와 배합하여 흉중 심통을 치료한다. • 족삼리(足三里)와 배합하여 소변불리(小便不利)를 치료한다.

(5) 미용 방면의 이용

심장은 정상적인 혈액 순환과 정신 사유 활동을 주관하며, 심신 상태에 관여한다. 따라서 심장이 건강하면, 안색이 붉고 윤기가 있으며 광택이 난다. 반대로 심장이 건강하지 못하면, 얼굴이 창백하고 신경 쇠약이나 정서 불안 등의 정신 질환이 생길 수 있다.

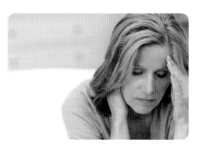

▲ 신경 쇠약증을 유발하는 심장 건강

7) 『침구취영(針灸聚英)』: 명나라(A.D.1368~1644) 시기에 고무(高武)가 저술한 침구 전문 종합서이다.

❻ 수태양소장경(手太陽小腸經)

수태양소장경은 새끼손가락 바깥쪽에서부터 시작하는 경락이다. 소장은 심장과 표리 관계로, 불(火)을 상징하고 태양은 육기(六氣)에서 물(水)을 상징하므로, '수태양소장(小腸)'은 피(血)를 의미한다. 따라서 이 경락은 과도한 출혈이나 코피, 여성의 하혈, 빈혈 등의 증상에 효과가 있다.

(1) 순행

① 주줄기는 새끼손가락 외측단 소택(少澤)을 시작으로, 상지 외측 후연을 지나 견갑, 대추, 결분으로 들어가고 가슴을 거쳐 식도, 횡격막, 위를 지나 소장에 속한다.

② 가지의 한 가닥은 결분을 지나 뺨, 눈 바깥쪽 모서리에서 귓속까지 이어진다. 다른 가닥은 뺨에서 코, 눈 안쪽 모서리를 지나 족태양방광경과 교접한다.

(2) 경락 변증

수태양소장경에 사기가 침입하여 발병하면, 경맥의 흐름이 원활하지 못하여 인후가 아프고, 턱밑이 부어올라 고개를 돌리지 못하며, 마치 팔이 부러진 것처럼 아파서 들지 못한다. 이 밖에도 입과 혀가 허물고 짓무르는 '구설미란(口舌糜爛)'과 목이 경직되는 '경항강직(頸項强直)'이 나타날 수 있다.

(3) 중요 증상

진액과 관련된 병증을 다스리는데, 그 증상으로는 난청에 귀가 먹기도 하고 눈동자가 누렇게 흐려지기도 하고, 뺨이 붓고 목과 어깨, 팔 뒷부분에 통증이 생기기도 한다. 이 밖에도 아랫배가 더부룩하게 아프고, 대변이 묽고 설사가 나기도 한다.

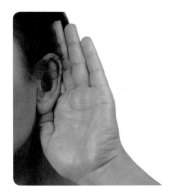

▲ 청력 질환에 관여하는 소장경

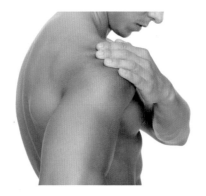

▲ 어깨, 팔 뒷부분의 통증에 관여하는 소장경

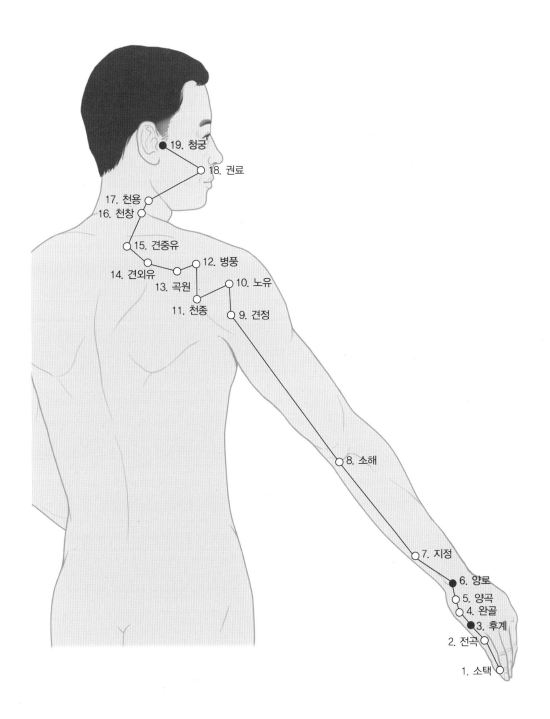

19. 청궁
18. 권료
17. 천용
16. 천창
15. 견중유
12. 병풍
14. 견외유
13. 곡원
10. 노유
11. 천종
9. 견정
8. 소해
7. 지정
6. 양로
5. 양곡
4. 완골
3. 후계
2. 전곡
1. 소택

[그림 5-12] 경혈 Ⅵ- 수태양소장경

(4) 중요 수혈

① **후계(後谿)**는 수태양소장경의 3번 자리로, 수태양경의 **수혈(輸穴)**이고 팔맥교회혈의 하나이며 **독맥**과 통한다.

[표 5-22] 수태양소장경 Ⅰ - 후계

명칭	후계(後谿)
의미	• 새끼손가락의 가까운 곳을 '후(後)'라 하고, 혈이 오목한 것을 나타내는 말을 '계(谿)'라 한다.
부위	• 가볍게 주먹을 쥐고, 새끼손가락 바깥쪽 뒤, 주름이 있는 손등과 손바닥의 경계점에서 취한다.
해부 위치	• 소지외전근을 시작점으로, 외연으로 배측지 동·정맥망이 있고, 척골신경 수배지가 분포한다.
주요 치료	• 두통, 항강, 급통, 불가고, 목음출, 천식, 불통, 이명, 비종통, 주련, 견노통, 학한열, 낙침, 외감열병, 전광, 황달, 소변적섭 등이 있다.
배혈	• 대추(大椎), 간사(間使)와 배합하여 간일학(間日瘧)을 치료한다. • 풍지(風池), 백회(百會), 태양(太陽)과 배합하여 두통현훈(頭痛眩暈)을 치료한다.

② **양로(養老)**는 수태양소장경의 6번 자리로, 수태양경의 **극혈(郄穴)**이다.

[표 5-23] 수태양소장경 Ⅱ - 양로

명칭	양로(養老)
의미	• 양(養)은 봉양(奉養)의 뜻이며, 노(老)는 늙음을 뜻한다. • 노인(老人)의 명목서근(明目舒筋), 양기부족(陽氣不足) 등을 치료하므로, 양로(養老)라 이름 짓게 되었다.
부위	• 손바닥을 가슴으로 향한 후, 척골 경상돌기 요측 면의 오목한 곳에서 취한다.
해부 위치	• 척측 수근신근건과 소지신근건 사이에 있고, 전골간 동·정맥의 후지가 있으며, 후전완피신경과 척골신경 수배지의 문합지가 분포한다.
주요 치료	• 현훈, 목시불명, 목혼, 이통, 목종, 견배 강급, 냉풍 동통, 주외렴홍종, 낙침, 애역, 요통 등이 있다.
배혈	• 내관(內關), 격유(膈俞)와 배합하여 애역(呃逆)을 치료한다. • 외관(外關), 양지(陽池)와 배합하여 수근하수(手根下垂)와 수근통(手根痛)을 치료한다. • 견우(肩髃), 천추(天樞)와 배합하여 견관절종통(肩關節腫痛)을 치료한다.

③ **청궁(聽宮)**은 수태양소장경의 19번 자리로, 수족소양, 수태양경의 **회(會)**이다.

[표 5-24] 수태양소장경 Ⅲ - 청궁

명칭	청궁(聽宮)
의미	• 청(聽)은 귀의 기능을, 궁(宮)은 왕의 거처(居處)를 가리킨다. • 혈(穴)은 귀 앞에 위치하고, 청력(聽力)을 관리하는 중요한 곳이므로, 청궁(聽宮)이라 이름 짓게 되었다.
다른 이름	• 『황제내경(黃帝內經)』〈소문(素問)〉 제58편 '기혈론(氣穴論)'에서는 '다청문(多聽聞)'이라 하였다.
부위	• 귓기둥 앞에 움푹 들어간 곳으로, 입을 벌리면 오목한 곳이다.
해부 위치	• 천측두 동·정맥의 이전지가 있고, 안면 신경과 삼차 신경 제3지의 이개측두신경이 분포한다.
주요 치료	• 이명, 이롱 등이 있다.
배혈	• 천용(天容), 청궁(聽宮), 중저(中渚)와 배합하여 이명(耳鳴), 이롱(耳聾)을 치료한다. • 예풍(翳風), 외관(外關)과 배합하여 중이염(中耳炎)을 치료한다.

(5) 미용 방면의 이용

소장경은 심장과 표리 관계에 있고 얼굴 부위를 순행하므로, 안면 부위의 주름과 안색에 관여한다.

- 소장경의 기능이 약하면, 불면증, 두통, 구강 궤양 등의 증상이 생긴다.
- 소장의 영양분 흡수 기능이 약해지면, 몸이 야위고 장명이나 복통이 생길 수 있다.

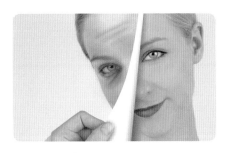

▲ 안면 부위의 주름과 안색에 관여하는 소장경

❼ 족태양방광경(足太陽膀胱經)

족태양방광경은 새끼발가락 바깥쪽으로 흐른다. 공포감이 들 때 등줄기로 차가운 기운이 흐르듯이 긴장감과 공포감을 주관하는 경락이다. 소변을 자주 보는 증상과 허리 통증을 주관하는 경락이다.

(1) 순행

① 주줄기는 눈 안쪽 모서리에서 시작하여 이마, 정수리, 뇌에서 내려가 천주, 대추를 지나 등골 양옆 1.5촌에서 허리를 지나 신장에 연락되며, 방광에 속하게 된다.

② 가지의 한 가닥은 정수리 백회에서 귀 윗부분까지, 허리에서 등골, 엉덩이를 지나 오금에 있다. 다른 가닥은 견갑골 안쪽에서 등골 양옆 3촌을 지나 다리의 오금에서 합류, 비장근을 지나 바깥쪽 복사뼈 뒤를 타고 새끼발가락 외측단, 족소음신경과 교접한다.

(2) 경락 변증

족태양방광경에 사기가 침입하여 발병하면, 기가 치솟아 두통이 오고, 눈이 빠지는 듯 쑤시며 아프다. 또 뒷덜미가 당기고 등에 통증이 오며 허리가 꺾이듯이 아프고, 넓적다리를 돌리지 못하며 오금을 펴지 못하여 종아리가 갈라지는 듯 아프다. 이것을 '과궐(踝厥)'이라 한다.

(3) 중요 증상

주로 근(筋)과 관련된 병증을 다스리는데, 그 증상은 치질, 학질, 광병 등이 있다. 또 두뇌 내부 및 정수리에 동통이 오고, 눈물이 많이 나오며, 눈이 노랗고, 코피가 나기도 한다. 더불어 뒷목, 등, 허리, 꼬리뼈, 오금, 종아리, 정강이 등에 동통이 오며 새끼발가락을 쓰기 어려워진다.

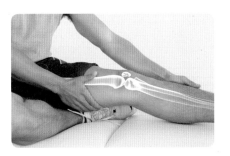

▲정강이, 오금, 종아리 등에 관여하는 방광경

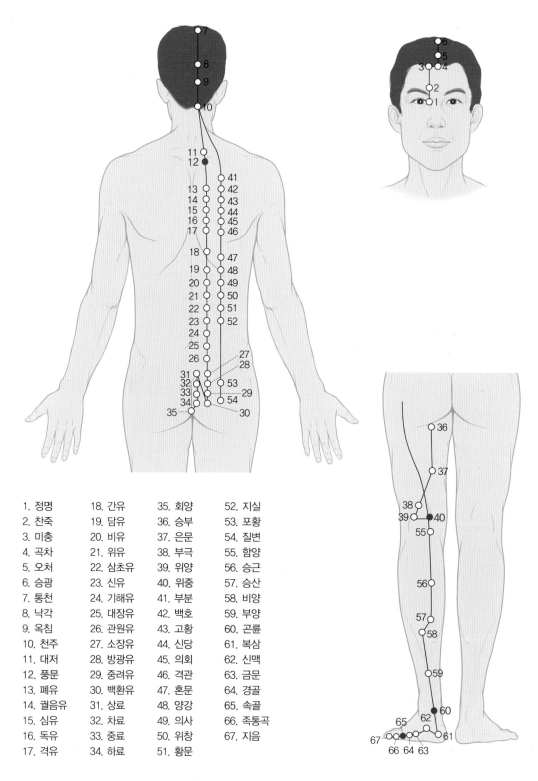

1. 정명	18. 간유	35. 회양	52. 지실
2. 찬죽	19. 담유	36. 승부	53. 포황
3. 미충	20. 비유	37. 은문	54. 질변
4. 곡차	21. 위유	38. 부극	55. 함양
5. 오처	22. 삼초유	39. 위양	56. 승근
6. 승광	23. 신유	40. 위중	57. 승산
7. 통천	24. 기해유	41. 부분	58. 비양
8. 낙각	25. 대장유	42. 백호	59. 부양
9. 옥침	26. 관원유	43. 고황	60. 곤륜
10. 천주	27. 소장유	44. 신당	61. 복삼
11. 대저	28. 방광유	45. 의회	62. 신맥
12. 풍문	29. 중려유	46. 격관	63. 금문
13. 폐유	30. 백환유	47. 혼문	64. 경골
14. 궐음유	31. 상료	48. 양강	65. 속곡
15. 심유	32. 차료	49. 의사	66. 족통곡
16. 독유	33. 중료	50. 위창	67. 지음
17. 격유	34. 하료	51. 황문	

[그림 5-13] 경혈 Ⅶ – 족태양방광경

(4) 중요 수혈

① 풍문(風門)은 족태양방광경의 12번 자리로, 풍사가 들어오고 나가는 자리이다.

[표 5-25] 족태양방광경 Ⅰ - 풍문

명칭	풍문(風門)
의미	• 풍(風)은 풍사(風邪)를, 문(門)은 출입하는 곳을 뜻한다. • 풍사(風邪)가 침입하는 문(門)이기 때문에 풍문(風門)이라 이름 짓게 되었다.
다른 이름	• 『갑을경(甲乙經)』에서는 '열부(熱府)'라 하였다.
부위	• 제2흉추 극돌기 밑에서 바깥쪽으로 1촌 5푼에서 취한다.
해부 위치	• 승모근, 능형근, 상후거근이 있고, 심층은 최장근이 있으며, 제2늑간 동·정맥 배측지의 내측지가 있고, 제2 또는 제3흉신경후지가 분포한다.
주요 치료	• 풍현두통, 비불리, 천식, 흉배철통, 심마진 등이 있다.
배혈	• 대추(大椎), 폐유(肺俞), 중부(中府), 공최(孔最), 외관(外關)과 배합하여 발열(發熱), 해소, 흉통(胸痛)을 치료한다. • 대추(大椎), 폐유(肺俞), 천종(天宗), 견우(肩髃)와 배합하여 견배통을 치료한다.

② 위중(委中)은 족태양방광경의 40번 자리로, 족태양경의 **합혈(合穴)**이다.

[표 5-26] 족태양방광경 Ⅱ - 위중

명칭	위중(委中)
의미	• 위(委)는 만곡(彎曲)을 의미하고, 무릎을 굽힌 상태에서 무릎 관절 중간에 위치하므로, 위중(委中)이라 이름 짓게 되었다.
다른 이름	• 『침구자생경(针灸资生经)』[8]에서는 '혈극(血郄)'이라 하였다.
부위	• 슬와 횡문 중앙으로, 대퇴이두근과 반건양근 사이에서 취한다.
해부 위치	• 슬와 정중앙이고 슬와근막이 있으며, 피하에 소복재 정맥이 있다. • 심층 내측에 슬와 동·정맥이 있고, 후대퇴피신경과 경골신경이 분포한다.
주요 치료	• 요각중통, 척강반절, 각약무력, 슬부득굴신, 반신불수, 족근긴급, 하지탄탄, 치창출혈, 액하종, 소복견만, 곽란, 수사, 소변난, 유옹 등이 있다.
배혈	• 곤륜(崑崙)과 배합하여 요퇴통(腰腿痛)을 치료한다. • 신유(腎俞), 관원유(關元俞), 환도(環跳), 족삼리(足三里), 삼음교(三陰交)와 배합하여 하지탄탄, 좌골신경통을 치료한다. • 양릉천(陽陵泉), 현종(懸鍾)과 배합하여 하지위비(下肢痿痺)를 치료한다.

---

8) 『침구자생경(针灸针生针)』: 송나라 왕집중(王執中)이 지은 책으로, 침구를 사용하여 여러 질병을 예방할 수 있다고 기록하였다.

③ 곤륜(崑崙)은 족태양방광경의 60번 자리로, 족태양경의 **경혈**(經穴)이다.

[표 5-27] 족태양방광경 Ⅲ - 곤륜

명칭	곤륜(崑崙)
의미	• 곤륜(崑崙)은 높은 산, 높은 언덕을 의미한다. • 혈(穴)이 외과(外踝) 후방(後方)에 있어 곤륜(崑崙)이라 이름 짓게 되었다.
부위	• 외과와 아킬레스건 사이의 중앙 오목한 곳에서 취한다.
해부 위치	• 단비골근에 있고, 복재 정맥과 후외동 · 정맥이 있으며, 비복신경이 분포한다.
주요 치료	• 두통, 치통, 항배강직, 요통, 목여탈, 요구복통, 족각홍종, 족근통, 목현, 목통, 변비, 난산, 태의불하, 음종통, 심복창만 등이 있다.
배혈	• 신유(腎俞), 요유(腰俞), 풍지(風池), 합곡(合谷), 환도(環跳), 풍시(風市), 위중(委中), 족삼리(足三里), 행간(行間)과 배합하여 요배급요퇴동통을 치료한다. • 백회(百會), 풍지(風池), 합곡(合谷), 후계(後谿), 신맥(申脈)과 배합하여 전간(癲癇), 두통을 치료한다. • 절골(絕骨), 구허(丘墟)와 배합하여 족근통을 치료한다. • 곡천(曲泉), 비양(飛揚), 전곡(前谷), 소택(少澤), 통리(通里)와 배합하여 두목현훈(頭目眩暈)을 치료한다.

④ 속골(束骨)은 족태양방광경의 65번 자리로, 족태양경의 **수혈**(輸穴)이다.

[표 5-28] 족태양방광경 Ⅳ - 속골

명칭	속골(束骨)
의미	• 속(束)은 취(聚), 속박(束縛), 수속(收束)을, 골(骨)은 지골(趾骨)을 가리킨다. • 지골의 외측에 위치하기 때문에 속골(束骨)이라 이름 짓게 되었다.
부위	• 족부 외측 제5중족골두 외하방 적백육제에서 취한다.
해부 위치	• 소지외전근 하방으로 제4척측 총지 동 · 정맥이 있고, 제4척측 총지신경과 족배 외측 피신경이 분포한다.
주요 치료	• 두통, 항강, 목현, 경간요척통여절, 목신황, 치종, 소퇴후부동통여열, 이롱 등이 있다.
배혈	• 대장유(大腸俞), 비유(脾俞), 천추(天樞), 중완(中脘), 양릉천(陽陵泉)과 배합하여 치질, 설사(泄瀉)를 치료한다. • 천추(天樞)와 배합하여 두통, 경항강통(頸項强痛)을 치료한다. • 비양(飛揚), 승근(承筋)과 배합하여 요배통여절(腰背痛如折)을 치료한다.

(5) 미용 방면의 이용

　방광경의 배수혈(背腧穴)은 오장육부와 소통하기 때문에 각 장부의 기능을 조절하고 진단하는 경락이다. 따라서 위기(衛氣)를 조절하기 때문에 감기 등의 외감(外感)과 관계가 깊다. 또한 소변 배출의 기능이 약해지면, 부종과 노폐물 배출에 문제가 생길 수 있다.

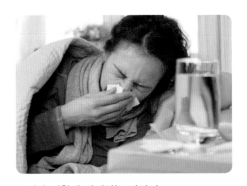

▲ 외감 질환에 관여하는 방광경

⑧ 족소음신경 (足少陰腎經)

족소음신경은 발바닥에서 시작하는 경락이다. 본래 신(腎)은 성기를 의미하는 말로, 생식과 번식을 주관해서 여성의 임신이나 월경과 관계가 깊다. 또 정(精)의 생리를 주관하여 생장 발육과 노화를 주관하는 생명의 근본적인 문이다.

(1) 순행

① 주줄기는 새끼발가락 아래에서 시작하여 족심(湧泉), 안쪽 복사뼈 뒤를 지나 족근(足跟), 하지 내측 후연에서 등골을 지나 신장에 속하며, 더 내려가 방광에 연계되고 신에서 나와 간, 횡격막, 폐를 지나 후롱(喉嚨)에서 혀에 이른다.

② 가지는 폐에서 심장으로, 흉중을 지나 수궐음심포경과 교접한다.

(2) 경락 변증

족소음신경(足少陰腎經)에 사기가 침입하여 발병하면, 배가 고파도 먹고 싶은 생각이 없고 안색이 어두우며, 기침을 하면 피가 섞여 나온다. 또 기침할 때 목구멍에서 갈갈거리는 소리가 나고, 눈이 흐릿하여 물체가 잘 보이지 않으며, 심(心)이 마치 허공에 매달린 것처럼 불안함을 느낀다.

더불어 배가 아픈 듯 하고 신기(腎氣)가 부족하여 두려움을 심하게 느끼게 되며, 가슴이 몹시 두근거려 마치 누군가 자신을 잡으러 오는 것 같은 느낌을 받는다. 이것을 가리켜 '골궐(骨厥)'이라고 한다.

(3) 중요 증상

병증은 신(腎)과 관련되어 있고, 입 안에 열이 있어 혀가 건조하고 인후가 붓고 기가 상역하며 후롱(喉嚨)이 건조하고 아프다. 또 심번심통(心煩心痛), 황달, 장벽(腸澼)이 발생하고, 등과 허리, 척추 뼈가 아프며, 대퇴부 안쪽 뒷부분이 쑤시고 저리게 된다.

더불어 발이 시리거나 저리고 힘이 없고, 자꾸 잠만 자려 하거나 발바닥에 열이 나고 동통이 오기도 한다. 이 밖에도 얼굴 부종, 양위(陽痿) 등이 나타난다.

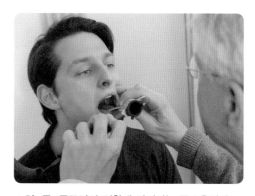

▲ 혀, 목, 목구멍의 질환에 관여하는 족소음신경

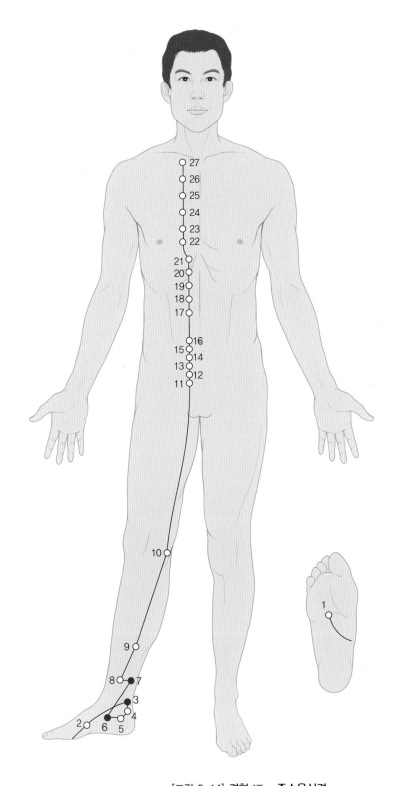

1. 용천
2. 연곡
3. 태계
4. 태종
5. 수천
6. 조해
7. 복유
8. 교신
9. 축빈
10. 음곡
11. 황골
12. 대혁
13. 기혈
14. 사만
15. 중주
16. 황유
17. 상곡
18. 석관
19. 음도
20. 복통곡
21. 유문
22. 보랑
23. 신봉
24. 영허
25. 신장
26. 욱중
27. 유부

[그림 5-14] 경혈 Ⅷ - 족소음신경

(4) 중요 수혈

① 태계(太谿)는 족소음신경의 3번 자리로, 족소음경(足少陰經)의 수혈(輸穴)이자 원혈(原穴)이다.

[표 5-29] 족소음신경 Ⅰ - 태계

명칭	태계(太谿)
의미	• 태(太)는 대(大)를, 계(谿)는 산간(山間)의 유수(流水)를 가리킨다. • 신유(腎俞)가 용천(湧泉)에서 나와 연곡(然谷)을 통과하여 이곳에 모여 대계(大谿)를 형성하였기에 태계(太谿)라 이름 짓게 되었다.
다른 이름	• 『침구취영(針灸聚英)』에서는 '여세(呂細)'라고 하였다.
부위	• 내과 정점과 아킬레스건 사이의 오목한 곳에서 취한다.
해부 위치	• 후경골 동·정맥이 있고, 내측 하퇴피신경과 경골신경이 분포한다.
주요 치료	• 해소, 담조, 심동여자, 요황, 대변난, 기와, 인종, 토혈, 월경부조, 치통, 하지탄탄, 족근종통, 소갈 등이 있다.
배혈	• 복유(復溜), 열결(列缺), 합곡(合谷)과 배합하여 해소, 토혈(吐血)을 치료한다. • 신유(腎俞), 지실(志室)과 배합하여 신허요통(腎虛腰痛)을 치료한다.

② 조해(照海)는 족소음신경의 6번 자리로, 양(陽)교맥이 만들어지며 팔맥교회혈의 하나로 음(陰)교맥에 통한다.

[표 5-30] 족소음신경 Ⅱ - 조해

명칭	조해(照海)
의미	• 조(照)는 밝은 것을, 해(海)는 바다나 몸 전체를 가리킨다. • 신(腎)의 진양(眞陽)이 바다와 같이 심연(深淵)에서 전신(全身)을 밝게 할 수 있으므로, 조해(照海)라 이름 짓게 되었다.
다른 이름	• 『천금익방(千金翼方)』에서는 '누음(漏陰)'이라고 하였다.
부위	• 내과 바로 아래 오목한 곳에서 취한다.
해부 위치	• 무지외전근에 있고, 뒤에는 후경골 동·정맥이 있으며, 내측 하퇴피신경과 심부에 경골신경이 분포한다.
주요 치료	• 두통, 흉만, 혈하, 장루혈, 대변폐결, 소장산기, 유뇨, 산후혈훈, 월경부조, 시여불명, 목통, 실면, 백대, 전광, 인후통 등이 있다.
배혈	• 정명(睛明), 간유(肝俞), 광명(光明)과 배합하여 야맹증(夜盲症)을 치료한다. • 곤륜(崑崙), 태계(太谿), 신맥(申脈)과 배합하여 족하수(足下垂)를 치료한다. • 열결(列缺)과 배합하여 인후통(咽喉痛)을 치료한다. • 삼음교(三陰交), 신문(神門)과 배합하여 실면(失眠)을 치료한다.

③ 복유(復溜)는 족소음신경의 7번 자리로, 족소음경의 **경혈**이다.

[표 5-31] 족소음신경 Ⅲ - 복유

명칭	복유(復溜)
의미	• 복(復)은 되돌아온다는 뜻이고, 유(溜)는 천천히 간다는 뜻이다. • 신경맥(經脈)의 기(氣)는 태계(太谿) 혈에서 직접 올라가지 않고, 내과(內踝)를 돌아서 2촌 올라간 후 또 이곳을 통과하기 때문에 복유(復溜)라 이름 짓게 되었다.
다른 이름	• 『갑을경(甲乙經)』에서는 '복백(伏白)', '창양(昌陽)'이라 하였다.
부위	• 태계(太谿) 혈 바로 위의 2촌이며, 아킬레스건의 전연에서 취한다.
해부 위치	• 가자미근 하단에서 아킬레스건의 내측에 있고, 후경골 동·정맥이 있으며, 내측 비복피신경, 내측 하퇴피신경과 심층에 경골신경이 분포한다.
주요 치료	• 각기, 소갈, 소변삭, 목황황불명, 설사, 변혈, 장명, 이질, 수종, 하지부종, 요척통, 족위, 도한, 오임, 유정, 적백대하, 자궁출혈 등이 있다.
배혈	• 내관(內關)과 배합하여 자한출(自汗出), 수족마목(手足痲木)을 치료한다. • 충양(衝陽), 족삼리(足三里), 복삼(僕參), 비양(飛揚), 완골(完骨)과 배합하여 족위실복불수(足痿失覆不收)를 치료한다.

(5) 미용 방면의 이용

신장은 인체의 성장과 노화에 관련이 있고, 생식을 주관한다. 이것은 중년과 노년의 보간과 양생, 노화에 관계하므로, 보신에 주의를 해야 한다. 또 신장은 수액 대사를 주관하기 때문에 하지부종과 피부 건조와도 관련이 있으며 뼈를 주관하고 골수를 만들어 내기 때문에 골다공증을 치료할 수도 있다. 더불어 치아 질환과 모발의 건강과 탈모, 귀관련 질환에도 관여하고 있다.

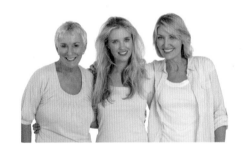

▲ 인체의 성장, 생식, 노화를 주관하는 신장

❾ 수궐음심포경(手厥陰心包經)

수궐음심포경은 가운뎃손가락 안쪽으로 흐르는 경락으로, 심보로 통용되는 마음의 작용과 관계가 있다. 삼초와 같이 해부학상으로는 존재하지 않는 경락이고, 심포 경락이 잘 발달된 사람은 지식이 풍부하며 기억력이 좋다. 또 중충 혈을 자극하면 기억력이 좋아지고 가스 중독 등으로 의식이 소실된 사람에게 의식을 소생시키는 효과가 있다.

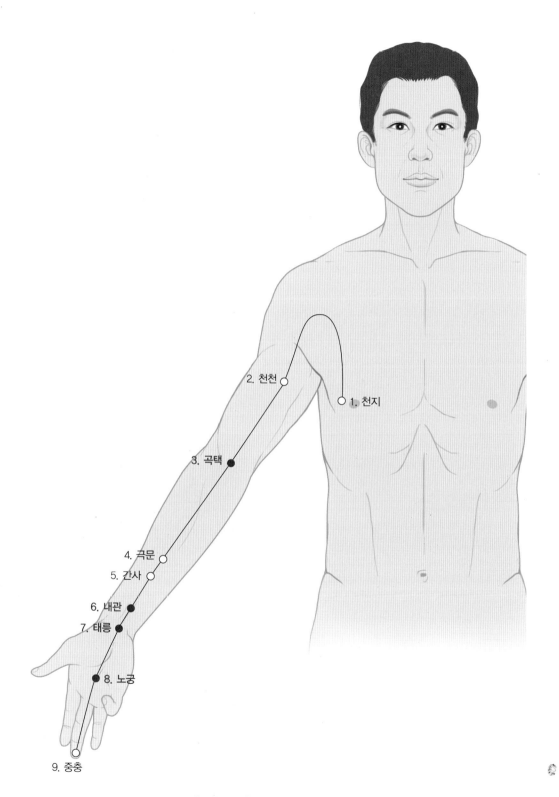

[그림 5-15] 경혈 Ⅸ- 수궐음심포경

(1) 순행

① 주줄기는 흉중에서 시작하고, 심포에 속하며 횡격막을 지나 삼초까지 이어진다.

② 가지의 한 가닥은 흉중에서 옆구리, 액하 3촌 지점을 지나 상완 내측 중선, 팔꿈치, 손바닥에서 가운뎃손가락까지이다. 다른 가닥은 손바닥에서 넷째 손가락 외측단을 지나 수소양 삼초경과 교접한다.

(2) 경락 변증

수궐음심포경에 사기가 침입하여 발병하면, 경맥의 흐름이 원활하지 못하여 손바닥에 열이 난다. 또 주관절에 경련이 오고 겨드랑이 아래가 붓는데, 심하면 가슴과 옆구리가 그득하면서 답답하고 가슴이 요동하여 불안함을 느낀다. 그 밖에는 얼굴이 붉어지고, 눈이 노랗게 되며, 웃음이 그치지 않는 증상이 생길 수 있다.

(3) 중요 증상

맥을 주관하는 특성으로 인해 심포에 문제가 생기면, 가슴이 답답하고 초조하며 가슴 통증이 오고 손바닥에 열이 날 수 있다.

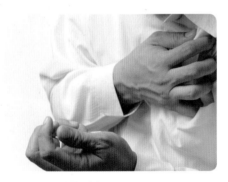
▲ 심포 이상으로 인한 가슴 통증

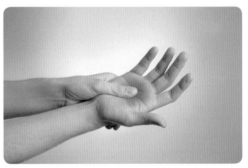
▲ 심포 이상으로 인한 손바닥 열감

(4) 중요 수혈

① 곡택(曲澤)은 수궐음심포경의 3번 자리로, 수궐음경의 합혈(合穴)이다.

[표 5-32] 수궐음심포경 I – 곡택

명칭	곡택(曲澤)
의미	• 곡(曲)은 만곡(彎曲)을, 택(澤)은 못이 낮고 넓은 것을 가리킨다. • 팔꿈치 오목한 곳 중앙에 위치하고 곡지(曲池)와 척택(尺澤)이 상평(相平)하므로, 곡택(曲澤)이라 이름 짓게 되었다.
부위	• 팔꿈치 횡문 위 상완이두근건의 내측으로 척택(尺澤)과 소해(少海)의 중앙이다.
해부 위치	• 상완이두근 척측으로 상완 동·정맥이 있고, 정중신경이 분포한다.

명칭	곡택(曲澤)
주요 치료	• 심통, 졸해역, 심하담담연, 희경, 신열번심, 구건역기, 구혈, 주비요동, 풍진, 곽란, 소아무도병 등이 있다.
배혈	• 위중(委中)에 점자하여 출혈시키는 것과 배합하여 급성 위장염, 토사, 중서 고열을 치료한다. • 극문(郄門), 대릉(大陵)과 배합하여 심통(心痛)을, 소상(少商)과 배합하여 혈허구갈(血虛口渴)을, 장문(章門)과 배합하여 구건(口乾)을 치료한다.

② 내관(內關)은 수궐음심포경의 6번 자리로, 수궐음경의 낙혈(絡穴)이고 팔맥교회혈의 하나이며 음유맥에 통한다.

[표 5-33] 수궐음심포경 Ⅱ – 내관

명칭	내관(內關)
의미	• 내(內)는 흉격(胸膈)의 안 또는 전완(前腕)의 내측(內側)을 가리키고, 관(關)은 연락의 뜻이다. • 혈은 심포(心包)의 낙혈(絡穴)로, 흉중(胸中)의 병(病)을 다스리기 때문에 내관(內關)이라 이름 짓게 되었다.
부위	• 장측 수근횡문 정중앙 대릉(大陵) 혈의 위쪽 2촌이다.
해부 위치	• 요측 수근굴근건과 장장근건 사이로, 천지굴근과 심지굴근이 있고, 내측 전완피신경과 아래에 정중신경 장피지가 분포한다.
주요 치료	• 심통, 흉통, 경계, 구토, 위통, 실면, 전간, 광망, 급경풍, 액종, 주련, 두통, 고혈압, 현훈, 우울증 등이 있다.
배혈	• 극문(郄門)과 배합하여 심통을 치료한다. • 족삼리(足三里), 중완(中脘)과 배합하여 복내동통(腹內疼痛)을 치료한다. • 격유(膈俞)와 배합하여 흉협지만(胸脇之滿)을 치료하고, 조해(照海)와 배합하여 복통결취(腹痛結聚)를 치료한다. • 신문(神門)과 배합하여 심계(心悸), 실면(失眠)을 치료하고, 풍지(風池)와 배합하여 현훈(眩暈)을 치료한다.

③ 태릉(太陵)은 수궐음심포경의 7번 자리로, 수궐음경의 수혈(輸穴)이자 원혈(原穴)이다.

[표 5-34] 수궐음심포경 Ⅲ – 태릉

명칭	태릉(太陵)
의미	• 큰 언덕을 능(陵)이라 하는데, 손목의 언덕에 위치하여 능(陵)의 형상을 하고 있으므로 태릉(太陵)이라 이름 짓게 되었다.
다른 이름	• 『맥경(脈經)』에서는 '심주(心主)', 『비급천금요방(備急千金要方)』에서는 '귀심(鬼心)'이라 하였다.
부위	• 장측 수근횡문 중앙으로, 장장근건과 요측 수근굴근건 사이 오목한 곳이다.
해부 위치	• 장장근건과 요측 수근굴근건 사이로, 장무지굴근과 심지굴근건이 있으며, 장측 수근 동·정맥망이 있고, 정중신경과 내측 전완피신경이 분포한다.
주요 치료	• 두통, 흉협통, 심통, 심계, 기단, 흉민, 후비, 위통, 구토, 경계, 실면, 비련액종, 수근통 등이 있다.
배혈	• 편력(編歷)과 배합하여 후비인건(喉痺咽乾)을 치료한다. • 내관(內關), 극문(郄門), 소부(少府)와 배합하여 심통, 흉통, 심계(心悸)를 치료한다. • 백회(百會), 인당(印堂), 태계(太谿)와 배합하여 실면을 치료한다.

④ 노궁(勞宮)은 수궐음심포경의 8번 자리로, 수궐음경의 **형혈(榮穴)**이다.

[표 5-35] 수궐음심포경 Ⅳ - 노궁

명칭	노궁(勞宮)
의미	• 노(勞)는 노작(勞作), 노고(勞苦), 노동(勞動)을 가리키고, 궁(宮)은 요소(要所), 중앙(中央)이라는 뜻이다. • 손바닥은 노동(勞動)을 맡고, 혈은 손바닥 중앙에 있어서 노궁(勞宮)이라 이름 짓게 되었다.
다른 이름	• 『갑을경(甲乙經)』에서는 '오리(五里)'라 하였고, 『침구취영(針灸聚英)』에서는 '장중(掌中)'이라 하였다.
부위	• 손바닥 횡문 중 제2, 3중수골 사이이고, 주먹을 쥐면 중지 끝이 손바닥에 닿는 곳이다.
해부 위치	• 제2, 3중수골 사이로 장건막, 제3충양근 및 천지굴근건과 심지굴근건이 있고, 정중신경의 제3지장측지가 분포한다.
주요 치료	• 중풍혼미, 장조증, 심통, 선노, 비소불휴, 열병한불출, 흉협통, 위완통, 음식불하, 대소변혈, 황달, 번갈, 아장풍, 소갈, 소아창은난, 수전, 전광, 실면 등이 있다.
배혈	• 수구(水溝), 백회(百會), 합곡(合谷)과 배합하여 정신병(精神病)을 치료한다. • 대릉(大陵)과 배합하여 심번(心煩), 비소부지(悲笑不止)를 치료한다. • 대릉(大陵), 내관(內關)과 배합하여 위통(胃痛), 구토(嘔吐)를 치료한다.

(5) 미용 방면의 이용

심포는 심장의 기능을 대행하므로 정신, 의식, 사유 활동 등에 관여하고, 수면에도 영향을 준다. 또한 열사(熱邪)가 심포에 들어오면, 가슴이 답답하고 정서가 불안하며 불면증 등이 생길 수 있다. 그 밖에 삼초와 표리 관계로, 전신의 기혈 순환에 관여한다.

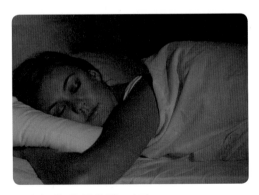

▲ 심장 기능을 좋게 하는 숙면

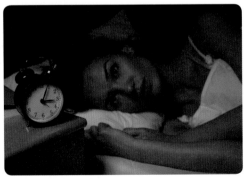

▲ 심장 기능 이상으로 인한 불면

⑩ 수소양삼초경(手少陽三焦經)

수소양삼초경은 넷째 손가락에서 시작한다. 삼초경이 발달한 사람은 팔 길이가 길고 순진무구함과 관계가 깊어 성격이 유순하고 성인의 기질을 갖고 있다. 하지만 삼초 경락이 약한 경우에는 망각 기능의 문제로 담배, 마약, 수면제 등에 의존하거나 과거의 나쁜 기억으로부터 벗어나기 어렵다.

(1) 순행

① 주줄기는 넷째 손가락 외측단에서 시작하여 전완 외측 중선과 추첨, 상완 외측 중선을 거쳐 어깨, 결분, 전중을 지나 심포(心包)에 연결되며, 횡격막을 통과하여 삼초(三焦)에 속한다.

② 가지의 한 가닥은 전중에서 결분, 항부, 귀 뒤를 지나 귀 모퉁이, 뺨에서 눈 주변 아래까지이다. 다른 가닥은 귀 뒤에서 귓속, 귀 앞을 지나 눈꼬리, 족소양담경(足少陽膽經)과 교접한다.

(2) 경락 변증

수소양삼초경에 사기가 침입하여 발병하면, 이명(耳鳴)이 생기거나 귀가 안 들리고 목구멍이 붓는 등의 인비(咽痹)가 나타난다.

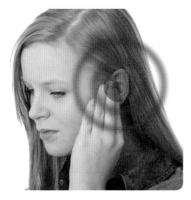

▲ 이명에 관여하는 수소양삼초경

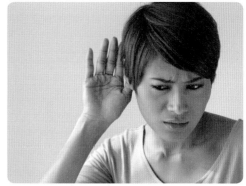

▲ 난청에 관여하는 수소양삼초경

(3) 중요 증상

삼초경은 기를 주관하므로 병이 일어나면 땀이 절로 흐르거나 목과 얼굴, 뺨이 붓고 아프다. 또 눈 바깥쪽이 아프고, 귀 뒤, 어깨부터 팔 바깥쪽에 모두 동통이 발생하며, 넷째 손가락의 움직임이 원활하지 못하다.

이 밖에도 안구 충혈, 복부 팽만, 유뇨(遺尿) 등이 나타날 수 있다.

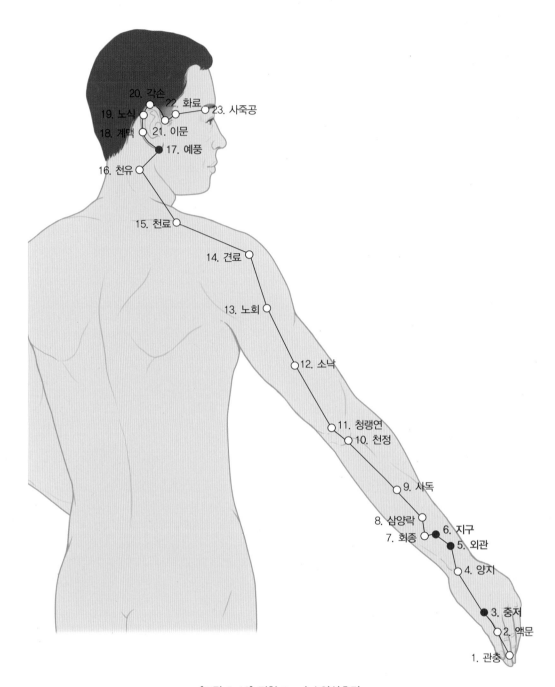

[그림 5-16] 경혈 X - 수소양삼초경

(4) 중요 수혈

① 중저(中渚)는 수소양삼초경의 3번 자리로, 수소양경의 **수혈**(輸穴)이다.

[표 5-36] 수소양삼초경 Ⅰ – 중저

명칭	중저(中渚)
의미	• 수기(水岐) 또는 사주(沙洲)를 저(渚)라 하고, 수삼양맥(手三陽脈)은 수배(手背)를 순행한다. • 혈이 수삼양경의 중간에 있으므로, 중저(中渚)라 이름 짓게 되었다.
부위	• 수배 제4, 5중수골 사이 중수지절 관절 후방 오목한 곳으로, 액문(液門) 뒤 1촌이다.
해부 위치	• 배측골간근이 있고, 피하에 수배 정맥망과 배측중골 동맥이 있으며, 척골신경의 수배지신경이 분포한다.
주요 치료	• 두통, 이명, 목통, 목암불명, 이롱, 백예, 후비, 대변난, 학, 주비통, 오지계불가굴, 수비홍종 등이 있다.
배혈	• 음도(陰跳), 소해(少海), 상양(商陽), 이간(二間)과 배합하여 신열학병(身熱瘧病)을 치료한다. • 태계(太谿)와 배합하여 인종(咽腫)을 치료한다. • 이문(耳門), 청궁(聽宮), 예풍(翳風)과 배합하여 이롱(耳聾), 이명(耳鳴)을 치료한다.

② 외관(外關)은 수소양삼초경의 5번 자리로, 수소양경의 **낙혈**(絡穴)이자 팔맥교회혈의 하나이며 양유맥과 통한다.

[표 5-37] 수소양삼초경 Ⅱ – 외관

명칭	외관(外關)
의미	• 외(外)는 전완(前腕) 외측(外側)을, 관(關)은 요충지를 뜻한다. • 혈이 내관(內關)과 상대가 되므로, 외관(外關)이라 이름 짓게 되었다.
부위	• 전완 외측척골과 요골 사이의 양지(陽池) 혈 위쪽 2촌에서 취한다.
해부 위치	• 요골과 척골 사이로 총지신근과 장무지신근 사이이고, 심층에 후골간동맥이 있으며, 후전완피신경의 심층에 후골간신경이 분포한다.
주요 치료	• 주완산중, 굴신난, 수십지진통부득악, 비내렴통, 주련, 수전, 열병, 고혈압, 목질환 등이 있다.
배혈	• 족임읍(足臨泣)과 배합하여 협통, 목적, 이명(耳鳴), 이롱(耳聾)을 치료한다. • 대추(大椎), 합곡(合谷), 곡지(曲池)와 배합하여 외감(外感) 발열을 치료한다. • 곡지(曲池), 수삼리, 합곡(合谷), 견우(肩髃)와 배합하여 상지탄탄(上肢癱瘓)을 치료한다.

③ 지구(支溝)는 수소양삼초경의 6번 자리로, 수소양경의 **경혈(經穴)**이다.

[표 5-38] 수소양삼초경 Ⅲ – 지구

명칭	지구(支溝)
의미	• 지(支)는 지지(支持)나 지(肢)를, 구(溝)는 좁고 길면서 낮고 굽은 장소를 뜻한다. • 혈이 척골과 요골 사이의 오목한 곳에 있어 마치 구(溝)와 같아서 지구(支溝)라 이름 짓게 되었다.
다른 이름	• 『침구대성(鍼灸大成)』[9)]에서는 '비호(飛虎)'라고 하였다.
부위	• 주두와 양지(陽池)의 선상으로, 수배횡문 위쪽 3촌이며, 척골과 요골 사이에서 취한다.
해부 위치	• 척골과 요골 사이로, 총지신근과 장무지신근 사이이고, 심층에 후골간동맥이 있으며, 후전완신경의 심층에 후골간신경이 분포한다.
주요 치료	• 외감한열, 이명, 이롱, 목적종통, 폭음불능언, 사지불거, 협액급통, 심통여추자, 견비산중, 곽란토사, 대소변 폐색, 산후혈훈 등이 있다.
배혈	• 태계(太谿), 연곡(然谷)과 배합하여 심통여추자(心痛如錐刺)를 치료한다. • 관충(關衝)과 배합하여 견비산중(肩臂痠重)을 치료한다. • 양릉천(陽陵泉)과 배합하여 늑협통을 치료한다. • 족삼리(足三里), 천추(天樞), 대횡(大橫)과 배합하여 습관성 변비(便秘)를 치료한다. • 수구(水溝), 중충(中衝), 합곡(合谷)과 배합하여 중풍(中風), 인사불성(人事不省)을 치료한다.

④ 예풍(翳風)은 수소양삼초경의 17번 자리로, 족소양경(足少陽經)의 회(會)이다.

[표 5-39] 수소양삼초경 Ⅳ – 예풍

명칭	예풍(翳風)
의미	• 예(翳)는 우선(羽扇), 차폐(遮蔽), 엄복(掩覆)을, 풍(風)은 풍사(風邪)를 가리킨다. • 풍사(風邪)를 없애는 데 마치 부채로 풍(風)을 막는 것과 같은 모양이라 예풍(翳風)이라 이름 짓게 되었다.
부위	• 귓바퀴 뒤의 하악골지와 유양돌기 사이의 오목한 곳에서 취한다.
해부 위치	• 후이개 동·정맥 외경 동맥 분지가 있고, 대이개신경후지 심부에 안면 신경이 분포한다.
주요 치료	• 이통명롱, 구안와사, 협종, 치통, 나력, 항강, 중풍, 언어불능 등이 있다.
배혈	• 합곡(合谷), 이문(耳門), 청회, 삼리(三里)와 배합하여 이롱(耳聾), 이명(耳鳴)을 치료한다. • 협거(頰車), 지창(地倉), 사백(四白), 하관(下關), 영향(迎香), 합곡(合谷)과 배합하여 안면신경마비(顔面神經麻痺)를 치료한다.

---

9) 『침구대성(鍼灸大成)』: 명나라의 양계주(楊繼州)가 엮은 10권의 책으로, 『침구대전(鍼灸大全)』이라고도 한다. 명대 이전의 침구에 관한 임상과 지식을 모아, 근현(近賢)이 교정하여 1601년 간행하였다.

(5) 미용 방면의 이용

삼초는 원기(元氣)를 운행하는 통로로, 물길을 소통시켜 수액 대사를 주관한다.

이로 인해 전신 부종, 비만, 복부 창만 등과 관련이 있다. 또 두면부의 목이나 귀 질환과도 관계가 깊다.

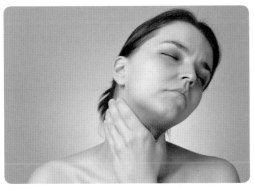

▲ 두면부의 목 질환에 관여하는 삼초

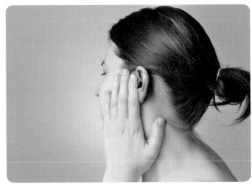

▲ 두면부의 귀 질환에 관여하는 삼초

⑪ 족소양담경(足少陽膽經)

족소양담경은 넷째 발가락으로 흐르는 경락인데 담을 '중정지관(中正之官)'이라 하였으므로, 담경이 발달하면 대범하지만 과하면 잔인하고 폭력적이 될 수 있다.

(1) 순행

① 주줄기는 눈꼬리에서 시작하여 이마 모서리와 귀 뒤, 경향부의 수소양 전면을 지나 어깨, 결분으로 이어지며, 액하, 흉협, 계협을 지나 환도에서 내려온 분지와 합해 하지 외측 중선, 바깥쪽 복사뼈, 넷째 발가락 끝까지이다.

② 가지의 한 가닥은 귀 뒤에서 예풍(翳風)을 지나 귓속에 진입하고, 또 귀 앞으로 나와서 눈꼬리까지, 또 눈꼬리에서 대영, 눈자위 아래, 협거, 경부를 지나, 앞에서 내려온 지맥과 만나 결분까지 이어진다. 다른 가닥은 흉중에서 간에 연결되고 담에 속하며 기충, 음모, 고관절 부위까지이며, 발등에서 엄지발가락, 족궐음간경과 교접한다.

(2) 경락 변증

한숨을 잘 쉬고, 가슴과 옆구리 통증으로 인해 몸을 잘 돌리지 못하며, 심하면 얼굴이 약간 잿빛으로 먼지가 낀 것 같이 된다. 또 전신 피부에 윤기가 없고, 다리 바깥쪽에 오히려 열이 나는데, 이를 양궐(陽厥)이라 한다.

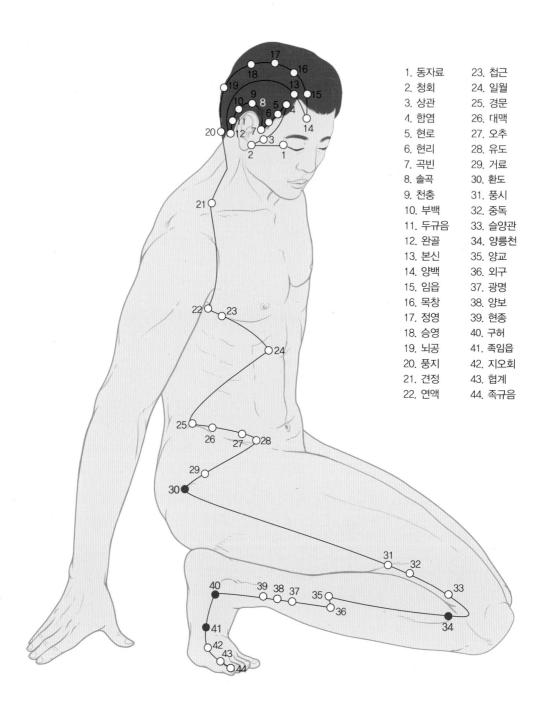

1. 동자료
2. 청회
3. 상관
4. 함염
5. 현로
6. 현리
7. 곡빈
8. 솔곡
9. 천충
10. 부백
11. 두규음
12. 완골
13. 본신
14. 양백
15. 임읍
16. 목창
17. 정영
18. 승영
19. 뇌공
20. 풍지
21. 견정
22. 연액

23. 첩근
24. 일월
25. 경문
26. 대맥
27. 오추
28. 유도
29. 거료
30. 환도
31. 풍시
32. 중독
33. 슬양관
34. 양릉천
35. 양교
36. 외구
37. 광명
38. 양보
39. 현종
40. 구허
41. 족임읍
42. 지오회
43. 협계
44. 족규음

[그림 5-17] 경혈 XI – 족소양담경

(3) 중요 증상

뼈를 주관하므로 발병하면 두통(頭痛)과 뺨, 눈 바깥쪽에 통증이 오고, 결분 부위가 붓고 아프며, 겨드랑이 아래가 붓고 아프다. 간혹 겨드랑이나 목 근처에 멍울이나 연주창이 생기기도 하고, 땀을 흘리면서도 추워서 떨거나 학질이 있을 수 있다. 또 가슴, 옆구리, 갈비뼈, 대퇴부, 무릎 바깥쪽과 정강이, 절골(絶骨), 바깥쪽 복사뼈 및 여러 관절 부위에서 통증이 발생하고, 넷째 발가락을 움직이지 못한다.

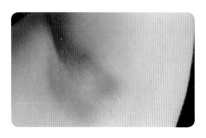

▲ 겨드랑이 멍울과 염증

(4) 중요 수혈

① 솔곡(率谷)은 족소양담경의 8번 자리로, 족태양(足太陽), 소양경(少陽經)의 회(會)이다.

[표 5-40] 족소양담경 Ⅰ - 솔곡

명칭	솔곡(率谷)
의미	• 솔(率)은 돈다는 뜻이고, 곡(谷)은 곧 봉(縫)을 뜻한다. • 이 봉합(縫合)된 곳을 이름하여 '솔곡(率谷)'이라 이름 짓게 되었다.
부위	• 신정혈(井穴)과 눈썹 맨 윗부분 사이 중간선과 귀 꼭대기 바로 윗선과 만나는 부위로 이곽첨상(耳廓尖上)의 머릿속 1촌 5푼에서 취한다.
해부 위치	• 측두근에 있으며, 천측두 동·정맥 이정지가 있고, 이개측두신경과 대후두신경분지가 분포한다.
주요 치료	• 양목현통, 두통, 현훈, 번만, 구토, 불능음, 소아급경풍 등이 있다.
배혈	• 합곡(合谷), 통곡(通谷), 태양(太陽)과 배합하여 편두통(偏頭痛)을 치료한다. • 곡지(曲池), 수구(水溝)와 배합하여 소아급경풍(小兒急驚風)을 치료한다. • 족삼리(足三里), 신궐(神厥)과 배합하여 소아만성경풍(小兒慢性驚風)을 치료한다.

② 환도(環跳)는 족소양담경의 30번 자리로, 족소양, 태양경의 회(會)이다.

[표 5-41] 족소양담경 Ⅱ - 환도

명칭	환도(環跳)
의미	• 사람이 도약(跳躍)할 때 혈에 반환형(半環形)의 오목한 곳이 형성되므로, 환도(環跳)라 이름 짓게 되었다.
다른 이름	• 『유경(類經)』[10]에서는 '환곡(環谷)'이라 하였다.
부위	• 대퇴골대전자 정점과 천골각을 이은 선의 외측 1/3 부위이며, 옆으로 누워서 다리를 굽히고 취한다.
해부 위치	• 대둔근, 이상근, 하연으로 내측은 하둔 동·정맥이 있고, 하둔피신경, 하둔신경과 심부에 좌골신경이 분포한다.
주요 치료	• 풍습통, 요협상인통급요퇴통, 하지마비, 슬관절이하퇴통, 풍진, 심마진, 편탄 등이 있다.

---

10) 『유경(類經)』: 명나라 장경악(張景岳)이 편찬한 32권의 한의서로, 『황제내경(黃帝內經)』 중 〈소문(素問)〉과 〈영추(靈樞)〉의 내용을 다시 조정하고 개편한 것이다.

명칭	환도(環跳)
배혈	• 곡지(曲池), 혈해(血海), 족삼리(足三里), 삼음교(三陰交)와 배합하여 심마진(蕁麻疹)을 치료한다. • 대장유, 신유(腎俞), 풍시(風市), 족삼리(足三里), 위중(委中), 절골(絶骨), 곤륜(崑崙)과 배합하여 하지마비(下肢麻痺)를 치료한다. • 양릉천(陽陵泉), 절골(絶骨)과 배합하여 요각통(腰脚痛)을 치료한다.

③ **양릉천(陽陵泉)**은 족소양담경의 34번 자리로, 족소양경(足少陽經)의 **합혈(合穴)**이며 팔맥교회혈의 하나인 근회이다.

[표 5-42] 족소양담경 Ⅲ – 양릉천

명칭	양릉천(陽陵泉)
의미	• 양릉(陽陵)은 인체 외측의 융기(隆起)된 곳을, 천(泉)은 물이 굴(窟)을 따라 나오는 것과 오목한 곳을 가리킨다. • 혈이 하지 외측 비골두 앞 오목한 곳에 있기 때문에 양릉천(陽陵泉)이라 이름 짓게 되었다.
부위	• 무릎 아래 1촌으로 비골두전하방의 오목한 곳에서 취한다.
해부 위치	• 장단비골근과 장지신근 중에 있으며, 외측 슬하 동·정맥이 있고, 총비골신경의 천비골신경과 심비골신경으로 나누어지는 곳이다.
주요 치료	• 태식, 구고인건, 반신불수, 하지마비, 마목, 협통, 구토, 황달, 소아경풍, 고혈압, 자궁출혈 등이 있다.
배혈	• 지구(支溝), 장문(章門), 족임읍(足臨泣)과 배합하여 협통(脇痛)을 치료한다. • 환도(環跳), 풍시(風市), 위중(委中), 현종(懸鍾)과 배합하여 반신불수(半身不遂), 하지마비(下肢麻痺)를 치료하고, 음릉천(陰陵泉)과 배합하여 학질(瘧疾)을 치료한다.

④ **구허(丘墟)**는 족소양담경의 40번 자리로, 족소양경의 **원혈(原穴)**이다.

[표 5-43] 족소양담경 Ⅳ – 구허

명칭	구허(丘墟)
의미	• 높은 곳을 구(丘), 사방은 높으나 가운데의 낮은 지점을 허(墟)라 부른다. • 복사뼈가 돌출함이 구(丘)와 같고, 복사뼈 앞의 움푹 들어간 모양이 허(墟)와 같아서 구허(丘墟)라 이름 짓게 되었다.
부위	• 외과전하방이며 임읍 혈 위의 3촌으로, 장지신근건 외측 오목한 곳에서 취한다.
해부 위치	• 단지신근이 시작되는 곳으로, 전외과 동·정맥 분지가 있고, 중간족배피신경과 천비골신경 분지가 분포한다.
주요 치료	• 편두통, 후비, 경항통, 담낭염, 액하종, 흉협통, 하지마비, 외과종통, 위궐, 하지산통, 전근, 족근통, 족내번 등이 있다.
배혈	• 담유(膽俞), 일월(日月), 삼양락(三陽絡)과 배합하여 흉협통부득식(胸脇痛不得息), 늑간신경통(肋間神經痛)을 치료한다. • 해계(解谿), 상구(商丘), 곤륜(崑崙)과 배합하여 족과통(足踝痛)을 치료한다.

⑤ 족임읍(足臨泣)은 족소양담경의 41번 자리로, 족소양경의 **수혈**(輸穴)이고 팔맥교회혈의 하나이며 대맥(帶脈)에 통한다.

[표 5-44] 족소양담경 Ⅴ – 족임읍

명칭	족임읍(足臨泣)
의미	• 읍(泣)은 색(濇)과 통하고, 두임읍(頭臨泣)과 상하에서 서로 대응하기 때문에 족임읍(足臨泣)이라 이름 짓게 되었다.
부위	• 제4, 5척중족골저 관절부의 전방 오목한 곳에서 취한다.
해부 위치	• 족배 정맥망과 제4배측중족 동·정맥이 있고, 중간 족배피신경이 분포한다.
주요 치료	• 후두통, 목현, 유선염, 경임파선결핵, 흉협통, 월경부조, 외과종통, 기천, 액하종, 주신통, 소퇴족부습통, 유옹 등이 있다.
배혈	• 풍지(風池), 백회(百會), 합곡(合谷)과 배합하여 두통목현(頭痛目眩)을 치료한다. • 중저(中渚), 풍지(風池), 태양(太陽)과 배합하여 편두통(偏頭痛)을 치료한다. • 유근(乳根), 견정(肩貞)과 배합하여 유선염을 치료한다. • 중극(中極), 삼음교(三陰交)와 배합하여 월경 이상을 치료한다.

(5) 미용 방면의 이용

담경(膽經)은 비위의 소화 기능을 돕는데, 양경과 음경의 중간에 위치하여 균형을 잡는 것이다. 또한 담경은 눈 주위를 순행하여 눈의 충혈이나 통증, 대상 포진, 황달 증상 등을 치료할 수 있다.

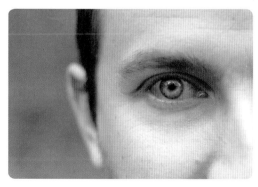

▲ 안구 질환에 관여하는 담경

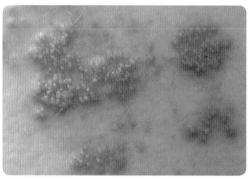

▲ 대상 포진 질환에 관여하는 담경

⑫ 족궐음간경 (足厥陰肝經)

족궐음간경은 엄지발가락 바깥쪽에서 시작하는 경락이다. 간경이 발달하면, 뚝심이 있고 성격이 호방하며 자신감이 넘친다. 반대로 간경이 발달하지 못하면, 자신감이 없고 조바심을 잘 내는 특징이 있다.

(1) 순행

① 주줄기는 엄지발가락 털이 난 곳을 시작점으로 하여 발등, 안쪽 복사뼈 위 8촌에서 족태음비경과 교차하고, 뒤로 넘어가 하지 내측 중선을 지나 음모, 음기, 아랫배, 위, 간에 속하며, 담을 연결하고 횡격막을 통과하여 협륵, 후롱, 목계에서 정수리, 끝으로 독맥과 회합한다.

② 가지의 한 가닥은 목계에서 시작하여 뺨 안쪽, 입술 안쪽까지 이어지고, 다른 가닥은 간에서 시작하여 횡격막, 폐로 들어가 수태음폐경과 교접한다.

(2) 경락 변증

족궐음간경에 사기가 침입하여 발병하면, 요통으로 허리를 구부리거나 펴지 못한다. 남성의 경우는 퇴산(㿗疝)이 생기고, 부녀자는 아랫배가 부으며 심할 경우 인후가 건조하고 얼굴이 때가 낀 듯 잿빛을 띠며 윤기가 없다.

(3) 중요 증상

간이 주관하므로 발병하면 가슴이 그득한 듯 답답하며 구토와 설사가 일어난다. 또 장산통(腸疝痛)이 생기고, 자기도 모르게 소변을 보거나, 소변 불통이 나타날 수도 있다.

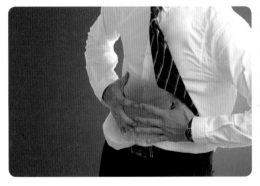
▲ 급성 창자 통증에 관여하는 간경

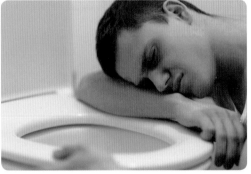
▲ 가슴 답답함과 구토 증상에 관여하는 간경

(4) 중요 수혈

① 행간(行間)은 족궐음간경의 2번 자리로, 족궐음경의 형혈(滎穴)이다.

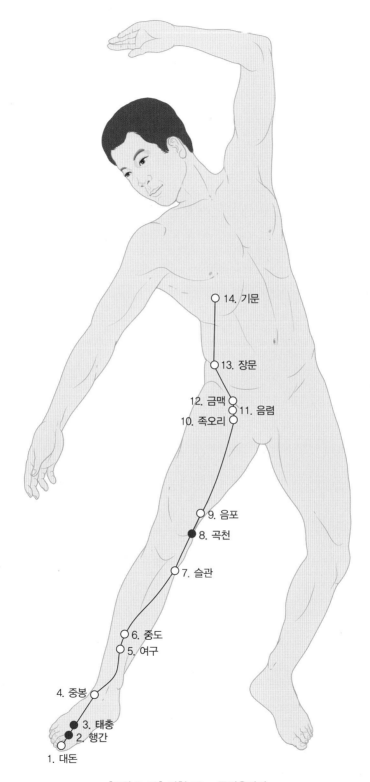

14. 기문

13. 장문

12. 금맥
11. 음렴
10. 족오리

9. 음포
8. 곡천
7. 슬관

6. 중도
5. 여구

4. 중봉

3. 태충
2. 행간
1. 대돈

[그림 5-18] 경혈 Ⅻ - 족궐음간경

[표 5-45] 족궐음간경 Ⅰ – 행간

명칭	행간(行間)
의미	• 행(行)은 경과(經過), 도로(道路)이며 발의 기능이고, 간(間)은 간극(間隙)을 뜻한다. • 혈의 위치가 제1, 2 발가락 사이에 있기 때문에 행간(行間)이라 이름 짓게 되었다.
부위	• 발등 제1, 2지 사이 횡문 끝 제1기절골저 전 외연에서 취한다.
해부 위치	• 족배 정맥망, 제1배측지 동맥이 있고, 배측지신경이 있다.
주요 치료	• 흉협복창만, 두통, 두훈, 녹내장, 산기, 붕루, 월경 이상, 소변불리, 대변비결, 경풍, 안면 신경마비, 각기홍종, 목적홍종, 불면, 전간, 계종, 소갈, 유옹, 도한 등이 있다.
배혈	• 풍지(風池), 태양(太陽), 인당(印堂), 족삼리(足三里)와 배합하여 현훈(眩暈)을 치료한다. • 신문(神門), 내관(內關), 백회(百會)와 배합하여 실면(失眠)을 치료한다. • 풍지(風池), 합곡(合谷), 태양(太陽)과 배합하여 두통, 녹내장(綠內障), 안홍종통(眼紅腫痛)을 치료한다.

② 태충(太衝)은 족궐음간경(足厥陰肝經)의 3번 자리로, 족궐음경의 **수혈**(輸穴)이자 **원혈**(原穴)이다.

[표 5-46] 족궐음간경 Ⅱ – 태충

명칭	태충(太衝)
의미	• 태(太)는 큰 것을, 충(衝)은 요충(要衝)과 통도(通道)를 뜻한다. • 혈은 발등에 있고, 발의 제1, 2지 사이에 있으므로 태충(太衝)이라 이름 짓게 되었다.
부위	• 발등 제1, 2지 사이 횡문 끝 제1기절골저 전 외연에서 취한다.
해부 위치	• 제1, 2중족골 사이로 장무지신근 외측연이고, 족배 정맥망과 제2중족골 동맥이 있으며, 심비골신경의 배측중족신경이 분포한다.
주요 치료	• 두통, 두목현훈, 구와, 목적종통, 실면, 협통, 산기, 붕루, 이변불통, 유뇨, 고혈압, 간기능장애성 경풍, 관격 등이 있다.
배혈	• 합곡(合谷), 백회(百會)와 배합하여 두정통(頭頂痛)을 치료한다. • 풍지(風池), 족삼리(足三里), 삼음교(三陰交)와 배합하여 두목현훈(頭目眩暈), 고혈압을 치료한다. • 백회(百會), 수구(水溝), 합곡(合谷), 내관(內關)과 배합하여 우울증, 발광증, 간질증을 치료한다.

③ 곡천(曲泉)은 족궐음간경의 8번 자리로, 족궐음경의 **합혈**(合穴)이다.

[표 5-47] 족궐음간경 Ⅲ – 곡천

명칭	곡천(曲泉)
의미	• 음곡(陰谷)의 앞 슬와 횡문 안쪽 끝 오목한 곳에 있기 때문에 곡천(曲泉)이라 이름 짓게 되었다.
부위	• 무릎을 굽힌 후 슬와 내측 횡문 끝 오목한 곳에서 취한다.
해부 위치	• 대퇴골 내측과 후연으로 반막양근건과 반막양근건 앞 및 봉공근 내측 후연에 있으며, 대복재 정맥, 내측 상슬 동맥이 있고, 복재신경이 분포한다.
주요 치료	• 소복통, 소변불리, 음부소양, 유정, 자궁탈수, 정신병, 산기, 월경부조, 월경통, 음경통, 융폐, 사리농혈, 슬통근련불가굴신, 슬경랭통, 녹혈 등이 있다.
배혈	• 백회(百會), 기해(氣海), 삼음교(三陰交), 유도(維道), 조해(照海)와 배합하여 자궁탈수(子宮脫垂)를 치료한다. • 혈해(血海)와 배합하여 음창(陰瘡)을 치료한다. • 관원(關元), 중극(中極), 태충(太衝), 삼음교(三陰交)와 배합하여 산기(疝氣), 음경통(陰莖痛)을 치료한다.

(5) 미용 방면의 이용

간기가 뭉치고 소통이 안 되면 어혈이 생기고 피부색이 탁해진다. 간기의 소설 작용은 비위 소화 기능에 영향을 주어 기혈 생성에 관여한다. 따라서 간경은 생식기를 순행하여 부인과 질환 및 생식기 질병에 관여한다. 또 여성의 생리와 가장 밀접한 경락으로, 생리 불순, 생리통, 냉증, 대하증 등을 치료한다.

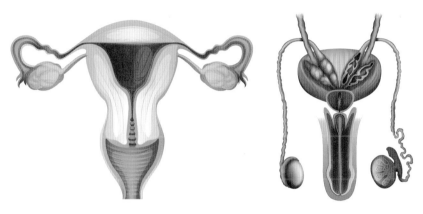

▲ 여성과 남성의 생식 체계에 관여하는 간경

memo

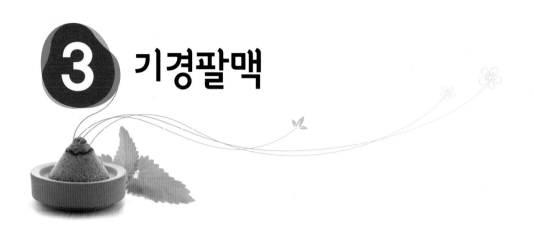

③ 기경팔맥

기경팔맥은 12정경(正經)의 구속을 받지 않고 기혈의 방향이 정해져 있지 않으며, 표리 관계에 있는 장부 관계도 없어 '기경(奇經)'이라 한다. 기경팔맥은 『황제내경』에 산재되어 기술되어 있고, 『난경(難經)』에 명칭, 유주(流注), 병증 등이 체계적으로 기술되어 있다. 평시에는 십이경락을 보조하는 기능이 있고, 비상시에는 십이경락을 대신해서 인체를 조절하는 역할을 한다.

❶ 독맥(督脈)

독맥은 손발 6개의 양경락과 서로 만나 관할하고 통솔하므로, '양경지해(陽經之海)'라 한다. 척추를 따라 흘러가면서 등쪽으로 수혈을 잡는 데 기준점이 되고, 모든 경락 진단에 중요한 단서를 제공한다.

(1) 특징

'독(督)'은 감독과 통솔의 뜻을 갖고 있고, 인체의 후정중선(後正中線)을 순행하면서 모든 양경(陽經)을 감독하고 통솔하는 '양경의 바다'라 할 수 있다. 다시 말해, 여섯 개의 양경은 모두 독맥의 '대추(大椎)' 혈에서 만나기 때문에 양경의 기혈을 조절하는 기능을 할 수 있는 것이다. 또 생식 기능을 주관하고 뇌(腦), 수(髓), 신(腎)의 기능을 다스린다. 독맥은 뇌로 들어가고 신(腎)을 연결시키므로 뇌와 척수의 기능과 관계가 있는 것이다.

(2) 순행

- 아랫배에서 시작하여 회음(會陰), 등골, 후정중선(後正中線), 풍부(風府), 뇌(腦), 머리 꼭대기, 이마, 코 , 수구(水溝), 윗입술, 은교(齦交)에서 마무리된다.
- 회음(會陰)에서 후정중선(後正中線), 배꼽, 인후, 아래턱에서 입술을 돌아 은교(齦交)를 거쳐 두 눈의 중앙에서 마무리된다.

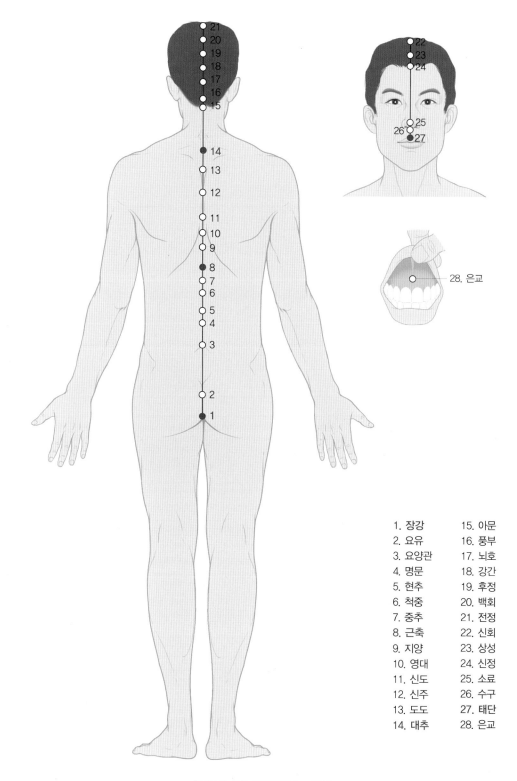

1. 장강	15. 아문
2. 요유	16. 풍부
3. 요양관	17. 뇌호
4. 명문	18. 강간
5. 현추	19. 후정
6. 척중	20. 백회
7. 중추	21. 전정
8. 근축	22. 신회
9. 지양	23. 상성
10. 영대	24. 신정
11. 신도	25. 소료
12. 신주	26. 수구
13. 도도	27. 태단
14. 대추	28. 은교

28. 은교

[그림 5-19] 기경팔맥 I – 독맥

(3) 경락 변증

독맥은 등을 순행하고 뇌에 낙(絡)하므로, 만일 독맥의 맥기에 이상이 생기면 다음과 같은 증상이 나타날 수 있다. 실하면 척추가 강직되고, 허하면 머리가 무거워지는 병증이 일어난다. 이것은 독맥의 경기가 막혀서 맑은 기운이 위로 상승하지 못해 일어나는 것으로 요척 관절의 강직뿐 아니라, 어른은 간질, 어린이는 경기를 일으킬 수 있다. 또 독맥의 별락은 소복부로 상행하는데 맥기가 실조되면, 아랫배가 아프고 소변을 잘 보지 못하며 고환이 붓고 아프다. 이 밖에도 치질, 불임 등과 생식기 계통의 질병이 생긴다.

(4) 미용 방면의 이용

독맥은 모든 경락을 조절하는데, 주로 두면부와 오관의 보건과 미용에 효과가 있다. 또 열증, 코 질환, 비듬, 탈모 등과 관계가 깊고, 두통이나 현기증, 불면증, 건망증, 이명 등에도 효과가 있다.

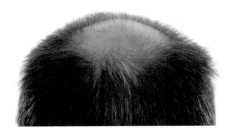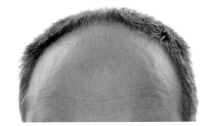

▲ 탈모 치료에 관련 있는 독맥

❷ 임맥(任脈)

임맥은 손발 6개의 음경락과 서로 만나 관할하고 통솔하므로, '음경지해(陰經之海)'라 한다. 주로 복부와 가슴의 수혈을 잡는 데 기준점이 되고, 소화기, 비뇨, 생식기 질환의 치료에 작용하는 경락이다.

(1) 특징

'임(任)'은 담임(擔任)의 뜻인데, 전정중선을 순행하면서 전신의 음경(陰經)을 총괄적으로 담당하므로 '음경의 바다'라고 한다. 이 맥은 인체의 정(精), 혈(血), 진액(津液)을 조절하고, 임신을 주관한다. 또 포중(胞中)에서 시작되어 자궁과 연결되므로, 여성의 생리나 대하, 임신 등과 관계가 깊다.

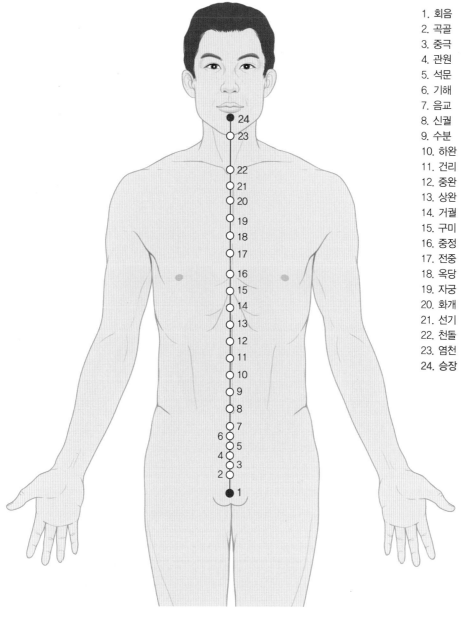

<table>
<tr><td>1. 회음</td></tr>
<tr><td>2. 곡골</td></tr>
<tr><td>3. 중극</td></tr>
<tr><td>4. 관원</td></tr>
<tr><td>5. 석문</td></tr>
<tr><td>6. 기해</td></tr>
<tr><td>7. 음교</td></tr>
<tr><td>8. 신궐</td></tr>
<tr><td>9. 수분</td></tr>
<tr><td>10. 하완</td></tr>
<tr><td>11. 건리</td></tr>
<tr><td>12. 중완</td></tr>
<tr><td>13. 상완</td></tr>
<tr><td>14. 거궐</td></tr>
<tr><td>15. 구미</td></tr>
<tr><td>16. 중정</td></tr>
<tr><td>17. 전중</td></tr>
<tr><td>18. 옥당</td></tr>
<tr><td>19. 자궁</td></tr>
<tr><td>20. 화개</td></tr>
<tr><td>21. 선기</td></tr>
<tr><td>22. 천돌</td></tr>
<tr><td>23. 염천</td></tr>
<tr><td>24. 승장</td></tr>
</table>

[그림 5-20] 기경팔맥Ⅱ – 임맥

(2) 순행

- 하복부 중극(中極) 아래 포궁에서 시작하여 음모제, 전정중선, 인후, 승장, 은교(齦交)를 지나 안면에서 눈 밑 승읍까지 이어진다.
- 포궁(胞宮)에서 등골(脊柱)을 거쳐 배부(背部)에서 마무리된다.

(3) 경락 변증

임맥은 흉복부의 정중앙을 지나고 하복부에서는 족삼음과 교회하므로, 만약 맥기가 실조되면 전음(前陰)과 관련된 생식기 질환이 주로 발생한다. 남성은 주로 요통, 장산통(腸疝痛)과 함께 고환이 붓거나 아픈 증상이 많다. 여성은 냉증과 대하증, 아랫배 종괴(腫塊), 월경 이상, 유산이나 불임, 하복부 통증 등 자궁과 관련된 모든 통증과 유방통, 하혈 등이 많이 나타난다.

(4) 미용 방면의 이용

임맥은 모든 음경락을 조절하는데, 충맥과 독맥을 조절하여 임신과 생식 계통을 주관한다. 이것은 여성의 내분비 계통을 조절하여 부인과 질병을 치료하며, 피부 개선에 응용되고 있다. 더불어 유방을 풍만하게 하는 효과도 있다.

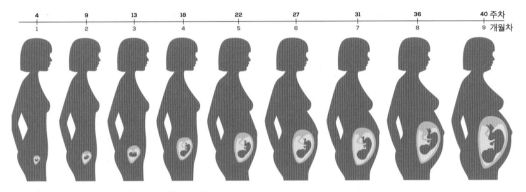

▲ 내분비를 조절하여 임신을 주관하는 임맥

❸ 충맥(衝脈)

충맥은 '십이경맥의 바다', '오장육부의 바다'로 불린다. 충맥은 임맥과 병행해서 흐르고, 독맥과 서로 통하는데, 경락의 기가 머리에서 하지까지 이어지기 때문이다. 충맥은 머리에서 모든 양경에 흘러들고, 하지에서는 세 개의 음경락으로 흘러들어 십이경락과 오장육부에 기혈을 받아들이며 소통시킨다.

(1) 특징

'충(衝)'은 요충(要衝)이라는 뜻이고, 이 맥은 십이경맥의 기혈이 통행하기 때문에 '십이경맥의 바다', '오장육부의 바다'라고 한다. 다시 말해, 상하, 전후로 온몸을 순행하는 기혈의 요충지로써 임맥과 독맥으로 연결되어 십이경맥의 기혈을 조절한다. 그 시작이 포중(胞中)이어서 임맥, 독맥과 함께 '일원삼기(一源三岐)'라 부른다. 이 맥은 주로 남녀의 생식 기능과 관계가 깊고, 간(肝), 신(腎), 비위(脾胃)를 통해 기의 승강(昇降) 운동을 조절한다.

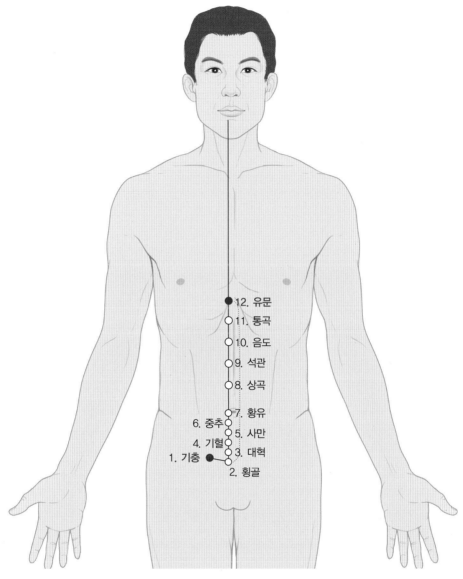

12. 유문
11. 통곡
10. 음도
9. 석관
8. 상곡
7. 황유
6. 중추
5. 사만
4. 기혈
3. 대혁
1. 기충
2. 횡골

[그림 5-21] 기경팔맥 Ⅲ - 충맥

(2) 순행

- 아랫배 포궁에서 시작하여 복강전벽(腹腔前壁)을 지나 족소음경과 병행하고, 제방(臍旁), 흉중(胸中), 인후, 입술을 거쳐 눈 밑까지 이어진다.
- 포궁에서 독맥을 교회하고 척중(脊中)에서 상행한다.
- 방광 아래에서 기충(氣衝)을 지나 족소음경과 병행하고, 족삼음경을 유주하며, 하지 내측을 지나 안쪽, 복사뼈 뒤를 거쳐 발바닥까지 이어진다.
- 안쪽 복사뼈에서 발등을 지나 엄지발가락까지이다.

(3) 경락 변증

맥기가 실조되면 월경부조, 불임, 유산, 붕루 등의 부인병이 생긴다. 또한 복부를 순행해 가슴에 이르므로, 기의 승강이 실조되면 천식, 심통, 복통, 장명 등이 생긴다.

(4) 미용 방면의 이용

충맥은 십이경맥의 기혈을 조절한다. 여성의 생리를 조절하고 남녀의 생식 기능과 밀접한 연관이 있는데, 특히 여성의 생리 불순, 불임, 유산, 하혈 등의 부인병 치료에 효과가 있다.

④ 대맥(帶脈)

대맥은 허리띠 모양으로 흐르는 경락으로, 여성의 생리 불순, 적백 대하, 하복부 통증, 허리 통증, 하지 무력 등의 증상과 관계가 깊다.

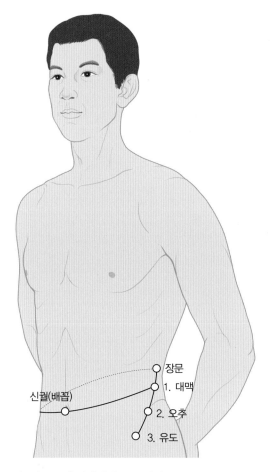

[그림 5-22] 기경팔맥 Ⅳ − 대맥

(1) 특징

'대(帶)'는 허리띠를 뜻하는데, 이 맥은 요복(腰腹)을 가로질러 흐르며 모든 경락을 구속한다. 세로로 흐르는 모든 경맥에 관여하고, 허리에서 나와서 비스듬히 복부 앞쪽을 돌아 몸을 한 바퀴 도는데, 그 모양이 마치 띠를 맨 것과도 같다. 따라서 모든 경맥의 망행(妄行)을 단속하고, 태아를 보호하며, 여성 대하증을 주관한다. 『난경(難經)』에서는 '모든 맥이 모두 대맥에 속한다.'고도 하였다.

(2) 순행

• 계협(季脇)에서 시작하여, 대맥혈(帶脈穴)을 지나 요복(腰腹)까지 이어진다.

(3) 경락 변증

대맥이 조화롭지 못하면, 주로 여성의 월경부조, 적백 대하, 복부 팽만, 요부 무력, 하지 무력, 요척통 등의 증상이 나타난다.

(4) 미용 방면의 이용

대맥은 여성의 대하증을 치료하고, 태아를 보호한다.

❺ 음유맥(陰維脈)

음유맥(陰維脈)은 주로 음의 경락 부위를 연결하여 족삼음경락과 임맥을 교회하고, 모든 음맥을 망라하며 비경, 신경락과 밀접한 관계를 갖는다.

(1) 특징

'유(維)'는 연계를 뜻하는 말로, '그물로 연결한다'는 의미이다. 다시 말해, 유맥(維脈)은 전신 음양의 기를 망라하는 그물 같은 맥이다.

(2) 순행

• 축빈(築賓)에서 시작하여 하지 내측을 지나 복부(腹部), 족태비경과 병행하며, 협륵(脇肋), 인후, 염천(廉泉)을 거쳐 임맥과 회합한다.

(3) 경락 변증

주로 이(裏)증으로, 매사에 의욕이 없거나 마음이 계속 설레면서 가슴과 심장 부위가 아픈 고심통(苦心痛)이 나타난다. 또한 허리와 음부가 아프고, 옆구리와 위완부가 아프며, 복통이나 설사, 탈항 등이 자주 생긴다.

(4) 미용 방면의 이용

음유맥은 모든 음경과 연결되고 임맥과 만난다.

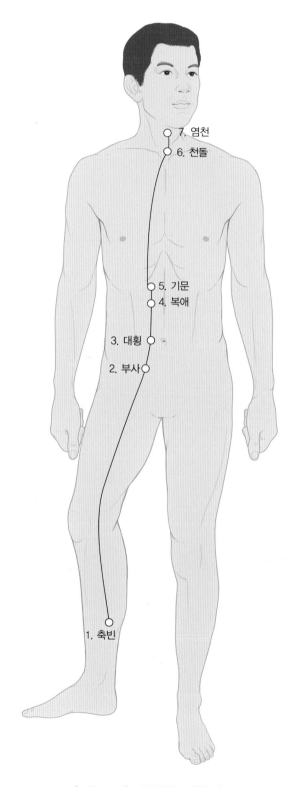

7. 염천

6. 천돌

5. 기문

4. 복애

3. 대횡

2. 부사

1. 축빈

[그림 5-23] 기경팔맥 V – 음유맥

⑥ 양유맥(陽維脈)

양유맥(陽維脈)은 주로 양의 경락 부위를 그물망처럼 연결하는데, 특히 족태양방광경과 족소양담경과 밀접한 관련이 있다.

(1) 특징

주로 양의 경락 부위를 그물망처럼 연결하고, 인체의 모든 양맥(陽脈)인 족삼양경, 수태양경, 수소양경, 독맥과 교회하여 모든 양의 경락을 망라한다.

(2) 순행

금문(金門)에서 시작하여 족소양담경과 병행하고, 하지 외측, 협부(脇部), 견갑 외연, 뒷목을 지나 풍부(風府), 아문(瘂門), 독맥과 회합한다.

(3) 경락 변증

인체 경맥은 태양경이 표(表)를 주관하고, 소양이 반표반리(半表半裏)를 주관하는데, 이 두 경의 기가 불완전하면 양유맥이 영향을 받게 되어 주로 한열이 반복되는 증상이 나타난다. 또 발목과 발에 힘이 없고, 머리와 목 부위가 아프게 된다.

(4) 미용 방면의 이용

양유맥은 모든 양경과 연결되며 독맥과 만난다.

⑦ 음교맥(陰蹻脈)

음교맥은 양교맥과 상대적인 개념으로 짝을 이루어 전신의 근맥을 주관하고, 눈동자의 열고 닫음을 주관하는 경락이다.

(1) 특징

'교(蹻)'는 발뒤꿈치를 뜻하는 족근을 의미한다. 양교맥은 외과(外踝) 아래에서 시작하고, 음교맥은 내과(內踝) 아래에서 시작한다. 음교맥과 양교맥은 안팎으로 상대되는 경맥이다. 음교맥은 인체의 좌우측 음을 주관하는 데 인체를 정면에서 보았을 때 내측으로 순행하면서 족소음신경, 족태양방광경과 교회한다. 또 눈에 영양과 보습을 담당하고, 눈꺼풀의 열고 닫음과 하지 운동을 주관한다.

(2) 순행

- 조해(照海)에서 시작하여 안쪽 복사뼈를 지나 대퇴 내측의 생식기, 흉부, 결분, 인영을 지나며 광대뼈에서 눈 안쪽 모서리(睛明)를 거쳐 족태양방광경과 양교맥에서 회합한다.

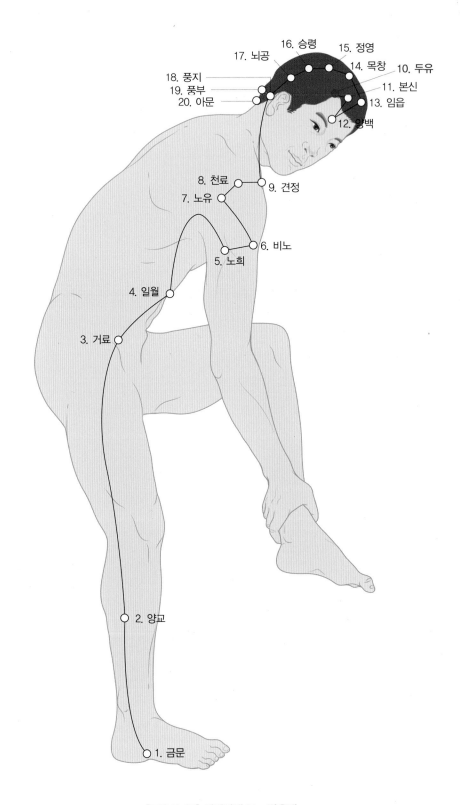

16. 승령
15. 정영
17. 뇌공
14. 목창
10. 두유
18. 풍지
11. 본신
19. 풍부
13. 임읍
20. 아문
12. 양백
8. 천료
9. 견정
7. 노유
6. 비노
5. 노희
4. 일월
3. 거료
2. 양교
1. 금문

[그림 5-24] 기경팔맥 Ⅵ - 양유맥

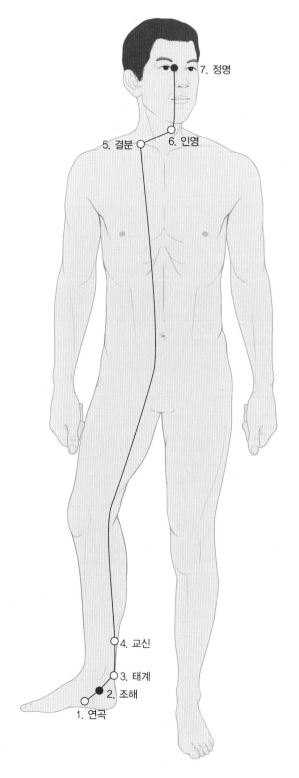

7. 정명

5. 결분   6. 인영

4. 교신

3. 태계

2. 조해

1. 연곡

[그림 5-25] 기경팔맥 Ⅶ - 음교맥

(3) 경락 변증

하지의 안쪽 근육은 경련이 일어나고 바깥쪽 근육은 늘어져 발목이 안쪽으로 꺾인다. 인후가 아프며 잠이 많이 온다. 더불어 전간(癲癇), 장명, 복부적취(腹部積聚), 하복통, 요통, 음부산증(陰部疝症), 대하증과 눈병 등이 생긴다.

(4) 미용 방면의 이용

음교맥은 눈에 영양과 보습을 담당하고, 눈꺼풀의 열고 닫음과 하지의 안쪽 질환과 운동을 주관한다.

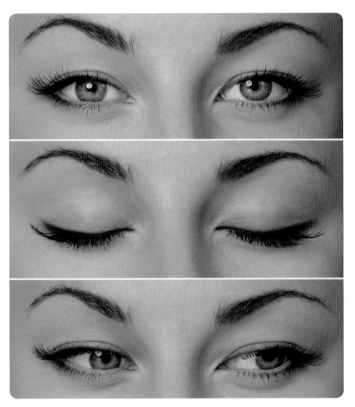

▲ 눈꺼풀의 개폐 운동과 자양을 담당하는 음교맥

⑧ 양교맥(陽蹻脈)

양교맥은 음교맥과 상대적인 개념으로 짝을 이루어 인체의 운동 기능과 눈동자의 열고 닫음을 주관하는 경락이다. 이 경락은 독맥 다음으로 양의 기운이 강하고, 양의 경락을 연결하여 사지 질환을 치료한다.

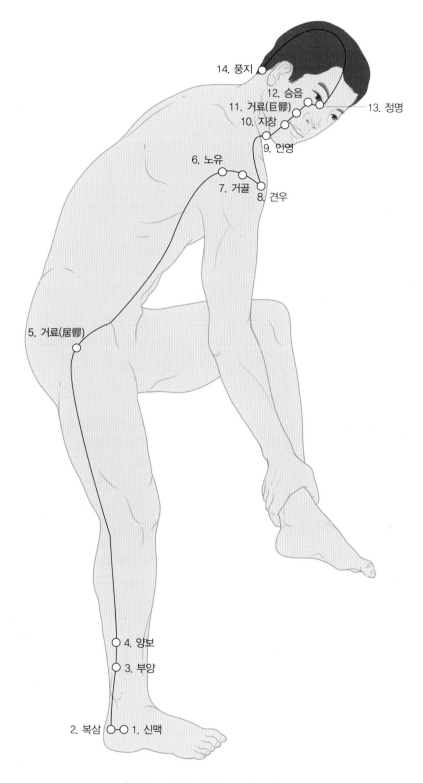

14. 풍지

12. 승읍

11. 거료(巨髎)

13. 정명

10. 지창

9. 인영

6. 노유

7. 거골

8. 견우

5. 거료(居髎)

4. 양보

3. 부양

2. 복삼 1. 신맥

[그림 5-26] 기경팔맥 Ⅷ - 양교맥

(1) 특징

양교맥은 인체의 좌우측 양(陽)을 주관하는 데 인체를 정면에서 보았을 때 외측으로 순행하면서 수태양경, 족태양경, 수양명경, 족양명경, 족소양경과 교차되어 양기를 대표한다. 이 맥 역시 눈을 자양(滋養)하고, 눈꺼풀의 열고 닫음을 주관하며, 하지 운동을 주관한다.

(2) 순행

- 복사뼈 바깥쪽 신맥에서 시작하여 바깥쪽 복사뼈 뒤, 대퇴 외측, 옆구리, 늑골, 견갑 외측을 지나 경부(頸部)에서 입술, 눈 안쪽 모서리, 수·족태양경, 음교맥과 회합하며, 귀 뒤에서 풍지(風池)까지 이어진다.

(3) 경락 변증

하지의 바깥쪽 근육은 경련이 일어나고, 안쪽 근육은 늘어져 발목이 바깥쪽으로 꺾인다. 또 잠을 못 자고, 눈 주위가 벌겋고 아프다. 그 밖에도 허리와 등이 뻗치고 아프며, 심하면 정신 이상이 생길 수 있다.

(4) 미용 방면의 이용

양교맥은 양기가 부족해서 오는 질환과 관계가 깊고, 땀 흘림이나 중풍으로 인한 하지마비, 언어불리, 시력 감퇴나 감기 등의 증상과도 관련이 있다.

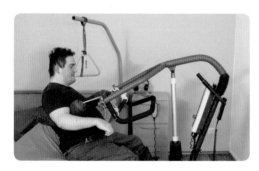

▲ 중풍으로 인한 하지마비 증상

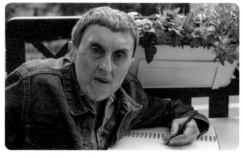

▲ 중풍으로 인한 언어불리 증상

memo
_____
_____
_____
_____

4 수혈의 미용적 이용

수혈은 십이경락 및 365개의 혈자리와 기혈(奇穴), 신혈(新穴)까지 포함하면 천여 가지나 된다. 또 같은 경락 선상에 있는 수혈의 효능이 비슷하여 실제 임상에서 사용할 때, 수혈의 선별과 선택에 어려움이 많고 자극하는 혈자리의 숫자가 더 많아진다. 따라서 예로부터 임상 효능이 입증된 수혈 이론을 기본으로 삼으면, 선혈(選穴)의 어려움을 줄이고 더 좋은 예후를 볼 수 있을 것이다.

❶ 기본 수혈

(1) 사관(四關)

사관의 기원은 『황제내경(黃帝內經)』의 〈영추(迎秋)〉 제1편 '구침십이원(九鍼十二原)'에서 찾을 수 있다. 여기에서는 '오장유육부, 육부유십이원, 십이원출어사관, 사관주치오장, 오장유질, 당취지십이원(五藏有六府, 六府有十二原, 十二原出於四關, 四關主治五藏, 五藏有疾, 當取之十二原)'이라 하였다. 이것을 해석하면 '오장육부가 있고, 육부에는 12개의 원혈이 있으며, 이 원혈에서 사관이 나오는데, 사관은 오장의 병을 치료하고, 오장에 병이 있으면 마땅히 12개의 원혈을 취한다.'라는 내용이다.

그 후 명나라의 서봉(徐鳳)이 사관을 '합곡혈과 태충혈'이라고 명확히 규정하였는데 오늘날에도 이것을 취하고 있다.

태충혈은 간경의 원혈로 인체의 혈을 주관하고, 합곡은 대장경의 원혈로 폐경과 표리 관계가 있다.

이것은 인체의 기를 주관하고 전신의 기혈을 조절하는 것으로, 예로부터 지금까지 기본으로 가장 많이 사용하는 수혈이다.

(2) 삼초삼혈(三焦三穴)

삼초는 전신의 수도를 조절하는 경락으로, 심포와 함께 상화(相火)에 해당한다. 상초는 심, 폐 질환과 관계하며 전중(膻中) 혈을 취혈하고, 중초는 비, 위장 질환과 관계하며 중완(中脘) 혈을 취혈하며, 하초는 신장, 방광 질환과 관계하며 관원(關元) 혈을 취혈한다.

- 상초: 심장과 폐 질환은 전중 혈에 관계되어 있다.
- 중초: 비장과 위장 질환은 중완 혈에 관계되어 있다.
- 하초: 신장과 방광 질환은 관원 혈에 관계되어 있다.

(3) 현대의 십이 총혈

현대 침구학에서 임상에 효과가 좋은 수혈은 다음 표를 참조한다.

[표 5-48] 현대 침구 임상에서 효과적인 수혈

복부 질환 → 족삼리(足三里)	허리와 등 질환 → 위중(委中)	머리와 목 질환 → 후계(後谿)
얼굴 질환 → 합곡(合谷)	심장, 가슴 질환 → 내관(內關)	옆구리 질환 → 지구(支溝)
상지 질환 → 곡지(曲池)	하지 질환 → 양릉천(陽陵川)	생식기 질환 → 삼음교(三陰交)
항문 질환 → 승산(承山)	강장 기능 강화 → 관에 뜸	위급 상황 → 수구(水溝)

❷ 복모혈(腹募穴)을 이용한 진단

(1) 복모혈(腹募穴)

『유경도익(類經圖翼)』[11]에 따르면, 복모혈(腹募穴)은 '기가 결속하고 모이는 곳'이라고 하였다. 따라서 장부에 질병이 있을 때 진단하는 곳이고, 동시에 치료를 위해 사용하는 부위이기도 한 것이다.

[표 5-49] 모혈표

양측(兩側)		정중앙(正中央)	
장부(臟腑)	모혈(募穴)	장부(臟腑)	모혈(募穴)
간(肝)	기문(期門)	심포(心包)	전중(膻中)
폐(肺)	중부(中府)	심(心)	거궐(巨闕)
비(脾)	장문(章門)	위(胃)	중완(中脘)
신(腎)	경문(京門)	삼초(三焦)	석문(石門)
담(膽)	일월(日月)	소장(小腸)	관원(關元)
대장(大腸)	천추(天樞)	방광(膀胱)	중극(中極)

(2) 오링 테스트(O-ring Test)

오링 테스트는 미국의 DC(Doctor of Chiropractic)들이 중심이 되어 '인체의 운동에 대해 과학적으로 연구하는 학문'이라는 'Applied Kinesiology', 즉 약칭 AK에서 근력 테스트를 통해 진단과 치료에 활용하는 연구를 한 것이다. 이것은 1970년대에 미국에서 박사 학위 논문을 쓰던 일본 물리학자 오무라 요시아키가 피로의 영향을 적게 받고, 지치더라도 빨리 회복되며, 또 대뇌피질의 감각력과 운동력을 가장 많이 차지하는 손가락의 근육을 찾아서 발표한 진단 방법이다. 바른 시술을 위해서는 시술 받는 사람의 손으로 모혈을 누른 뒤, 평행하게 잡아당겨야 한다.

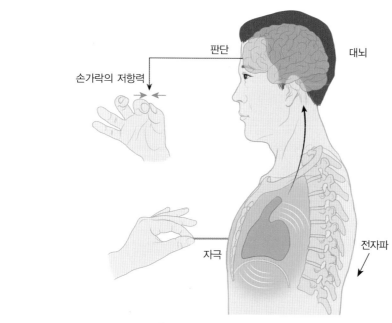

[그림 5-27] 오링 테스트의 원리

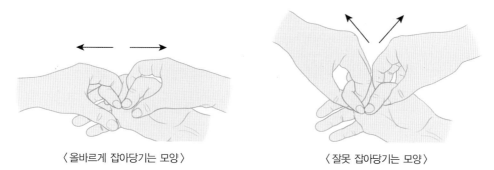

〈 올바르게 잡아당기는 모양 〉　　　　〈 잘못 잡아당기는 모양 〉

[그림 5-28] 오링 테스트 방법

---

11) 『유경도익(類經圖翼)』: 명나라의 의사 장개빈(張介賓)이 저술한 책이다. 그의 호는 '경악(景岳)'으로, 그는 유가 사상을 중의학에 접목하였는데 이 책에서 기의 개념을 사상적으로 풀어내었다.

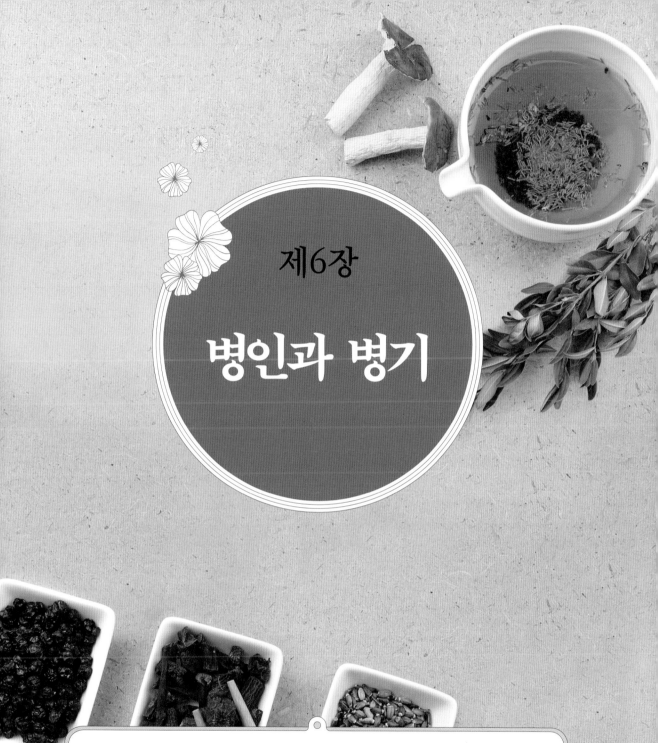

제6장

병인과 병기

한의학은, 정상적인 인체 생리 상황에서는 음양, 기혈, 장부, 경락이 서로 의존하고 견제하면서
상대적인 균형을 유지하는데, 이러한 상대적 균형 상태가 무너져 스스로 조절하는 기능을 잃어버리면
질병이 발생한다고 인식한다. 병인과 병기는 발생한 질병의 원인과 특징을 이해하여 질병의
진단과 치료에 대한 자료를 제공해 준다.
이 장에서는 병인과 병기의 이해를 통해 질병의 원인과 질병의 발생, 발전, 변화에 대한
전체적이고 유기적인 관계 구조를 살펴보고자 한다.

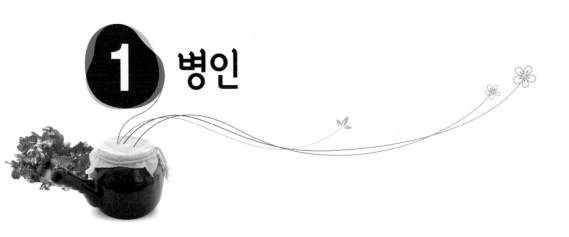

1 병인

① 병인(病因)의 이해

(1) 병인의 개념

병인(病因)이란 병의 원인을 뜻하는데, 『의학원류론(醫學源流論)』[1] 〈병동인별론(病同因別論)〉에서는 '범인지소고 위지병, 소이치차병자 위지인(凡人之所苦 謂之病, 所以致此病者 謂之因)'이라 표현하였다. 이것은 보통 사람이 괴로워하는 것을 일컬어 '병(病)'이라 하고, 이 병을 일으키는 것을 일컬어 '인(因)'이라 한다는 말이다.

다른 말로는 '발병인자(發病因子)'나 '병사(病邪)'라고도 한다. 육음이나 칠정, 음식 실조, 방실, 과로, 외상 등이 주요한 발병 원인이다. 이러한 것들이 병을 일으키는 원인이 되어 병이 들면, 체내에 노폐물이 쌓이고 이것이 다시 새로운 병의 원인으로 작용하기도 한다.

이와 같이 병인으로 발생한 병이 새로운 병인으로 작용하는 경우를 **'계발 원인(繼發原因)'**이라 하고, 대표적으로 담음, 어혈, 결석 등이 이에 해당된다.

이러한 병인학설은 한의학 이론의 중요한 부분으로, 각종 질병이 생기는 근본 원인을 연구하고 그 특징을 파악하는 것을 목적으로 한다.

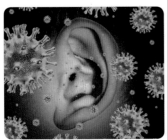
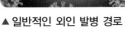
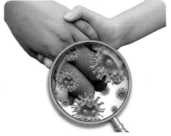
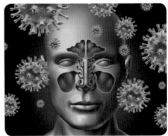

▲ 일반적인 외인 발병 경로

---

1) 『의학원류론(醫學源流論)』: 중국 청나라 때의 의학 서적으로, 서대춘(徐大椿)이 저술하였다.

(2) 병인의 분류

병인의 분류 방법은 시대에 따라 차이가 있었다. 『황제내경(黃帝內經)』〈소문(素問)〉제62편 '조경론(調經論)'에서는 병인을 외부로부터 침범한 외부 인자인 양사(陽邪)와 음식의 부절제와 방사 등의 내적인 원인인 음사(陰邪)로 분류하였다. 이후 장중경(張仲景)은 『금궤요략(金匱要略)』에서 병인을 크게 세 가지로 분류하고 있다. 첫째는 경락을 통해서 장부로 들어오는 것, 둘째는 사지오관과 혈맥끼리 서로 전이되고 영향을 주어 혈맥이 막히는 것, 셋째는 방사나 외상, 독충 등에 의한 것이라고 보았다.

하지만 오늘날은 외부 원인과 내부 원인, 계발 원인, 불내외인(원인 불명) 등으로 분류하는 것이 일반적이다.

① 외부 원인(外因)으로는 풍(風), 한(寒), 서(暑), 습(濕), 조(燥), 화(火)의 여섯 가지 기후 변화, 즉 육기(六氣)가 원인이 된 '육음(六淫)'과 오늘날 세균의 개념인 '역기(疫氣)'가 있다.

② 내부 원인(內因)으로는 칠정(七情), 음식의 부절제, 과로 등이 있다.

③ 계발 원인(繼發原因)으로는 담음(痰飮), 어혈(瘀血), 결석(結石) 등이 있다.

④ 불내외인(不內外因)은 매우 다양하지만, 일반적으로 외상, 기생충, 유전 등의 요인으로 볼 수 있다.

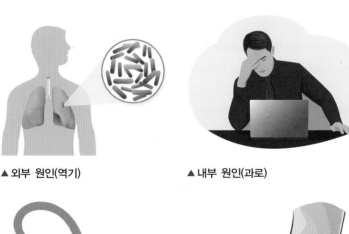

▲ 외부 원인(역기)

▲ 내부 원인(과로)

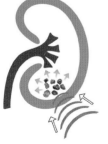

▲ 계발 원인(신장 결석)

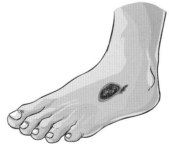

▲ 불내외인(외상)

❷ 주요 외인(外因) - 육음(六淫)

(1) 육음의 특징

① 밖에서 안으로 들어오는 원인으로, 피부와 입, 코 등을 통해 우리 몸속에 들어오고 전신을 돌며 질병을 일으킨다. 이것은 급하게 발병하고 초기에는 오한이나 발열, 두통 등의 증상이 많이 나타난다.

② 육기의 기운이 넘치거나 부족할 때, 또 시기에 맞지 않는 기후 환경으로 인해 인체의 적응력이 한계를 넘거나 정기가 약하여 저항력이 떨어졌을 때 질병이 주로 발생한다.

- 육음은 대부분 갑작스러운 기후 변화의 영향이 크다.
- 인체의 정기 강약과도 연관이 있는데, 정기가 약해질 때 발병한다.

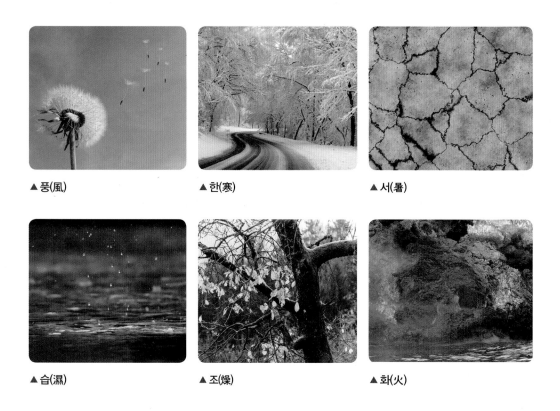

▲ 풍(風) ▲ 한(寒) ▲ 서(暑)

▲ 습(濕) ▲ 조(燥) ▲ 화(火)

③ 육음은 외감성, 계절성, 지역성, 동시성, 전화성을 가지고 있다.

- 피부, 입, 코 등을 통해 외부에서 침입하므로 '외감성(外感性)'이라 한다.
- 자연의 기후 변화가 주요 원인이므로 계절별로 잘 나타나는 특정한 병이 있다. 이를 '시령병(時令病)'이라 하고, '계절성(季節性)'이라고도 한다.

- 해안 지역은 습병이 많고 산간 지역은 한사가 많은데, 이처럼 생활이나 직업 환경과 밀접한 관련이 있는 것을 '지역성(地域性)'이라 한다.
- 단독으로 발병하기도 하지만, 두 가지 이상이 동시에 인체를 침범하여 발병하기도 하므로 '동시성(同時性)'이 있다고 한다.
- 육음이 인체에 침범하여 작용할 때는 다른 성질의 사기로 변하기도 하는데, 이것을 '전화성(轉化性)'이라 한다. 예를 들면, 한사로 인한 감기가 시간이 지나면서 열사와 조사로 변하는 경우가 해당된다.

(2) 육음과 질병

육음은 인체의 발병 과정 중에 나타나는 증상의 특징을 자연계의 기후 현상과 서로 비교하여 개괄, 분류, 추리 과정을 거쳐 정리된 개념이다.

[표 6-1] 계절과 육음의 관계

계절	봄	여름	장마철(長夏)	가을	겨울
육음	풍사(風邪)	서사(暑邪), 화사(火邪)	습사(濕邪)	조사(燥邪)	한사(寒邪)

① 풍사(風邪)

풍사는 봄철의 주요 기운으로, 사람에게 발병할 때도 풍사라 한다. 바람은 사계절 모두 있으므로, 풍사의 병증은 봄에 주로 나타나지만 사계절 언제라도 나타날 수 있다.

[표 6-2] 풍사의 특징 및 병증

성질	특징	주요 병증
풍사양사(風邪陽邪)라 하여, 가볍고 닫힌 것을 열고 배출한다.	• 발병 위치는 위에 있다. • 발병 부위는 겉에 있다.	• 두통, 코 막힘, 목 가려움증 등이 있다. • 오한, 발열, 땀 흘림 등이 있다.
풍성선행수변(風性善行數變)이라 하여, 잘 움직이고 자주 변한다.	• 발병 위치가 자주 움직인다. • 증상의 변화가 빠르다.	• 관절염의 통증 부위가 자주 변하고, 따로 고정된 통증 부위가 없다. • 피부병이 나타나고 가라앉기를 반복한다.
풍성주동(風性主動)이라 하여, 풍사의 성질은 움직임에 있다.	• 사지 운동이 비정상적이다.	• 파상풍의 사지 뒤틀림과 위축, 얼굴 마비 등이 온다.
풍위백병지장(風爲百病之長)이라 하여, 모든 병의 우두머리가 된다.	• 다른 병사와 결합하고 옮겨가는 데 주도적 역할을 한다.	• 풍한, 풍습, 풍열, 풍조 등 다른 병사와 자주 결합한다.

② 한사(寒邪)

한사는 겨울철의 주요 기운으로, 냉기가 심해져서 병을 일으킨다. 이것은 자연계의 한랭(寒冷), 빙동(氷凍), 응결(凝結) 등의 현상과 질병의 특징이 유사하다. 특히 겨울철에 많이 나타나는 병인으로, 급격한 기온 하강이나 비에 젖거나 땀이 난 후와 같이 체온이 떨어지는 경우 풍사에 이어 한사가 들어오게 된다.

[표 6-3] 한사의 특징 및 병증

성질	특징	주요 병증
한성한랭(寒性寒冷)이라 하여, 한사는 차갑고 음사이다.	• 차갑고 냉하다. • 양기가 손상을 입는다.	• 오한, 발열 등이 있다. • 복부 냉통, 설사, 손발 차가움 등이 있다.
한사응체(寒邪凝滯)라 하여, 한사는 응결(凝結)한다.	• 기혈의 운행이 느리고, 더뎌져서 통증이 생긴다.	• 온몸이 춥고 관절이 아프다. • 머리와 전신, 아랫배 등에 통증이 심하다.
한사수인(寒邪收引)이라 하여, 한사는 수축한다.	• 피부를 수축하여 땀구멍을 막는다. • 근육이 수축되고 경련이 일어난다.	• 오한과 발열이 있지만, 땀은 나지 않는다. • 경락과 관절에 한사가 침범하여 펴고, 구부리는 것이 불편하다.

③ 화사(火邪)

화사는 여름철에 가장 왕성한 기운으로, 서사(暑邪)와 다르게 계절성이 명확하지 않다. 다시 말해, 사계절 모두 발생할 수 있다. 온열병에는 온사(溫邪), 열사(熱邪), 화사(火邪)가 있는데, 모두 양사(陽邪)이며, '온열지사(溫熱之邪)'라고 부른다. 온열병의 이 세 가지 병인은 양사라는 본질은 같지만, 온사가 심해지면 열사가 되고 열사가 더 심해지면 화사가 된다는 점에서 차이가 있다.

[표 6-4] 화사의 특징 및 병증

성질	특징	주요 병증
상부열상명현(上部熱象明顯)이라 하여, 열사의 성질은 위로 올라간다.	• 실열증은 상부 열감이 명확하다. • 양사(陽邪)로 양기가 왕성하면 열이 난다.	• 고열, 심번, 구갈, 땀 흘림, 안면 홍조, 안구 충혈 등이 있다.
이요심신(易撓心神)이라 하여, 쉽게 심신을 침범한다.	• 심장은 오행 중 화에 해당한다. • 심장은 화사에 취약하다.	• 불면증, 심번, 고열, 혼절, 광증 등이 나타난다.
이상진모기(易傷津耗氣)라 하여, 진액을 쉽게 손상한다.	• 화사는 진액을 손상시킴과 동시에 땀을 배설시켜 진액을 말린다. • 진액이 손상되면 정기가 손상되고, 전신 기능이 감퇴된다.	• 구갈, 변비, 피로, 권태 등의 증상이 나타난다.
역생풍동혈(易生風動血)이라 하여, 쉽게 풍사를 일으키고 혈액 흐름을 빠르게 한다.	• 화사가 왕성하면 간장에서 풍사를 일으키게 된다. • 혈액의 흐름이 비정상적이다.	• 고열이 나고 사지가 뒤틀리고, 몸이 뒤로 꺾이는 증상이 나타난다.
이치종창(易致腫瘡)이라 하여, 종기가 쉽게 생긴다.	• 화사는 피부를 무르게 한다. • 화사가 심하면 피부 질환 중 대표적으로 종기가 잘 생긴다.	• 피부병 중 붉고, 붓고, 열이 나며, 종기가 생긴다.

④ 습사(濕邪)

습사는 장마철의 주요 기운으로, 음력 6월에 해당한다. 이때는 여름과 가을이 교차하는 시기로, 무덥고 비가 많이 오며, 공기 중의 습도가 1년 중 가장 높은 계절이다. 따라서 주로 비위를 침범해 병을 일으키게 된다. 습기가 많은 주거 환경, 차가운 음식 섭취 등이 대표적인 원인이 되며, 자연계의 조습(潮濕), 수습(水濕)이 정체하여 쌓이는 현상과 유사하다.

[표 6-5] 습사의 특징 및 병증

성질	특징	주요 병증
습위음사(濕爲陰邪)라 하여, 습사는 음사이다.	• 무겁고 탁하고 끈적이며 쉽게 정체된다. • 신진대사를 막고 양기를 손상시킨다.	• 비위를 손상시켜 식욕 부진, 소화불량, 묽은 변을 보는 등의 증상이 생긴다. • 심해지면 설사, 부종 등이 생긴다.
습성중탁(濕性重濁)이라 하여, 습의 성질은 무겁고 탁하다.	• 전신이 무겁고 시리며 아프다. • 분비물과 배설물이 탁하다.	• 머릿속이 아프고, 사지가 무거우며, 관절에 침범해 관절염이 생긴다. • 얼굴이 잿빛이고, 소변이 탁하며, 설사를 한다.
습성점체(濕性粘滯)라 하여, 습사는 끈적거린다.	• 입안 등이 끈적거린다. • 발병 시간이 길고 은근히 아프다.	• 배변과 소변 배출이 어렵고, 입이 끈적거린다. • 습진, 관절염과 같이 발병 시간이 길고, 자주 재발하며 완치가 어렵다.
습성추하(濕性趨下)라 하여, 습사는 아래로 내려간다.	• 물의 성질로 아래로 내려가 주로 증세가 하지에서 나타난다.	• 소변이 탁하다. • 여성의 대하, 설사, 이질, 하지 부종, 하지 궤양 등이 나타난다.

⑤ 서사(暑邪)

서사는 여름철의 주요 기운으로, 여름에만 생기는 계절성이 있다. 여름철의 열기가 심하여 발생하는 질병으로, 이 시기는 24절기 중 하지에서 입추까지가 해당된다. 크게 상서(傷暑)와 중서(中暑)로 구분하는데, 상서는 병세가 가볍고 완만한 반면, 중서는 병세가 급하고 위중하다.

[표 6-6] 서사의 특징 및 병증

성질	특징	주요 병증
서성염열(暑性炎熱)이라 하여, 서사의 성질은 뜨거운 열이다.	• 여름철의 열기로 발생한다.	• 고열, 번잡, 구갈, 안면 홍조, 안구 충혈 등이 나타난다.
서성승산(暑性升散)이라 하여, 서사의 특징은 위로 발산한다.	• 머리와 눈을 침범한다. • 심신을 침범한다. • 피부와 모공을 연다. • 진액을 손상시킨다.	• 머리가 맑지 못하고, 눈이 아른거리며, 얼굴이 붉어진다. • 혼절, 인사불성 등이 나타난다. • 땀을 많이 흘린다. • 갈증으로 물을 많이 마신다.
서다협습(暑多夾濕)이라 하여, 서사는 습사와 잘 결합한다.	• 서습(暑濕) 협잡증이 나타난다.	• 몸에 열이 나면서 무거움을 느낀다. • 가슴이 답답하고 구토나 설사 등의 증상이 나타난다.

• 비교적 경증인 상서는 열이 살을 상한 것이고, 위중한 중서는 열이 폐경에 있는 것이다.

⑥ 조사(燥邪)

조사는 가을철의 주요 기운으로, 이 시기에는 강수량이 적고 공기 중에 수분이 적어 건조해
진 기후가 병을 일으킨다. 초가을의 온조(溫燥)와 늦가을의 양조(凉燥)로 구분한다. 온조는 여
름의 열기와 결합하여 화사와 조사가 결합한 온조증(溫燥症)을 뜻하며, 양조는 가까운 겨울의
냉기와 조사가 결합한 양조증(凉燥症)을 뜻한다.

[표 6-7] 조사의 특징 및 병증

성질	특징	주요 병증
이상진액(易傷津液)이라 하여, 쉽게 진액을 상하게 한다.	• 진액을 손상시키고, 각종 건조 증상이 나타난다.	• 입과 입술이 건조하다. • 코와 인후가 마른다. • 피부가 건조해서 갈라지고, 변비가 있다. • 소변의 양이 줄어든다.
조이상폐(燥易傷肺)라 하여, 조사는 주로 폐를 상하게 한다.	• 가을철의 건조함이 폐기를 상하게 한다.	• 마른기침이 난다. • 가래는 적고 배출이 잘 되지 않으며, 끈적거린다. • 심하면 천식이 생기고, 가슴이 아프다.

❸ 주요 내인(內因) - 칠정(七情)

(1) 칠정의 특징

① 칠정이란 정신과 정서 활동을 희(喜), 노(怒), 우(憂), 사(思), 비(悲), 경(驚), 공(恐)으로
나누어 지칭하는 말이다. 정서는 외부의 자극에 따라 반응하는 감정으로, 누구에게나 있
다. 이러한 감정과 정서는 정상적인 생리와 심리 활동으로, 직접적으로 병을 일으키지는
않는다. 하지만 오랜 시간 동안 이러한 자극을 받거나 갑자기 강한 정신적 충격을 받으
면, 인체의 생리 활동이 저하되어 장부 기능에 문제가 발생할 수 있다.

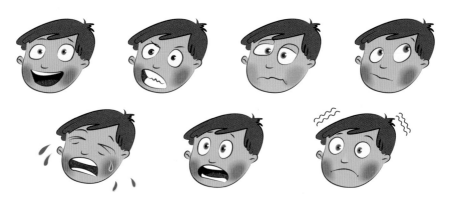

[그림 6-1] 칠정(기쁨, 분노, 우울·걱정, 생각, 슬픔, 놀람, 두려움)

② 칠정은 장부의 기혈에 의존하고, 이것은 오장의 활동이 밖으로 표출된 것이다.

- 『황제내경(黃帝內經)』에서는 '사람의 정서 활동은 오장에 기인한 것으로, 기쁨(喜)은 심장의 감정이고, 분노(怒)는 간의 감정이고, 생각(思)은 비장의 감정이고, 슬픔(悲)은 폐의 감정이고, 두려움(恐)은 신장의 감정이다.'라고 하였다.
- 〈소문(素問)〉 제66편 '천원기대론(天元紀大論)'에서는 '인유오장화오기, 이생, 희, 노, 사, 우, 공(人有五臟化五氣, 以生, 喜, 怒, 思, 憂, 恐)'이라 하였다. 이것은 '사람에게는 오장이 변한 오기가 있는데, 이것이 기쁨, 분노, 생각, 걱정, 두려움을 만들어 낸다.'는 말이다.

③ 질병의 변화와 칠정의 변화는 서로 영향을 주고받는 관계이다. 첫째는, 질병의 회복에 도움을 주는데, 정서가 안정되고 마음이 편안하면 신진대사가 원활해지기 때문에 질병 회복에도 긍정적인 효과를 미친다. 둘째는, 질병 회복에 장애가 되는 측면이다. 정서가 불안하고 우울하여 감정의 변화가 심해지면, 장부의 신진대사에도 장애가 생겨 질병이 악화되는 경향이 크다.

- 『황제내경(黃帝內經)』〈영추(靈樞)〉 제66편 '백병시생(百病始生)'에서는 '희노부절칙상장(喜怒不節則傷臟)'이라 하여 '기쁨과 분노가 절도에 맞지 않으면 오장을 상한다.'라고 하였다.
- 〈영추(靈樞)〉 제8편 '본신(本神)'에서는 '우수자, 기폐색이불행(憂愁者, 氣閉塞而不行)'이라 하여 '우울하고 근심하면 기가 막혀 움직이지 않는다.'라고 하였다.

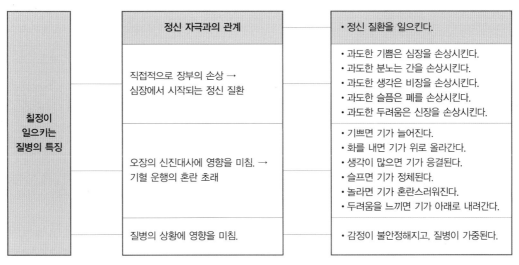

[그림 6-2] 칠정과 질병의 관계

(2) 칠정에 영향을 받는 장부와 질병

칠정은 '희(喜), 노(怒), 우(憂), 사(思), 비(悲), 경(驚), 공(恐)'의 감정 변화에 따라서 각기 영향을 주는 장부가 다르며, 발병의 특징에도 차이가 있다.

① 과도한 경(驚)과 희(喜)는 심장을 상하게 한다. 희는 기를 늘어지게 하고, 경은 기의 작용에 혼란을 준다.

[표 6-8] 과도한 기쁨과 놀람이 일으키는 병과 특징

병인	일으키는 병과 특징	주요 병증
과도한 기쁨	• 가벼운 경우 심기가 흩어진다. • 심한 경우 정신을 잃는다.	• 가슴 두근거림, 불면증, 정신 집중 곤란 등이 있다. • 웃음이 멈추지 않고, 경거망동하게 된다.
과도한 놀람	• 심기가 혼란해지고 정신이 안정되지 못한다.	• 가슴 두근거림, 불면증, 정신 혼란 등이 나타난다.

② 『황제내경(黃帝內經)』〈소문(素問)〉 제3편 '생기통천론(生氣通天論)'에서는 '대노칙형기절, 이혈울우상, 사인박궐(大怒則形氣絶, 而血菀于上, 使人薄厥)'이라 하여 '크게 노하면, 기가 끊어지고 혈은 위로 치밀어 사람을 혼절하게 한다.'고 하였다. 또한 제5편 '음양응상대론(陰陽應象大論)'에서도 '노상간(怒傷肝)'이라 하여 '성을 내는 것은 간을 상하게 한다.'고 보았다.

[표 6-9] 과도한 분노가 일으키는 병과 특징

병인	일으키는 병과 특징	주요 병증
과도한 분노	• 간기가 위로 올라간다. • 피가 기를 따라 위로 올라간다. • 목극토(木克土)로 비위에 영향을 준다.	• 조급하고 쉽게 화를 내며, 두통, 안면 홍조와 충혈 등이 나타난다. • 피를 토하거나 혼절하는 경우가 있다. • 구토, 설사, 식욕 부진, 더부룩함 등이 있다.

③ 『황제내경(黃帝內經)』〈소문(素問)〉 제5편 '음양응상대론(陰陽應象大論)'에서는 '사상비(思傷脾)'라 하여 '과도한 생각은 비장을 상하게 한다.'고 하였다.

[표 6-10] 과도한 생각이 일으키는 병과 특징

병인	일으키는 병과 특징	주요 병증
과도한 생각	• 비기가 응결된다. • 심신이 불안해진다. • 간과 신장이 약해진다.	• 식욕 부진, 더부룩함, 설사 등이 있다. • 가슴 두근거림, 불면증, 다몽, 치매 등이 있다. • 발기 부전, 유정, 생리 불순, 대하증 등이 있다.

④ 『황제내경(黃帝內經)』〈소문(素問)〉 제5편 '음양응상대론(陰陽應象大論)'에서는 '우상폐(憂傷肺)'라 하여 '과도한 근심은 폐를 상하게 한다.'고 하였다.

[표 6-11] 과도한 슬픔과 근심이 일으키는 병과 특징

병인	일으키는 병과 특징	주요 병증
과도한 슬픔	• 폐기를 소모한다.	• 목소리가 작고, 숨이 차며, 정신이 피폐해진다.
과도한 근심	• 폐기를 가둔다.	• 우울하고, 가슴이 답답하며, 숨이 찬다.

⑤ 『황제내경(黃帝內經)』〈소문(素問)〉 제5편 '음양응상대론(陰陽應象大論)'에서는 '공상신 (恐傷腎)'이라 하여 '과도한 두려움은 신장을 상하게 한다.'고 하였다. 또한 제39편 '거통 론(擧痛論)'에서는 '공칙기하(恐則氣下)'라고 하여 '과도한 두려움은 기를 아래로 내린 다.'고 보았다.

[표 6-12] 과도한 두려움이 일으키는 병과 특징

병인	일으키는 병과 특징	주요 병증
과도한 두려움	• 기혈을 아래로 내린다. • 신기를 공고히 하지 못하고, 정기를 상하게 한다.	• 안색이 창백하고, 심하면 혼절한다. • 뼈가 약해지고, 요실금과 유정이 나타난다.

❹ 그 밖의 내인(內因)

(1) 음식 실조(飮食失調)

음식은 인체가 섭식해서 영양분을 얻고 생명 을 유지하여 건강한 삶을 사는 기본 조건이 된 다. 이러한 음식은 적당한 양과 섭취 시간, 청결 그리고 다양한 영양의 구성 등이 중요한데, 이것 이 잘못되었을 때 병을 유발하는 병인이 된다.

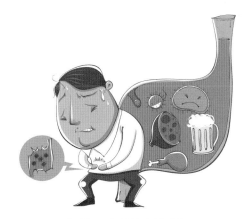

[그림 6-3] 음식의 부절제

① 쉽게 생각하면 음식의 부절제를 의미하는 데, 장시간 동안 충분한 음식 섭취를 하지 못하였을 때 병이 생긴다. 예를 들면, 극심 한 배고픔(기아)이 해당된다.

• 제 시간에 음식을 섭취하지 못하면 위통, 구토 등의 증상이 나타나고, 위장을 상하게 된다.

• 섭취된 양이 충분하지 못하면 기혈 생성이 제대로 되지 않아 기허(氣虛), 혈허(血虛) 등 의 증상이 나타난다. 이로 인해 장부의 기능이 약해지는데, 특히 소아기 때는 생장 발육 에 많은 문제가 따를 수 있다.

• 다양한 영양분을 제대로 섭취하지 못하면 정기가 약해져 몸이 마르고, 면역력이 떨어져 자주 병에 걸리게 된다.

② 장시간 동안 과식을 하거나 폭음, 폭식을 하면 질병이 생긴다.

• 과식으로 인해 소화가 되지 않아, 위에 음식이 정체되어 비위를 손상하게 한다. 이로 인 해 배가 더부룩하고, 구토나 설사 등이 나타날 수 있다.

- 폭음과 폭식으로 담(痰)과 습(濕)이 발생하면 비장 기능이 약해진다. 이로 인해 비만, 심혈관 질환, 기침, 고지혈증 등의 증상이 나타날 수 있다.
- 『황제내경(黃帝內經)』〈영추(靈樞)〉 제63편 '오미론(五味論)'에서는 '곡불입, 반일칙기쇠, 일일칙기소의(谷不入, 半日則氣衰, 一日則氣少矣)'라 하여 '음식을 섭취하지 못하는 사람은 반나절이면 기가 쇠약해지고, 하루면 기가 적어진다.'고 하였다.
- 『황제내경(黃帝內經)』〈소문(素問)〉 제43편 '비론(痺論)'에서는 '음식자배, 장위내상(飲食自倍, 腸胃乃傷)'이라 하여 '음식을 두 배로 먹으면, 위장을 상하게 한다.'고 하였다.

③ 지나치게 차갑고 더운 음식, 술이나 기호 식품 등을 과도하게 한 가지만 섭취할 경우, 영양의 편중으로 인한 음식의 부조화로 질병이 발생하기 쉽다.

- '한열편식(寒熱偏食)'이라 하여 차갑고 뜨거운 음식 중 한쪽만 편식하게 되면 음양의 기운이 균형을 잃어서 질병이 발생한다. 『황제내경(黃帝內經)』〈소문(素問)〉 제5편 '음양응상대론(陰陽應象大論)'에서는 '수곡지한열, 감칙해우육부(水谷之寒熱, 感則害于六腑)'라 하여 '음식의 차갑고 뜨거움은 육부를 손상시킨다.'고도 하였다.

- '오미편식(五味偏食)'이라 하여 장시간 동안 신맛, 쓴맛, 단맛, 매운맛, 짠맛을 편식하면 장부의 기혈 균형이 깨지면서 질병이 발생한다. 〈소문(素問)〉 제74편 '지진요대론(至眞要大論)'에서는 '부오미입위, 각귀소희, 고산선입간, 고선입심, 감선입비, 신선입폐, 함선입신(夫五味入胃, 各歸所喜, 故酸先入肝, 苦先入心, 甘先入脾, 辛先入肺, 咸先入腎)'이라 하였다. 이것은 '오미가 위장에 들어가면 각각 좋아하는 곳으로 들어가는데, 신맛은 먼저 간으로 들어가고, 쓴맛은 먼저 심장으로 들어가고, 단맛은 먼저 비장으로 들어가고, 매운맛은 먼저 폐로 들어가고, 짠맛은 먼저 신장으로 들어간다.'는 뜻이다.

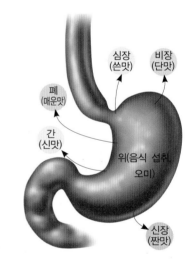

[그림 6-4] 오미와 오장

- 장시간 동안 특정 음식을 과도하게 섭취하면 영양의 불균형을 가져 와서 각종 질환이 발생한다. 『황제내경(黃帝內經)』〈소문(素問)〉 제3편 '생기통천론(生氣通天論)'에서는 '고량지변, 족생대정(高粱之變, 足生大丁)'이라 하여 '과도한 음식의 편중은 다리에 큰 티눈이 생기게 한다.'고 하였다.
- 장기간의 과도한 음주는 비위를 상하게 하여 배가 더부룩하고, 식욕 부진 등의 질병이 생기기 쉽다.

[표 6-13] 음식의 부절제가 일으키는 병과 특징

병인		일으키는 병과 특징	주요 병증
음식의 부절제	기아	• 위를 상하게 한다. • 기혈이 부족해진다. • 정기가 약해진다.	• 위통과 구토 증상이 온다. • 기허, 혈허 증상으로, 생장 발육에 영향을 준다. • 몸이 마르고, 면역력이 약해진다.
	과식	• 비위를 상하게 한다. • 담습이 생긴다.	• 배가 더부룩하여 구토나 설사가 생긴다. • 비만, 심혈관 질환, 기침, 고지혈증 등이 생긴다.
	편식	• 차가운 음식은 비위의 양기를 손상시킨다. • 뜨거운 음식은 위에 열이 쌓이게 하고, 위장의 음기를 손상시킨다. • 특정 맛을 편식하면 장부의 균형이 깨진다. • 특정 음식을 편식하면 영양의 불균형을 초래한다. • 과도한 음주는 비위를 손상시킨다.	• 복통, 설사, 손발의 차가움 등이 나타난다. • 입 마름, 구취, 변비 등이 나타난다. • 각종 질병을 일으킨다. • 비만, 고지혈증, 어지럼증, 중풍, 당뇨병, 야맹증, 암, 각기병 등이 나타난다. • 배가 더부룩하고, 식욕 부진에, 심하면 알코올 중독까지 진행된다.

(2) 과도한 피로

• 노동과 휴식은 서로 합리적으로 조절해야 하지만, 과도한 노동이나 과도한 휴식은 질병을 발생시킨다.

• 장부의 정기가 손상되어 기능이 약해지면, 말소리가 작고 기침을 많이 하며 땀을 흘리게 된다. 이로 인해 정신적인 영향을 받고 신체적으로도 마르게 된다.

• 근육과 뼈를 상하게 하고, 피로로 인한 손상 질환이 생긴다.

(3) 과도한 스트레스

• 과도한 스트레스는 심장을 상하게 하여 가슴 두근거림, 건망증, 불면증 등을 유발한다.

• 과도한 스트레스는 비장을 상하게 하여 식욕 부진, 설사, 배가 더부룩한 증상 등을 유발할 수 있다.

• 현대인에게는 만병의 근원으로, 특정 원인이 밝혀지지 않은 많은 질환에 직·간접적으로 영향을 준다.

(4) 과도한 성생활과 출산

• 과도한 성관계와 출산은 선천지본(先天之本)인 신장의 정기를 손상시켜 요통, 하지 무력, 이명, 성기능 감퇴, 생리 불순, 생리통 등을 유발한다.

• 『황제내경(黃帝內經)』〈소문(素問)〉 제23편 '선명오기(宣明五氣)'에서는 '오로소상 구시상혈, 구와상기, 구좌상육, 구립상골, 구행상근, 시위오로소상(五勞所傷 久視傷血, 久臥傷氣, 久坐傷肉, 久立傷骨, 久行傷筋, 是謂五勞所傷)'이라 하였다. 이것은 '다섯 가지 노동으로 생긴 손상이 있는데, 오래 보면 혈을 상하고, 오래 누워 있으면 기를 상하고, 오래 앉아 있으면 살을 상하고, 오래 서 있으면 뼈를 상하고, 오래 걸으면 근육을 상하는데, 이것을 다섯 가지 노동 손상이라 한다.'는 뜻이다.

(5) 과도한 휴식

과도한 휴식은 운동 부족으로 기혈 순환이 원활하지 않고 장부의 기능이 약해져서 식욕 부진이나, 가슴 답답함, 무기력, 가슴 두근거림 등의 증상을 유발한다.

[표 6-14] 과도한 피로와 휴식이 일으키는 병과 특징

병인		일으키는 병과 특징	주요 병증
과도한 피로 (과로)	과도한 노동	• 기가 소모된다. • 몸이 마른다.	• 숨이 차고, 사지에 힘이 없으며, 정신이 피폐해진다. • 근육 조직이 손상된다.
	과도한 스트레스	• 심장이 손상된다. • 비장이 손상된다.	• 가슴 두근거림, 건망증, 불면증 등이 있다. • 식욕 부진, 설사, 더부룩함 등이 있다.
	과도한 성생활과 출산	• 신장의 정기가 손상된다.	• 요통, 하지 무력, 이명, 성기능 감퇴, 생리 불순, 생리통 등이 있다.
과도한 휴식	기혈 순환의 부조화	• 장부의 기능이 약해진다.	• 식욕 부진, 가슴 답답함, 무기력, 가슴 두근거림 등이 있다.

❺ 계발 원인(繼發原因)

(1) 담음(痰飮)

① 담음은 인체의 수액 대사에 장애가 생겨서 형성된 병리적 산물로, 담음이 다시 질병을 일으킨다. 주요 수액 대사 장애로는 '수(水), 습(濕), 담(痰), 음(飮)'의 네 가지가 있다.

• 습이 모이면 수가 되고, 수가 모이면 음이 되고, 음이 모이면 담이 된다.
• 담음을 '만병의 우두머리'라고 한다.
• 담음은 비만, 고지혈증, 당뇨, 각종 암, 어지럼증 등과 관련이 있다.

② 외감 육음과 칠정, 음식의 부절제, 과로 등이 1차 원인으로 폐, 비장, 신장, 삼초의 수액 대사에 장애를 일으키고, 이로 인한 수액 정체로 2차 병인이 발생한다.

• 『고금의감(古今醫鑒)』[2]에서는 '담속습, 내진액소화, 혹인풍한습열지감, 혹칠정, 음식소상, 이치기역액탁, 변위담음(痰屬濕, 乃津液所化, 或因風寒濕熱之感, 惑七情, 飮食所傷, 以致氣逆液濁, 變爲痰飮)'이라 하였다. 이것은 '담은 습에 속하고, 진액에서 만들어지며, 혹은 풍사, 한사, 습사와 열, 칠정, 음식의 부절제로 기의 운동이 문란해지고 진액이 탁해져서 담음으로 변한다.'는 뜻이다.

---

2) 『고금의감(古今醫鑒)』: 명나라 어의 공신(龔信)이 지은 의학서이다.

③ 담음은 경락, 근육, 장부 등 전신 각처에서 발병할 수 있다. 또한 병증의 변화가 다양하고 증세가 복잡하며, 오랜 시간에 걸쳐 형성되는 특징이 있다.

[표 6-15] 담음이 일으키는 발병 부위와 특징

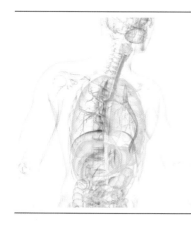

담음의 정체 부위	주요 병증
폐	기침, 가슴 답답증, 거담 등이 나타난다.
심장	가슴 두근거림, 심장 부위의 통증 등이 나타난다.
심혈관	혼절, 치매 등이 나타난다.
머리와 눈	어지럼증, 머리가 맑지 못함, 두통 등이 나타난다.
인후	매핵기라 하여 목에 이물질이 있는 느낌이 올 수 있다.
경락	사지 저림, 반신불수, 구안와사 등이 나타난다.
피하 조직	피하에 혹이 생길 수 있다.
뼈와 근육	각종 종양이 발생할 수 있다.
관절	관절 통증과 강직, 변형 등이 올 수 있다.

(2) 어혈(瘀血)

① 어혈은 체내에 혈액이 정체된 것으로, 경락을 벗어난 혈액을 포함하며 혈액 순환에 장애를 일으켜서 장부의 기능 이상을 초래한다. 결과적으로 이로 인해 질병이 발생한다. 역시 『설문해자(說文解字)』에서도 '어, 적혈야(瘀, 積血也)'라 하여 '어는 피가 정체된 것이다.'라고 하였다.

② 어혈은 육음의 체내 침범과 칠정, 음식의 부절제, 과로, 외상 등의 원인으로 형성된다. 이것이 장부 기능을 약화시키고, 혈액 순환을 막아 체내에서 정체가 된 것이다.

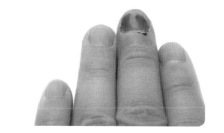

▲ 손톱에 생긴 어혈

- 각종 외상으로 출혈이 생기면 어혈이 형성된다.
- 기가 허하면 혈액을 움직이는 기능이 약해지면서 어혈이 생긴다.
- 기가 정체가 되면 혈도 정체가 되어 어혈이 생긴다.
- 한기가 체내에 들어오면 기혈 순환이 약화되어 어혈이 생긴다.

③ 어혈이 생기면 바늘로 찌르듯이 아프고, 고정된 특정 부위가 아프며, 특히 밤에 통증이 가중되는 특징이 있다.

- 붓고 혹이 생기고, 혹이 움직이지 않으며, 외부에서 덩어리가 잡힌다.
- 출혈이 자주 되고, 출혈되는 피의 색은 어두우며 덩어리가 섞여서 나온다.

- 얼굴과 입술 색이 어둡고, 손·발톱이 청자색을 띤다.
- 『변설지남(辯舌之南)』[3]에서는 '설색청자, 유어혈울조야(舌色靑者, 有瘀血鬱阻也)'라 하여 '혀의 색이 청색이면 어혈에 막힌 것이다.'라고 보았다.
- 『의림개착(醫林改錯)』[4]에서는 '기무형불능결괴, 결괴자, 필유형지혈야(氣無形不能結塊, 結塊者, 必有形之血也)'라 하였다. 이것은 '기는 무형이라 덩어리를 만들지 못하고, 덩어리 혹은 형체가 있는 혈이 만든 것이다.'라는 뜻이다.

(3) 결석(結石)

① 결석은 체내에 생기는 모래나 돌 형태의 병리적 산물로, 형성된 후에 체내에 정체되어 새로운 병을 만들어 낸다.

② 결석은 형성 원인이 복잡한데, 주로 음식의 부절제나 칠정, 잘못된 생활 습관 등으로 인한 습열 정체가 오랜 시간에 걸쳐 형성시키고, 체질이나 나이, 성별과도 관계가 깊다.

- 맵고 기름진 음식을 많이 섭취하여 습열이 정체되어 결석이 형성된다.
- 칠정으로 간 기능의 소설 작용이 약해지면 담즙 분비에 장애가 생겨 결석이 생긴다.
- 약물의 장복으로 인해 장부 기능이 약해지고 배설 기능이 나빠지면, 체내에 약물 성분이 정체되어 결석이 생긴다.
- 체질적으로 특정 음식이나 약물에 알레르기 반응이 있거나 대사 장애가 있는 경우 결석이 생길 수 있다.

③ 결석은 주로 간과 쓸개, 위장, 신장, 방광에서 발생하고, 비교적 오랜 시간 동안 형성된 것으로 환자에 따라 증세의 경감이 다르다.

- 신진대사를 막고, 혈관과 경락을 손상시킨다.
- 담석, 요석, 신장 결석, 방광 결석 등 주로 배설 기관에서 발병한다.

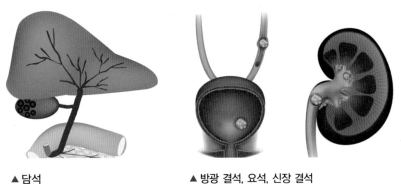

▲ 담석   ▲ 방광 결석, 요석, 신장 결석

---

3) 『변설지남(辯舌之南)』: 1920년 조병장(曺炳章)이 편찬한 의학서로, 혀의 상태를 통해 질병의 유무나 증상을 진단한 것이다. 『채도변설지남(彩圖辯舌指南)』이라고도 하며, 전 5편 6권으로 구성되었다.
4) 『의림개착(醫林改錯)』: 1830년 청나라의 왕청임(王淸任)이 지은 책으로, 2권이다.

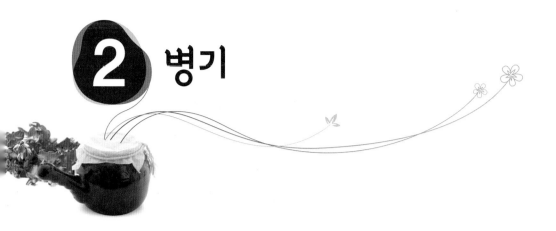

2 병기

1 병기(病機)의 개념

　병기란 질병이 '어떻게 발생하고 심화되어 변화해 가는지'를 나타내는 일련의 원리를 의미한다. 따라서 우리가 병에 걸려 이겨내는 과정이나 병에 걸려 그 병이 심화되는 작용의 체제라고 쉽게 이해할 수 있을 것이다.

　① 발병은 면역력을 담당하는 정기(正氣)와 발병의 원인이 되는 사기(邪氣)와의 투쟁 과정이다.

　② **정사투쟁(正邪鬪爭)**의 과정은 발병의 원인이 외부에만 있지 않고, 체내의 음양(陰陽), 기혈, 경락, 장부 등에서의 모순 운동이 어떻게 변화하는가에 있다는 것을 강조하고 있는 것이다.

　③ 인체의 정기에 의한 저항 능력과 더불어 병인의 조건을 함께 고려해야 한다.

2 병기(病機)의 내용

　병기는 질병의 발생, 발전, 변화에 대한 유기적인 관계 구조이고, 내용에는 질병의 성질, 병세, 장부 기혈의 허실 변화 등이 포함된다.

(1) 사정투쟁(邪正鬪爭)

- '정기(正氣)가 사기(邪氣)를 물리친다.'는 뜻의 정승사퇴(正勝邪退)라 하여, 인체의 병사 작용이 소멸되어 장부와 경락의 기능이 회복되고, 결과적으로 질병을 이겨내는 상황이다.
- '사기가 왕성하고 정기가 쇠한다.'는 뜻의 사성정쇠(邪盛正衰)라 하여, 정기가 허하고 사기가 왕성해진 것으로, 병증이 계속되고 있는 상황이다.

(2) 음양 실조(陰陽失調)

- '음양편성(陰陽偏盛)'이라 하여 음이나 양이 평균보다 높은 상황이다. 만일 양이 강하면 실열증(實熱證)이, 음이 강하면 실한증(實寒證)이 온다.
- '음양편쇠(陰陽偏衰)'라 하여 음이나 양이 평균보다 낮은 상황이다. 만일 양이 허하면 허한증(虛寒證)이, 음이 허하면 허열증(虛熱證)이 온다.
- '음양호손(陰陽互損)'이라 하여 음과 양이 모두 허한 상태이다.

memo

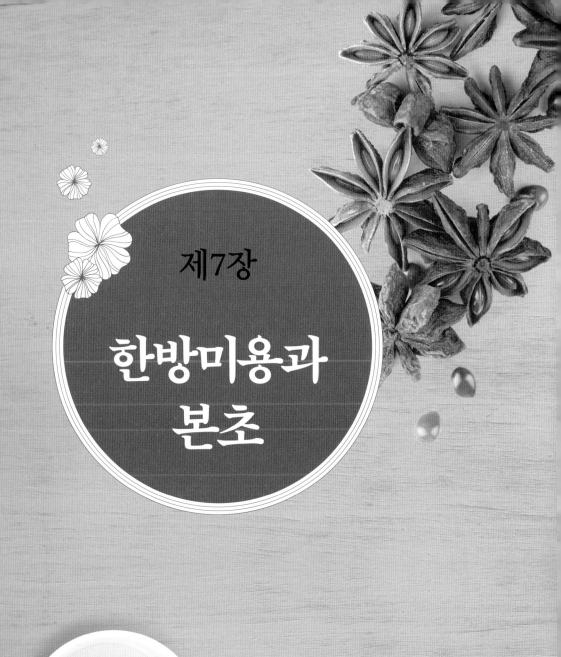

제7장

한방미용과 본초

본초학은 한방 약재의 기본 이론과 각종 약재의 유래, 산지, 채집, 가공, 기능, 효능 및
임상에서의 사용과 응용 방법을 알려준다. 본초학을 질병의 예방과 치료, 보건과
미용의 목적으로 사용할 때는 반드시 한의학 이론을 근거로 삼아야 할 것이다.
한의학의 이치상 같은 병이라도 사람에 따라 치료 방법이 달라져야 하듯 사람에 따라
적용되는 미용 방법이 달라야 하기 때문이다.
이 장에서는 본초학을 통해 질병의 예방과 치료 방법 및 미용 방법을 살펴보고자 한다.

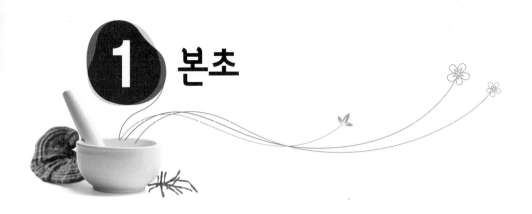

1 본초

❶ 본초(本初)의 개념

    오늘날 본초는 약재나 약학을 대표하는 말로 사용되고 있다. 특히 한방 약물을 총칭하는 단어로서 일반적으로 초근 목피가 해당된다. 고대 통치자들은 건강하고 아름답게 오래 살고자 하였고, 그 바람에 따라 본초가 특정인을 위한 불로장생의 명약으로 인식되던 때가 있었다. 그러나 오늘날은 오랜 임상과 연구 결과로 얻어진 효능에 따라 음식, 목욕, 위생, 미용, 치료 등 다양한 분야에서 활용되고 있다.

❷ 본초의 시말

(1) 본초의 시작

    하(夏)는 중국 최초의 나라로 기록되고 있으며, 기원전 2070년에 왕조를 개국하여 약 472년 동안 존속한 것으로 알려져 있다. 역사가들은 기원전 1600년까지 통치한 하(夏) 이후 상(商), 주(周)까지의 3개 왕조를 통칭하여 중국의 고대 왕조로 보고 있다. 이 시기의 본초로는 먼저 술이 있는데, 이것은 인류 최초의 흥분제이자 마취제로 사용되었다.

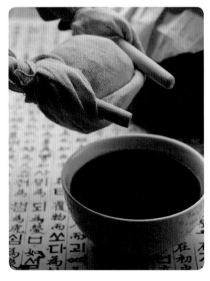

▲ 달여 마시는 한약, 탕약

- 하(夏) 시대의 본초는 술로, '백약지장(百藥之長)'이라 하여 혈맥을 통하게 하고 약의 성분을 체내에 잘 전달시키는 역할을 하였다.

- 상(商) 시대의 본초는 이윤(伊尹)에 의해 만들어진 **탕약**으로, 복용이 편리하고 약효가 상승하며 부작용을 줄여 주는 효과가 있었다. 이후 본초에서 가장 많이 사용하는 형태가 되었다.

(2) 본초의 발전

① 기원전 4세기 전국 시대의 『산해경(山海經)』에는 126종의 약재가 나오는데, 생산지와 효용 등을 기록하였으며 약용법과 질병의 종류에 따라 약재가 분류되어 있다.

② 『황제내경(黃帝內經)』에는 사기오미설(四氣五味說), 귀경설(歸經說), 승부강침설(昇浮降沈說) 등이 기록되어 있다.

③ 양나라 도홍경(陶弘景)은 『신농본초경(神農本草經)』의 내용을 추가하고, 730종의 약물에 주석을 달아 『본초경집주(本草經集註)』를 편찬하였다.

④ 남북조 시대 송나라 뇌효(雷斅)가 저술한 『뇌공포자론(雷公炮炙論)』에서는 약물 제조에 대한 기술을 발전시켰다.

⑤ 중국 문화의 황금기라 할 수 있는 수·당 시대에는 의약 분야에도 비약적인 발전이 있었다. 수나라의 의학자 소원방(巢元方)은 『제병원후론(諸病源候論)』에서 당시 중국에 있는 병인과 병리, 증후 등을 상세하게 기록하였다. 이후 659년 당의 소경(蘇敬), 이세적(李世勣), 공지약(孔志約) 등이 지은 『**신수본초(新修本草)**』가 있는데, 이것은 세계 최초의 약재 사전이라 평가되고 있다.

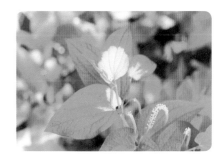

▲ 삼백초

- 『신수본초(新修本草)』의 내용 중에 삼백초에 관한 언급이 있다.
  - 대소변을 잘 나오게 하며, 가래를 삭이고 막힌 것을 뚫어 준다.
  ※삼백초는 변비, 이뇨, 고혈압, 부인병 치료에 좋고, 염증이나 피부 질환에도 효과가 있다.

(3) 본초의 완성

① 인쇄술이 발달한 송나라 때는 기존의 본초 서적들이 수정, 정리되어 널리 보급되는 본초학의 완성기라 할 수 있다. 주요 서적으로는 『경사증류대전본초(經史證類大全本草)』, 『중수정화경사증류비급본초(重修政和經史證類備急本草)』, 『소흥교정경사증류비급본초(紹興校定經史證類備急本草)』 등이 있다.

- 우리나라에는 중국 인쇄본을 수입하여 16세기 후반에 조선에서 금속활자인 을해자(乙亥字)로 인출한 『중수정화경사증류비급본초(重修政和經史證類備急本草)』 판본 1권이 남아 있다.

- 『정화본초(政和本草)』라고 약칭하며, 우리나라 보물 제1716호로 지정되어 있다.
- 본문에는 약재로 쓰이는 동물의 뿔이나 뼈 등의 이름과 그림이 수록되어 있는데, 약용 뿔 중에는 녹용이 가장 먼저 등장한다.

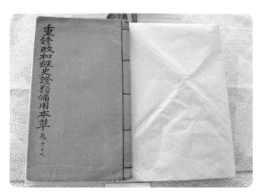 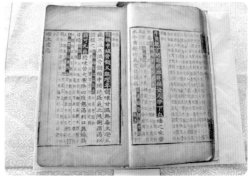

▲ 『중수정화경사증류비급본초(重修政和經史證類備急本草)』ⓒ 문화재청

② 12세기에서 13세기 금·원 시대에는 대표적인 대형 종합 본초 서적이 등장하였다. 당대의 명의로 알려진 금원사대가(金元四大家)인 유완소(劉完素), 장종정(張從正), 이고(李杲), 주진형(朱震亨)이 활발한 저술 활동을 하였다. 이로 인하여 본초학이 더욱 체계적으로 발전할 수 있었다.

- 유완소는 성질이 차고 서늘한 약물을 잘 써서 한량파(寒凉派)라 불리며, 온열병 치료에 도움을 주었다.
- 장종정은 유완소의 의술을 이어받았고, 사기(邪氣)가 사람들이 가장 쉽게 질병에 걸리는 요인이라고 보았다.
- 이고는 성질이 더운 약으로 허증과 한증을 치료하는 온보(溫補)에 능하였고, 그로 인하여 보토파(補土派)라 불린다.
- 원의 주진형은 많은 책을 저술하였고, 그가 만들어 사용한 월국환(越鞠丸)이나 대보음환(大補陰丸), 경옥고(瓊玉膏) 등은 오늘날에도 자주 사용되는 방제이다.

③ 명나라 때는 관청에서 편수한 최초의 대형 본초 서적이 등장하였는데, 바로『본초품회정요(本草品滙精要)』이다. 당시 태의원 유문태(劉文泰) 등이 공동 저작하였고, 1700년경 청나라 때도 속집이 편찬된 바 있다.

④ 청나라 때는『본초강목(本草綱目)』의 부족한 부분을 수정하여 발전시켰는데, 주로 고대 문헌을 재발간하였다.

- 『득의본초(得宜本草)』는 1732년에 간행된 본초 서적으로, 왕자 접(接)이 편찬하였다.
- 『옥추약해(玉楸藥解)』는 1754년 황원어(黃元御)가 편찬하여 간행된 본초학 서적으로, 290종의 약재를 총 6가지로 분류하여 수록하였다.

⑤ 오늘날에는 20세기 본초학의 수준을 보여 주는 종합 서적인 『중화본초(中華本草)』가 있는데, 이것은 중국의 국가중의약관리국에서 편찬한 국책 도서이다. 1999년에 출판된 최대 규모의 전통 약물 총서로, 분류학적 계통 순으로 정리되어 있다.

[표 7-1] 역대 대표 본초 서적

시대	책명	저자	완성 시기	약종	특징
한	신농본초경 (神農本草經)	미상	B.C. 206~ A.D. 220	365종	중국 최초의 전문 약학서
남북조	본초경집주 (本草經集註)	도홍경(陶弘景)	A.D. 500년	730종	약성에 따른 최초 분류서
당	신수본초 (新修本草)	소경(蘇敬) 외 20명	A.D. 659년	844종	세계 최초의 약재 사전
송	경사증류비급본초 (經史證類備急本草)	당신미(唐愼微)	A.D. 1082년	1,558종	이전의 약방과 문헌의 수집, 배포
명	본초강목 (本草綱目)	이시진(李時珍)	A.D. 1578년	1,892종	중국 역대 최고의 본초서
청	본초강목습유 (本草綱目拾遺)	조학민(趙學敏)	A.D. 1765년	921종	『본초강목』의 증보판
현대	중화본초 (中華本草)	국가중의약관리국	A.D. 1999년	8,980종	최대 규모의 전통 약물 총서

memo
_____
_____
_____
_____
_____
_____

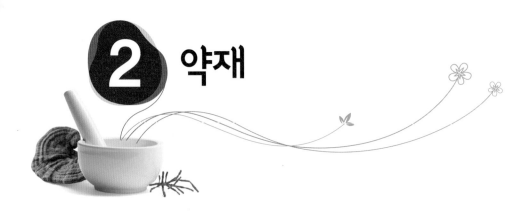

② 약재

❶ 약재의 채집

(1) 도지약재(道地藥材)

약재는 같은 품종이라 하더라도 지역의 환경과 재배 방법에 따라 형태와 약효에 차이가 있다. 따라서 최적의 재배지에서 알맞은 재배 방법에 따라 채집된 약재가 최상의 약성(藥性)을 함유하게 된다. 이것이 '도지약재(道地藥材)'이다.

- 우수한 품질과 진품의 대명사로 산지, 품종, 질량 등과 관련이 있다.
- 생태 환경, 재배 기술에 따라 영향을 받는다.
- '약방의 감초'라는 말처럼 약재의 조화와 균형을 위해 사용하는 감초의 경우는 98% 이상이 수입산이다.
- 등록된 도지약재의 대부분은 중국과 아시아 지역에서 생산되고 있다.
- 장기적으로 임상 효과가 증명된 약재로 황련과 천궁, 부자 등이 있는데 중국 쓰촨(四川)의 것들이 도지약재이다.
- 우리나라에는 구례의 산수유, 진도의 구기자 등이 도지약재이다.

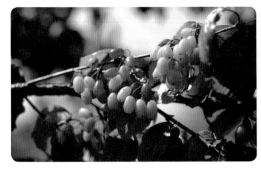

▲ 산수유

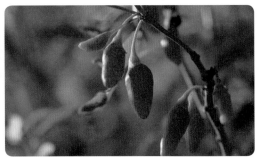

▲ 구기자

(2) 채집 시기

채집 시기는 약재의 효능에 많은 영향을 미친다. 이것은 동식물의 생장 발육 시간이 다르기 때문인데, 이에 따라 약성의 함량에 차이가 난다. 또한 독성이나 부작용 등에도 주의할 점이 있으므로 매우 중요하다.

[표 7-2] 종류별 채집 가능 시기

약재 종류	채집 가능 시기
전초(全草)	식물의 가지와 잎이 무성하고 꽃이 피기 시작할 때
엽류(葉類)	꽃대가 나오기 시작하거나 무성할 때
꽃	완전히 피기 전이나 막 꽃잎이 열릴 때
뿌리(根莖)	늦가을이나 2월의 초봄
수피(樹皮), 근류(根皮)	봄, 여름 등 식물의 발육이 왕성할 때
동물	약성을 보장할 수 있을 만큼 발육이 성숙할 때
광물	4계절 어느 때나
과실, 종자	과실이 완전히 성숙하였을 때

❷ 약재의 약성

(1) 사기(四氣)

약성이란 한약의 성질을 일컫는 말로, 모든 약물은 찬 성질, 더운 성질, 따뜻한 성질, 서늘한 성질의 네 가지 성질로 구분할 수 있다. 이것을 약물의 사기라고 한다.

『황제내경(黃帝內經)』에서 '한자열지, 열자한지(寒者熱之, 熱者寒之)'라 하여 '한기가 있으면 따뜻하게 하고, 열이 있으면 차갑게 한다.'고 하였다. 다시 말해, 한열온량(寒熱溫凉)이라 하여 약물이 인체에 작용하는 음양성쇠의 한열 변화를 의미하는 말이다. 따라서 차가운 약은 열이 있는 증상에, 따뜻한 약은 열이 없는 증상에 사용한다.

① 한량약(寒凉藥)은 열을 내리는 차가운 약으로, 혈액을 차갑게 하여 해독하거나 진액을 보충하는 약이 해당된다.

- 청열사화(清熱瀉火), 양혈해독(凉血解毒), 자음제증(滋陰除蒸)의 작용을 한다.
- 열이 심하고 구갈 증세가 있는 실열번갈(實熱煩渴), 혈액이 뜨거워 피를 토하는 혈열토뉵(血熱吐衄), 열이 나는 양열증(陽熱症)에 효능이 있다.

② 평성(平性)이라 하여 한열(寒熱) 구분이 불명확하고, 약성이 평화(平和)한 약이 해당된다.

- 약재의 조화와 균형을 유지하는 역할을 한다.
- 작용이 비교적 부드러운 약으로, 산약이나 감초 등이 있다.

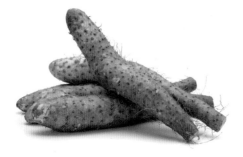
▲ 산약

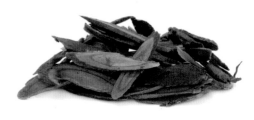
▲ 감초

③ 온열약(溫熱藥)은 오장을 따뜻하게 하고 한기를 몰아내는 약으로, 열기를 보강하고 양기를 도우며, 경락을 따뜻하게 하여 뚫어 주는 약을 뜻한다.

- 온리산한(溫里散寒), 보화조양(補火助陽), 온경통락(溫經通絡), 회양구역(回陽求逆)의 작용을 한다.
- 비위를 따뜻하게 하고 복통을 치료하는 중한복통(中寒腹痛), 발기 부전을 의미하는 양위(陽痿), 냉기로 인한 관절염인 풍한비증(風寒痺症)에 효능이 있다.

(2) 승부강침(昇浮降沈)

승부강침은 약물이 인체에 작용하는 약성의 방향을 의미하는 것으로, 위와 아래, 안과 밖으로 작용한다.

① 승(昇)은 위로 작용하고, 부(浮)는 발산되는 약성을 의미한다. 특히 위로 발산되는 약성을 가진 것을 승부(昇浮) 약이라 하는데, 구토나 천식 증상에 효능이 있다.

- 성미는 맵고 단맛이며, 성질은 따뜻하거나 뜨겁다.
- 꽃, 잎, 껍질, 가지, 마황, 승마, 소엽, 국화 등이 해당된다.

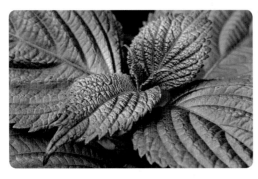
▲ 소엽

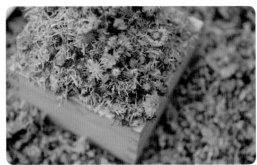
▲ 국화

② 강(降)은 아래로 작용하고, 침(沈)은 수렴되는 약성을 의미한다. 특히 아래로 내리는 약성을 가진 것을 침강(沈降) 약이라 하는데, 탈항, 유뇨, 붕루 증상에 효능이 있다.

- 성미는 시고 쓰고 짠맛이며, 성질은 차갑다.
- 종자, 과실, 광물, 소자, 대황, 망초 등이 해당된다.

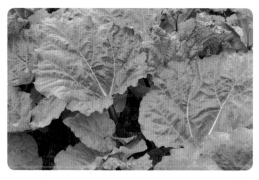

▲ 대황

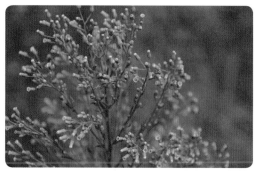

▲ 망초

③ 포제(炮制)할 때는 술로 법제하면 약성이 상승하고, 생강으로 볶으면 약성이 흩어진다. 또 식초로 볶으면 약성이 수렴되고, 소금으로 볶으면 약성이 아래로 향하는 성질이 있다.

- 포제는 약재를 약용으로 사용하기 적당하게 조제하는 것을 뜻한다.
- 포제 방법에 따라 치료 효과가 달라진다.
- 치료 효과를 높이고, 독성과 부작용을 줄이며, 보관을 용이하게 하는 것이 포제의 목적이다.

④ 배합할 때는 승부(昇浮) 약과 침강(沈降) 약을 동시에 사용하고, 적정한 약재의 양을 고려해야 한다.

❸ 약재의 배합

(1) 의의

약재를 잘 배합하면 약효가 증대되고, 약물의 독성이 해독되며, 부작용이 없어지거나 줄어드는 효과가 있다. 이때는 복잡한 병리적 상황을 고려해야 한다.

- '허실상겸(虛實相兼)'이라 하여 허한 장기와 실한 장기가 동시에 공존하므로, 양쪽을 고려하여 처방해야 한다.
- '공보겸시(攻補兼施)'라 하여 사기를 공격함과 동시에 정기를 키우는 치료법을 찾아야 한다.

(2) 내용

약재의 배합은 한 가지를 단독으로 쓰는지, 두 가지 이상을 배합하는지, 또 배합한다면 어떤 기준으로 얼마만큼의 비율로 하는지 등에 따라 다음과 같이 정리할 수 있다.

- '단행(單行)'이라 하여 한 종류의 약재만 사용하는 것을 뜻한다.
- '상수(相須)'라 하여 약재의 성질이 비슷한 두 종류를 사용하여 약재의 효과를 증대시킬 수 있다.
- '상사(相使)'라 하여 한 가지 약재가 중심이 되고, 다른 것이 보조 수단이 되어 함께 썼을 때 약효를 높인다.
- '상외(相畏)'라 하여 독성이 있는 약재를 사용할 때는 해독 작용을 하는 약재를 함께 써야 한다.
- '상살(相殺)'이라 하여 서로 약재의 효과를 감소시키는 관계가 있다.
- '상오(相惡)'라 하여 두 종류의 약이 합해질 때 약성이 상실되는 관계가 있다.
- '상반(相反)'이라 하여 두 약이 만나면 독성이 발생하는 관계가 있다. 대표적으로 삼 종류와 여로가 해당된다.

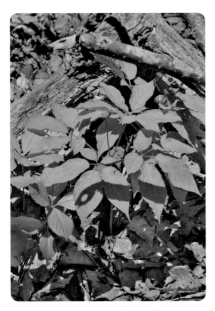

▲ 인삼

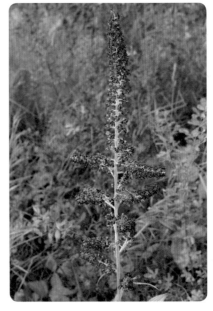

▲ 여로

❹ 약용의 금기

(1) 십팔반(十八反)

십팔반은 약재의 배합에서 두 가지 이상을 같이 사용할 때 독성이 생기거나, 독성이 강해지는 금기의 배합을 의미한다.

- 오두(烏頭)는 '반하, 과루, 패모, 백급, 백겹'과 상반이다.
- 감초(甘草)는 '해조, 대극, 감축, 완화'와 상반이다.
- 여로(藜蘆)는 '세신, 작약, 인삼, 단삼, 현삼, 사삼'과 상반이다.

(2) 임산부에게 사용할 수 없는 약재

도인, 홍화, 지실(탱자), 부자, 육계, 구맥, 파두, 삼릉, 아출 등은 자궁을 수축시켜 태아를 불안하게 할 수 있으므로, 임산부에게는 사용하지 않는 약재이다.

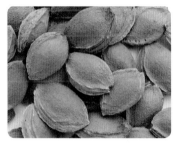
▲ 도인

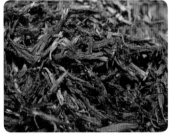
▲ 홍화

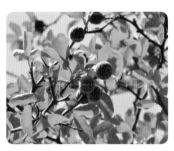
▲ 지실

(3) 약 복용 시 금하는 음식

일반 질환을 치료하기 위해 한약을 복용하는 경우는 날것, 차가운 것, 기름기가 많은 것 등의 자극적인 음식을 피하는 것이 약효를 높이는 방법이다.

이 밖에는 다음과 같다.

- 열성(熱性) 병인 경우는 매운 것이나 튀긴 음식을 피하는 것이 좋다.
- 한성(寒性) 병인 경우는 날것을 차갑게 한 음식이나 찬 음료 등을 피하는 것이 좋다.
- 비증(胸痺)에는 기름기, 지방, 동물의 내장, 음주, 흡연 등을 금한다.
- 간양상항(肝陽上亢)인 경우는 고추, 후추, 백주 등의 열성 식품을 금한다.
- 황달과 옆구리 통증인 경우는 식물 및 동물성 지방, 음주, 흡연을 금한다.
- 비위허약(脾胃虛弱)인 경우는 튀기거나 아주 차가운 음식을 금한다.
- 신병(腎病)인 경우는 염분과 자극적인 식품을 금한다.

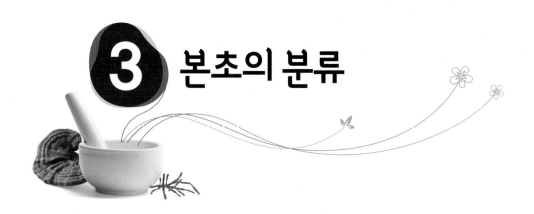

③ 본초의 분류

❶ 해표약(解表藥)

해표약은 표사(表邪)를 인체 밖으로 발산시키기 위해 쓰는 약재로, 땀을 내서 치료하는 것이다. 주로 폐(肺)와 방광경에 작용하고, 성미(性味)에 따라 신온약(辛溫藥)과 신량약(辛涼藥)으로 나눌 수 있다.

- 신온약은 외감풍한(外感風寒)에, 신량약은 풍열(風熱)증에 사용한다.
- 약재로는 계지, 방풍, 백지, 세신, 소엽, 신이, 형개, 갈근, 국화, 박하, 시호 등이 있다.

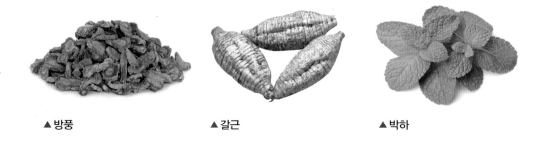

▲방풍   ▲갈근   ▲박하

❷ 청열약(淸熱藥)

청열약은 열을 내릴 때 쓰는 성질이 차가운 약을 말한다. 『신농본초경(神農本草經)』에서도 열이 날 때는 약을 차게 해야 한다고 밝히고 있다.

- 약종으로는 청열사화(淸熱瀉火), 청열조습(淸熱燥濕), 청열량혈(淸熱涼血), 청열해독(淸熱解毒), 청허열(淸虛熱) 약이 있다.
- 고열, 번갈, 황달, 옹종, 열독 등에 사용한다.

- 약재로는 결명자, 석고, 고삼, 황금, 황련, 황백, 목단피, 생지황, 금은화, 대청엽, 어성초, 연교 등이 있다.

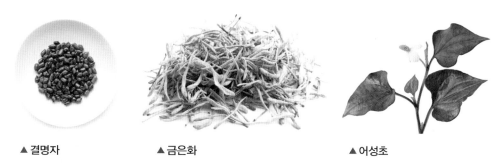

▲ 결명자   ▲ 금은화   ▲ 어성초

③ 사하약(瀉下藥)

사하약은 장의 내용물을 배출하여 대장을 소통시키는 약으로, 성질이 차기 때문에 장복하면 원기를 상하고 비위를 손상시킬 수 있다. 따라서 증세가 호전되면 바로 복용을 멈추어야 한다.

- 약종으로는 공하(攻下), 윤하(潤下), 준하축수(峻下逐水) 약이 있다.
- 대표적으로 대황이 있다.

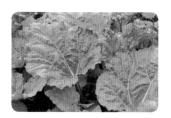

▲ 대황

④ 거풍습약(祛風濕藥)

거풍습약은 근육과 경락, 근골에 있는 풍습(風濕)을 제거하여, 풍습비통(風濕痺痛)을 치료하는 약이다. 뭉치고 얽힌 것을 모두 펼치고 흩어 내며 정체된 것을 소통시켜 저린 증상을 통하게 하고, 뭉친 것을 풀어 주며, 간신(肝腎)을 보하고 근골을 강하게 해 주는 효능이 있다.

- 대표적으로 독활, 오가피가 있다.

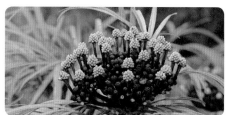

▲ 독활

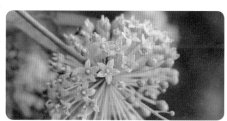

▲ 오가피

❺ 이기약(理氣藥)

이기약은 신진대사를 원활히 하여서 막힌 기를 풀어 주고, 소통시켜 주는 약이다. 따라서 기가 허하거나 진액이 부족한 경우에는 사용하지 않도록 한다.

- 성미는 맵고 향이 강하며, 성질은 따뜻하다.
- 대표적으로 목향, 진피(황귤피), 향부자가 있다.

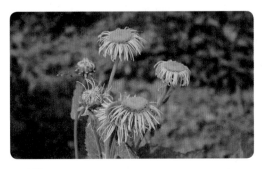

▲ 목향

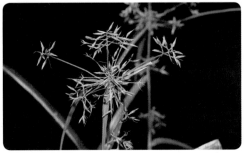

▲ 향부자

❻ 보익약(補益藥)

보익약은 인체의 기혈(氣血)과 음양(陰陽)을 보충해 주는 약으로, 인체에 필요한 영양소를 공급하고 생체 기능을 강화시키며 병에 대한 저항력을 키워 허약한 증상을 없애 준다. '허자보지, 손자익지(虛者補之, 損者益之)'라 하여 허한 것은 보해 주고, 손실을 입었을 때는 더해 주는 기능이 중요하다.

- 정기를 보충하고 사기를 몰아내는 약으로, 보기약, 보혈약, 보양약, 보음약으로 구분할 수 있다.
- 약재로는 감초, 꿀, 대추, 백출, 산약, 인삼, 황기, 녹용, 두충, 육종용, 자하거, 토사자, 파극천, 당귀, 숙지황, 아교, 용안육, 하수오, 구기자, 맥문동, 사삼 등이 있다.

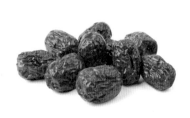

▲ 대추

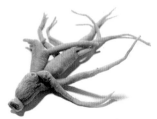

▲ 인삼

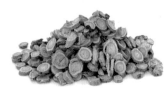

▲ 황기

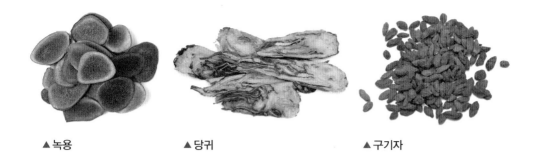

▲ 녹용　　　　　　▲ 당귀　　　　　　　　　▲ 구기자

❼ 활혈거어약(活血祛瘀藥)

　활혈거어약은 혈맥(血脈)을 소통하고 혈행(血行)을 촉진시켜 어혈을 없애는 약이다. 특히 주의할 점은 임산부와 피가 부족한 환자에게는 사용하지 않는다. 비교적 병세가 오래되고 고질적인 환자에게 사용할 때 효과가 크다.

- 파혈약(破血藥), 축어약(逐瘀藥)이라고도 한다.
- 약재로는 단삼, 도인, 익모초, 천궁, 현호색, 홍화 등이 있다.

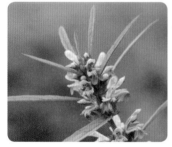
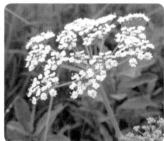
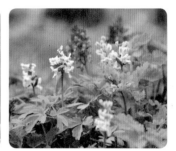

▲ 익모초　　　　　　▲ 천궁　　　　　　　▲ 현호색

❽ 이수삼습약(利水滲濕藥)

　이수삼습약은 수도(水道)를 잘 통하게 하고 수습(水濕)을 걸러 내어 없애는 이뇨(利尿) 약이다. 소변을 잘 통하게 하고 소변의 양을 증가시켜 수분의 축적을 감소시키고, 그 결과 수습(水濕)에 의한 여러 가지 병증을 없애 준다.

- 부종이나 소변불리 등에 사용한다.
- 약재로는 쑥, 백복령, 의이인, 적소두, 차전자, 택사 등이 있다.

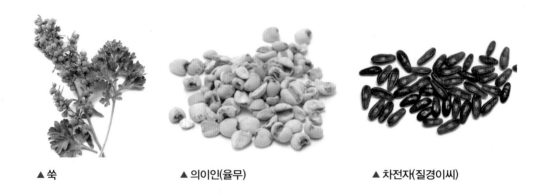

▲ 쑥   ▲ 의이인(율무)   ▲ 차전자(질경이씨)

❾ 안신약(安神藥)

안신약은 정신을 진정시키고 안정시키는 약으로, 심장은 정신(神)을 저장하고 간은 혼(魂)을 저장하고 신장은 지(志)를 저장한다. 따라서 심장, 간, 신장과 밀접한 관계가 있다.

- 정신 질환이나 불면증, 감정 조절 장애 환자에게 사용하면 효과가 있다.
- 대표적으로 모려, 용골이 있다.

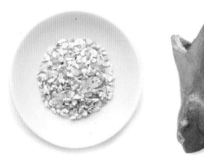
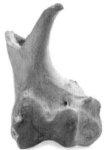

▲ 모려(굴 껍질 가루)   ▲ 용골(대형 포유류의 화석화된 뼈)

❿ 화담지객약(化痰止喀藥)

화담지객약은 기침을 멈추게 하고 가래를 삭이는 약이다. 기침은 가래를 동반하고, 또 가래가 있으면 기침으로 가래를 배출하고자 한다.

- 담음으로 생긴 영류(瘦瘤), 나력(瘰癧) 등의 증상에도 사용한다.
- 대표적으로 길경, 반하, 패모가 있다.

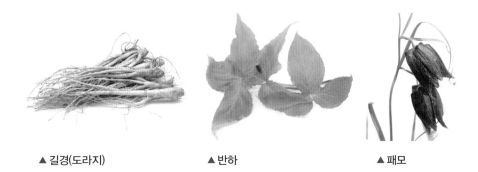

▲ 길경(도라지)   ▲ 반하   ▲ 패모

⑪ 수삽약(收澁藥)

수삽약은 병의 진행이 오래 되어 몸이 허약하고, 원기가 소진되어 장부 기능이 쇠약한 상태일 때 쓰는 약이다. 과도하게 사용하면 소변이 배출되지 않고, 병의 사기가 밖으로 빠져나가지 못하므로 주의해야 한다.

- 자한(自汗), 도한(盜汗), 여성의 하혈, 남성의 유정(遺精), 탈항(脫肛)의 증상에 주로 사용한다.
- 약재로는 오매, 오미자, 복분자, 산수유 등이 있다.

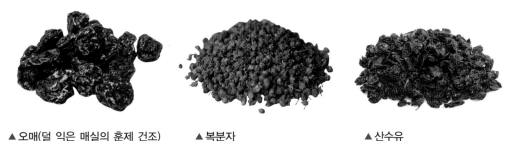

▲ 오매(덜 익은 매실의 훈제 건조)   ▲ 복분자   ▲ 산수유

memo

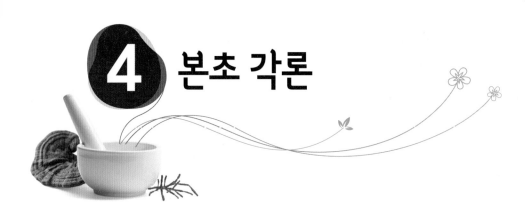

4 본초 각론

본초학에서 다루는 약재는 538종류이고, 이 중에서 133종이 자주 사용되는 약재이다. 그 중에서 임상과 미용에 활용도가 가장 높은 약재 59종을 식물, 동물, 광물로 분류해 수록하였다.

❶ 식물

식물과 관계된 약재로는 갈근을 비롯하여 감초, 국화, 금은화, 당귀, 독화, 두충, 맥문동, 반화, 세신, 오가피, 모려 등이 있다.

(1) 갈근(葛根)

이명(異名)	칡뿌리를 뜻한다.
성미(性味)	단맛과 매운맛이 있고, 조금 차우며 독이 없다.
귀경(歸經)	비(脾), 폐(肺), 위경(胃經)
효능(效能)	• 양기를 더하고, 근육을 풀어 준다. • 피부병을 치료한다. • 설사를 멈추고, 몸살감기에 좋다. • 번잡함과 갈증을 해소한다.
용법(用法)	• 이물질을 제거하고, 깨끗이 씻어 사용한다. • 생것으로 사용하면 땀을 내게 하여 겉의 사기와 피부병을 치료한다. • 불에 구워 사용하면 갈증을 해소한다.
금기(禁忌)	땀을 많이 흘리거나 위장이 차고 구토 증세가 있는 사람은 복용하지 않는다.

(2) 감초(甘草)

이명(異名)	콩과의 여러해살이풀의 뿌리
성미(性味)	단맛이고, 독이 없다.
귀경(歸經)	심(心), 폐(肺), 비(脾), 위경(胃經)
효능(效能)	• 중초를 다스리고, 부드럽게 한다. • 폐에 진액을 보충한다. • 해독하며, 모든 약의 균형을 잡아 준다.
용법(用法)	• 이물질을 제거하고, 씻어 물에 불린 뒤 잘라서 사용한다. • 청열해독(淸熱解毒)과 거담지해(祛痰止咳)에는 그늘에서 말려 사용한다.
금기(禁忌)	비위에 습사(濕邪)가 있어 배가 더부룩한 사람, 구토와 부종이 있는 경우는 복용을 금한다.

(3) 건강(乾薑)

이명(異名)	말린 생강
성미(性味)	매운맛이고, 따뜻하며 독이 없다.
귀경(歸經)	비(脾), 위(胃), 폐경(肺經)
효능(效能)	• 생강(生薑)은 신온(辛溫)하여 발산(發散)을 위주로 하고, 비위를 따뜻하게 하여 구토를 멈추게 하므로, 한기로 인한 감기(外感風寒)와 위장이 냉해서 생기는 구토(胃寒嘔吐)에 상용한다. • 건강(乾薑)은 성질이 뜨겁고 강하여 비위의 탈진된 양기를 회복하고, 폐를 따뜻하게 하여 가래를 삭이며, 속이 차가운 증상을 치료한다. • 볶은 생강인 포강(炮薑)은 경락을 따뜻하게 하고, 지혈 및 지사 작용을 한다.
용법(用法)	• 3~6시간 물에 담가 절단한 후 그늘에서 말린다. • 포강은 센 불에서 빨리 태워 외피가 황색으로 그을고, 내부가 황색이 되면 물을 뿌려 꺼내서 볕에 말린다.
금기(禁忌)	음허내열(陰虛內熱)한 사람과 혈열망행(血熱妄行)한 사람은 복용을 금한다.

(4) 결명자(決明子)

이명(異名)	결명초의 씨
성미(性味)	단맛, 쓴맛, 짠맛이고, 조금 차가우며 독이 없다.
귀경(歸經)	간(肝), 대장경(大腸經)
효능(效能)	• 간열을 내리고 눈을 밝게 한다. • 변을 잘 보게 한다.
용법(用法)	이물질을 제거하고, 씻어서 생용(生用)하거나 초용(炒用)한다.
금기(禁忌)	묽은 변을 보는 사람과 피가 부족해서 생기는 어지럼증 환자는 복용을 금한다.

(5) 계지(桂枝)

이명(異名)	계수나무의 어린 가지
성미(性味)	매운맛과 단맛이 있고, 따뜻하며 독이 없다.
귀경(歸經)	심(心), 폐(肺), 방광경(膀胱經)
효능(效能)	• 땀을 내게 하고 근육을 이완시킨다. • 경락을 따뜻하게 하여 경락을 소통시킨다. • 양기를 돕고 기를 생성한다.
용법(用法)	물을 충분히 흡수시킨 뒤 절단 및 건조한다.
금기(禁忌)	• 음기가 허하여 저녁에 땀을 흘리는 음허도한(陰虛盜汗) 증상이 있을 때는 화사가 심해져 양기가 탈진할 수 있으므로 오용에 주의해야 한다. • 임신부나 과다 월경인 사람은 복용을 금한다.

(6) 고삼(苦蔘)

이명(異名)	고식, 콩과의 여러해살이풀의 뿌리
성미(性味)	쓴맛이고, 차가우며 독이 없다.
귀경(歸經)	심(心), 간(肝), 위(胃), 대장(大腸), 방광경(膀胱經)
효능(效能)	• 열을 내리고 습사를 치료한다. • 풍사를 몰아내고 살충 작용을 하여 피부 질환을 치료한다. • 소변을 잘 보게 한다.
용법(用法)	이물질을 제거하고, 잘게 잘라 사용한다.
금기(禁忌)	비위(脾胃)가 허한(虛寒)한 사람은 복용을 금한다.

(7) 구기자(枸杞子)

이명(異名)	구기자나무의 열매
성미(性味)	단맛이고, 차가우며 독이 없다.
귀경(歸經)	간(肝), 신경(腎經)
효능(效能)	• 신장의 진액을 보충한다. • 폐의 진액을 보충한다. • 간기를 보충하여 눈을 밝게 한다.
용법(用法)	이물질을 제거하고, 남은 줄기와 대를 잘라낸 뒤 사용한다.
금기(禁忌)	실열(實熱)이 있는 사람과 비허(脾虛)로 습(濕)이 있는 사람 및 설사하는 사람은 복용을 금한다.

(8) 국화(菊花)

이명(異名)	국화과에 속하는 여러해살이풀의 꽃봉오리
성미(性味)	단맛과 쓴맛이 있고, 약간 차가우며 독이 없다.
귀경(歸經)	폐(肺), 간경(肝經)
효능(效能)	• 풍사를 재우고 열을 내린다. • 간기를 보호하고, 눈을 밝게 한다. • 열을 내리고 해독한다.
용법(用法)	잎자루와 꽃자루를 제거하고 사용한다.
금기(禁忌)	기가 허하고 위장이 차가운 증상, 식욕이 없으며 설사를 할 때는 소량만 복용한다.

(9) 금은화(金銀花)

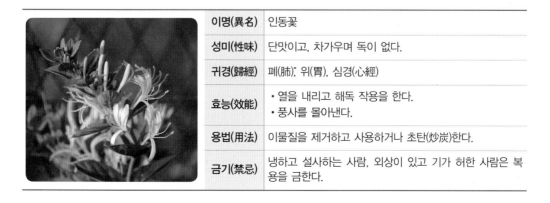

이명(異名)	인동꽃
성미(性味)	단맛이고, 차가우며 독이 없다.
귀경(歸經)	폐(肺), 위(胃), 심경(心經)
효능(效能)	• 열을 내리고 해독 작용을 한다. • 풍사를 몰아낸다.
용법(用法)	이물질을 제거하고 사용하거나 초탄(炒炭)한다.
금기(禁忌)	냉하고 설사하는 사람, 외상이 있고 기가 허한 사람은 복용을 금한다.

(10) 길경(桔梗)

	이명(異名)	도라지
	성미(性味)	쓴맛과 매운맛이고, 독이 없다.
	귀경(歸經)	간경(肝經)
	효능(效能)	• 폐기를 밖으로 펼쳐 내고 인후를 이롭게 한다. • 가래를 삭이고 고름을 배출시킨다.
	용법(用法)	이물질을 제거하고, 얇게 잘라서 사용한다.
	금기(禁忌)	음허(陰虛)로 인한 만성해수(慢性咳嗽)와 해혈 증상에는 복용을 금한다.

(11) 곽향(藿香)

	이명(異名)	꿀풀과의 여러해살이풀인 배초향(방아)의 잎과 줄기
	성미(性味)	매운맛이고, 약간 따뜻하며 독이 없다.
	귀경(歸經)	비(脾), 위(胃), 폐경(肺經)
	효능(效能)	• 향이 진하고 습사를 몰아낸다. • 중초를 다스리고 구토를 멈추게 한다. • 땀을 나게 하여 더위를 치료한다.
	용법(用法)	이물질을 제거하고, 물에 불려 잘라 사용한다.
	금기(禁忌)	음허화왕(陰虛火旺), 위약욕구(胃弱欲嘔) 및 위열작구(胃熱作嘔), 중초화성열극(中焦火盛熱極)이나 온병열병(溫病熱病) 또는 음양위가실사(陰陽胃家實邪)로 인한 작구작창(作嘔作脹)한 사람은 복용을 금한다.

(12) 관중(貫中)

	이명(異名)	관거, 관절, 면마과의 여러해살이풀의 뿌리줄기
	성미(性味)	쓴맛이고, 차가우며 독성이 약간 있다.
	귀경(歸經)	간(肝), 위경(胃經)
	효능(效能)	• 구충 작용을 하고, 단독으로 사용한다. • 열을 내리고 해독하며, 지혈을 한다.
	용법(用法)	이물질을 제거하고 생으로 사용하거나 볶아서 사용한다.
	금기(禁忌)	음허내열(陰虛內熱)과 비위허약(脾胃虛弱)한 사람, 임신부는 복용을 금한다.

(13) 봉밀(蜂蜜)

이명(異名)	벌꿀, 청밀	
성미(性味)	단맛이고, 독이 없다.	
귀경(歸經)	폐(肺), 비(脾), 대장경(大腸經)	
효능(效能)	• 중초를 보강하고 진액을 보충한다. • 통증을 멈추고 해독 작용을 한다.	
용법(用法)	약한 불로 천천히 달여 거품을 걷어 내고 사용한다.	
금기(禁忌)	습열(濕熱)과 담음(痰飮)이 있어 가슴이 답답하고 변이 묽으며 설사하는 사람은 복용을 금한다.	

(14) 단삼(丹蔘)

이명(異名)	분마초, 혈생근, 적삼, 꿀풀과의 여러해살이풀의 뿌리
성미(性味)	쓴맛이고, 조금 차가우며 독이 없다.
귀경(歸經)	심(心), 간경(肝經)
효능(效能)	• 새로운 피를 만들고 어혈을 제거한다. • 피를 서늘하게 하여 종기를 가라앉힌다. • 정신을 안정시킨다.
용법(用法)	이물질을 제거하고, 물에 담가 자른 후 볕에 말리거나 술에 적셔 볶는다.
금기(禁忌)	무어혈(無瘀血)한 사람은 복용을 금한다.

(15) 당귀(當歸)

이명(異名)	신감채의 뿌리
성미(性味)	단맛과 매운맛이고, 따뜻하며 독이 없다.
귀경(歸經)	심(心), 간(肝), 비경(脾經)
효능(效能)	• 혈을 보호하고 균형을 맞춘다. • 생리를 조절하고 통증을 멈춘다. • 장을 윤택하게 하고 배변을 촉진한다.
용법(用法)	• 볶아서 사용하면 보혈(補血)하고 생리를 조절하며 변비를 치료한다. • 술에 구워서 사용하면 새로운 피를 만들고 어혈을 풀며, 생리통과 산후복통, 타박상, 관절염을 치료한다. • 황토에 구우면 피가 부족해서 생기는 설사를 치료한다. • 태워서 사용하면 지혈(止血) 작용을 한다.
금기(禁忌)	비위에 습사가 있는 사람과 설사하는 사람은 복용을 금한다.

(16) 대추(大棗)

이명(異名)	목밀, 대조, 대추나무의 열매
성미(性味)	단맛이고, 따뜻하며 독이 없다.
귀경(歸經)	비(脾), 위경(胃經)
효능(效能)	• 비장을 보양하고 위장을 다스린다. • 기를 보양하고 진액을 만든다. • 영기와 위기를 조절하고, 독성을 해독한다.
용법(用法)	찌고 익혀서(蒸熟) 껍질과 씨를 제거하고 사용한다.
금기(禁忌)	창만(脹滿)한 사람과 식적(食積), 충적(蟲積), 우치(齲齒), 작통(作痛) 및 담열해수(痰熱咳嗽)가 있는 경우는 복용을 금한다.

(17) 대황(大黃)

이명(異名)	화삼, 황량, 마디풀과의 여러해살이풀의 뿌리
성미(性味)	쓴맛이고, 차가우며 독이 없다.
귀경(歸經)	비(脾), 위(胃), 대장(大腸), 간(肝), 심포경(心包經)
효능(效能)	• 생용(生用)하면 사하력(瀉下力)이 강하여 실열증(實熱證)을 치료한다. • 숙용(熟用)하면 사하력이 부드럽고, 사하해독(瀉下解毒)을 시켜 화독창양(火毒瘡瘍)을 치료한다. • 주제(酒製)하면 열을 내려 목적인종(目赤咽腫)과 치은종통(齒齦腫痛)을 치료한다. • 초탄(炒炭)하면 화어지혈(化瘀止血)하여 혈열(血熱)로 된 어혈성출혈증(瘀血性出血症)을 치료한다.
용법(用法)	• 생대황(生大黃)은 이물질을 제거하고, 얇게 저미거나 작은 덩어리로 잘라 사용한다. • 주대황(酒大黃)은 생대황(生大黃)에 황주(黃酒)를 고루 뿌려 약한 불에 볶고, 통풍(通風)이 잘 되는 곳에서 말린다. • 숙대황(熟大黃)은 작은 덩어리로 절단한 생대황(生大黃)에 황주(黃酒)를 고루 혼합(混合)하여 시루에 넣고 쪄서 건조한다. • 대황탄(大黃炭)은 대황편(大黃片)을 강한 불에서 겉이 갈색이 될 때까지 볶은 뒤 건조한다.
금기(禁忌)	• 성(性)이 준열(峻烈)하여 정기(正氣)를 손상(損傷)시키므로, 실증(實證)이 아니면 사용하지 않도록 한다. • 수유나 월경기에는 복용을 삼간다. • 표증미해자(表證未解者), 혈허기약자(血虛氣弱者), 비위허한자(脾胃虛寒者), 무실열적체자(無實熱積滯者)는 복용을 금한다.

(18) 도인(桃仁)

이명(異名)	복숭아씨의 알맹이
성미(性味)	쓴맛과 단맛이고, 독이 없다.
귀경(歸經)	심(心), 간(肝), 대장경(大腸經)
효능(效能)	• 새 피를 만들고 어혈을 풀어 준다. • 대장을 윤기 있게 하여 변비를 치료한다.
용법(用法)	이물질을 제거하고, 부수거나 고루 볶아서 사용한다.
금기(禁忌)	임신부는 복용을 금한다.

(19) 두충(杜冲)

이명(異名)	사선목, 두충과의 낙엽 교목
성미(性味)	단맛, 약간 매운맛이고, 따뜻하며 독이 없다.
귀경(歸經)	간(肝), 신경(腎經)
효능(效能)	• 신장과 간을 보양한다. • 근육과 뼈를 튼튼하게 한다. • 태아를 안전하게 한다.
용법(用法)	이물질과 껍질을 제거하고, 가늘게 썰어 소금물과 함께 중간 불로 검은색이 될 때까지 달인 뒤 건조하여 사용한다.
금기(禁忌)	음기가 허해서 열이 있는 사람은 복용을 금한다.

(20) 독활(獨活)

이명(異名)	땅두릅나물, 두릅나뭇과의 여러해살이풀
성미(性味)	맵고 쓴맛이고, 따뜻하며 독이 없다.
귀경(歸經)	신(腎), 방광경(膀胱經)
효능(效能)	풍사와 습사를 몰아내는데, 거풍제습(祛風除濕)과 해표지통(解表止痛)이 해당된다.
용법(用法)	이물질을 제거하고, 얇게 잘라 사용한다.
금기(禁忌)	혈허발경(血虛發痙)과 혈허두통(血虛頭痛) 및 기혈양허(氣血兩虛)로 인한 편신동통(遍身疼痛)에는 복용을 금한다.

(21) 마자인(麻子仁)

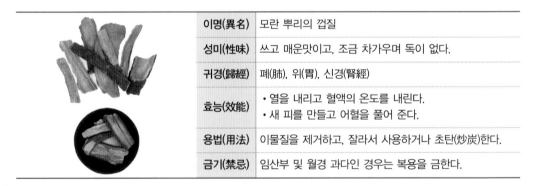

이명(異名)	대마의 씨앗(삼씨), 마인
성미(性味)	단맛이고, 독이 없다.
귀경(歸經)	비(脾), 위(胃), 대장경(大腸經)
효능(效能)	• 장을 윤활하게 하여 대변을 잘 보게 한다. • 자양보허(滋養補虛)하여 노년, 산후의 진고혈소(津枯血少)로 인한 장조변비(腸燥便秘)에 효능이 있다.
용법(用法)	• 이물질과 잔류된 외피를 골라내고 사용한다. • 볶아서 사용하면 효능을 높일 수 있다.
금기(禁忌)	• 대장에 습이 있는 사람은 금한다. • 장복하면 중독 증상이 올 수 있으므로, 일회 복용량을 지킨다.

(22) 목단피(牧丹皮)

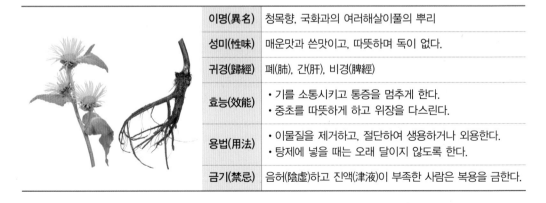

이명(異名)	모란 뿌리의 껍질
성미(性味)	쓰고 매운맛이고, 조금 차가우며 독이 없다.
귀경(歸經)	폐(肺), 위(胃), 신경(腎經)
효능(效能)	• 열을 내리고 혈액의 온도를 내린다. • 새 피를 만들고 어혈을 풀어 준다.
용법(用法)	이물질을 제거하고, 잘라서 사용하거나 초탄(炒炭)한다.
금기(禁忌)	임산부 및 월경 과다인 경우는 복용을 금한다.

(23) 목향(木香)

이명(異名)	청목향, 국화과의 여러해살이풀의 뿌리
성미(性味)	매운맛과 쓴맛이고, 따뜻하며 독이 없다.
귀경(歸經)	폐(肺), 간(肝), 비경(脾經)
효능(效能)	• 기를 소통시키고 통증을 멈추게 한다. • 중초를 따뜻하게 하고 위장을 다스린다.
용법(用法)	• 이물질을 제거하고, 절단하여 생용하거나 외용한다. • 탕제에 넣을 때는 오래 달이지 않도록 한다.
금기(禁忌)	음허(陰虛)하고 진액(津液)이 부족한 사람은 복용을 금한다.

(24) 맥문동(麥門冬)

이명(異名)	계전초, 불사초, 오구, 인릉, 백합과의 여러해살이풀의 덩이뿌리
성미(性味)	단맛과 약간 쓴맛이고, 조금 차가우며 독이 없다.
귀경(歸經)	폐(肺), 위(胃), 심경(心經)
효능(效能)	• 음기를 보충하고 폐를 윤택하게 한다. • 심장의 열을 내리고 번잡함을 치료한다.
용법(用法)	• 반드시 가운데 심을 제거하여 사용한다. • 폐와 위장병에 사용할 때는 맑은 물에 담가 사용한다. • 정신을 안정시킬 목적으로 사용할 때는 술에 담가 사용한다.
금기(禁忌)	비위허한(脾胃虛寒)으로 인한 설사를 하거나, 위에 담음이 있거나, 한사가 침범한 감기와 기침을 하는 사람은 복용을 금한다.

(25) 맥아(麥芽)

이명(異名)	맥얼, 엿기름, 보리에 물을 부어 싹이 트게 한 뒤 말린 것
성미(性味)	단맛이고, 독이 없다.
귀경(歸經)	비(脾), 위(胃), 간경(肝經)
효능(效能)	• 소화를 촉진하고 비장을 튼튼히 하며 기를 하강시켜 소화불량, 음식 부진에 효과가 있다. • 유즙 분비를 억제하여 모유 단유 시 이용한다.
용법(用法)	• 회유(回乳)할 때는 생용(生用)하고, 소식(消食)할 때는 초용(炒用)한다. • 이물질을 제거하고, 미초(微炒)한다.
금기(禁忌)	수유기와 적취(積聚)가 없고 비위(脾胃)가 허(虛)한 사람은 복용을 금한다.

(26) 박하(薄荷)

이명(異名)	꿀풀과의 여러해살이풀
성미(性味)	매운맛이고, 차가우며 독이 없다.
귀경(歸經)	폐(肺), 간경(肝經)
효능(效能)	• 풍사를 재우고 열을 내린다. • 머리와 눈을 밝게 한다. • 피부병을 치료한다.
용법(用法)	오래된 줄기와 껍질을 제거하고, 잘라 사용한다.
금기(禁忌)	음허발열(陰虛發熱)과 기침, 해수자한(咳嗽自汗), 표허(表虛)에는 복용을 금한다.

(27) 반하(半夏)

이명(異名)	끼무릇, 천남성과의 여러해살이풀의 알줄기
성미(性味)	매운맛이고, 따뜻하며 독이 있다.
귀경(歸經)	비(脾), 위(胃), 폐경(肺經)
효능(效能)	• 습사를 몰아내고 가래를 삭인다(황귤피, 백봉령과 함께 사용). • 위기를 하강시켜 구토를 치료한다(생강과 함께 사용). • 조기를 가라앉히고 뭉친 것을 풀어 준다. • 매핵기와 독사에 물린 것을 치료한다.
용법(用法)	• 생강즙에 백반을 넣어 하루 정도 불린 뒤 다시 담가 불린 다음, 그늘에 말려 독성을 없앤 강반하를 많이 사용한다. • 강반하에 석회와 감초를 더 넣어 법반하로 사용한다. • 생반하에 백반만 넣어 법제한 청반하로도 사용한다.
금기(禁忌)	오두류의 약물과 함께 쓰지 않고, 모든 혈증(血證) 및 음허(陰虛)로 인한 조해와 진액(津液)의 손상으로 인한 구갈(口渴)에는 복용을 금한다.

(28) 방풍(防風)

이명(異名)	산형과의 여러해살이풀의 뿌리
성미(性味)	매운맛과 단맛이 있고, 따뜻하며 독이 없다.
귀경(歸經)	방광(膀胱), 간(肝), 비경(脾經)
효능(效能)	• 겉의 사기를 몰아내고 풍사와 습사를 물리쳐 감기와 관절염에 좋다. • 지혈 작용을 하여 혈변과 붕루의 표증에 좋다.
용법(用法)	• 이물질을 제거하고, 물에 담근 뒤 수분을 흡수시켜 절단하여 사용한다. • 지양(止痒)에는 밀자(蜜炙)하고, 발두(發痘)에는 주세(酒洗)하며, 지사(止瀉)에는 초(炒)하여 사용한다.
금기(禁忌)	혈허(血虛)의 경기, 두통이 풍사로 인한 것이 아닐 때는 복용을 금한다.

(29) 백두구(白荳蔲)

이명(異名)	흰색 육두구
성미(性味)	매운맛과 단맛이 있고, 따뜻하며 독이 없다.
귀경(歸經)	폐(肺), 비(脾), 위경(胃經)
효능(效能)	• 습사를 몰아내고 관절염을 치료한다. • 기를 운행하고 중초를 따뜻하게 한다. • 위장을 활성화하고 소화를 돕는다.
용법(用法)	이물질을 제거하고, 껍질을 벗긴 뒤 유효 성분이 잘 우러나도록 기계적 압력으로 부스러뜨려 사용한다.
금기(禁忌)	화승작구(火升作嘔)한 사람과 열복통(熱腹痛)에는 복용을 금한다.

(30) 백복령(白茯笭)

이명(異名)	복령(구멍장이버섯과의 버섯)의 바깥층을 제거하여 말린 것
성미(性味)	단맛과 담담한 맛이고, 독이 없다.
귀경(歸經)	• 복령 : 심(心), 비(脾), 폐경(肺經) • 적복령 : 심(心), 비(脾), 방광경(膀胱經) • 복신(소나무 뿌리에 난 복령) : 심(心), 비경(脾經) • 복령 껍질 : 심(心), 비(脾), 신경(腎經)
효능(效能)	• 복령은 정체된 수액을 배출시키고 습사를 몰아낸다. • 복령은 비장을 튼튼히 하고 심장을 편하게 해 준다. • 적복령은 정체된 수액의 배설 기능이 강하다. • 복신은 심장을 편안하게 하고 정신을 안정시킨다. • 복령 껍질은 수액을 배출하고 붓기를 빼 준다.
용법(用法)	• 이물질을 제거하고 사용한다. • 안신약(安神藥)으로 사용할 때는 주복신(朱茯神)으로 만들어 사용한다.
금기(禁忌)	• 복령 : 허한(虛寒)으로 인한 유정(遺精)이나, 기허하함(氣虛下陷)으로 인한 요의빈수(尿意頻數)에는 금한다. • 적복령 : 허한(虛寒)으로 인한 정활(精滑)과 비위허한(脾胃虛寒)한 사람은 금한다. • 복신 : 병자(病者)가 신허(腎虛)하여 소변(小便)이 자리(自利)한 사람과 허한정활(虛寒精滑)한 사람은 금한다. • 복령 껍질 : 수다허종(水多虛腫)한 사람은 금한다.

(31) 백자인(柏子仁)

이명(異名)	측백인, 측백자, 측백나무 열매의 씨앗
성미(性味)	단맛이고, 독이 없다.
귀경(歸經)	심(心), 신(腎), 대장경(大腸經)
효능(效能)	• 심장의 기운을 돕고 정신을 안정시킨다. • 진액을 보충하여 변비를 치료한다.
용법(用法)	• 이물질을 제거하고, 부수어 사용한다. • 백자인의 기름을 짜내고 사용한다.
금기(禁忌)	장활(腸滑)한 사람과 담음(痰飮)이 많은 사람 및 양도수거(陽道數擧)한 사람, 신가유열(腎家有熱)한 사람은 복용을 금한다.

(32) 백지(白芷)

이명(異名)	단귀, 구릿대의 뿌리
성미(性味)	매운맛이고, 따뜻하며 독이 없다.
귀경(歸經)	폐(肺), 위(胃), 대장경(大腸經)
효능(效能)	• 풍사를 흩어내고 습사를 제거한다. • 오관을 열어 주고 통증을 멈추게 한다. • 종기를 진정시키고 고름을 배출시킨다.
용법(用法)	이물질을 제거하고, 물에 담근 뒤 수분이 스며들면 두껍게 썰어 말린 후 사용한다.
금기(禁忌)	성질이 따뜻하고 건조해서 음허화왕(陰虛火旺)이나 혈허유열(血虛有熱)한 병증에는 음용하지 않는다.

(33) 백출(白朮)

이명(異名)	마계, 산강, 산계. 흰삽주뿌리
성미(性味)	쓴맛과 단맛이고, 따뜻하며 독이 없다.
귀경(歸經)	비(脾), 위경(胃經)
효능(效能)	• 비장과 위장을 보강한다. • 습사를 몰아내고 중초를 편안하게 한다.
용법(用法)	• 이물질을 제거하고, 조습이수(燥濕利水)에는 그대로 사용한다. • 보기건비(補氣健脾)에는 볶아서 사용한다. • 건비지사(健脾止瀉)에는 태워서 사용한다.
금기(禁忌)	병증이 음허내열(陰虛內熱)에 속한다든가 혹은 진액(津液)이 휴모(虧耗)되어 조갈(燥渴)이 있는 사람은 복용을 금한다.

(34) 복분자(覆盆了)

이명(異名)	복분자딸기의 열매
성미(性味)	단맛과 신맛이고, 따뜻하며 독이 없다.
귀경(歸經)	간(肝), 신(腎), 방광경(膀胱經)
효능(效能)	• 신장을 보양한다. • 정을 수렴한다. • 소변을 수렴한다.
용법(用法)	이물질을 제거하고, 술로 쪄서 사용한다.
금기(禁忌)	신장이 허해서 소변이 짧고 잘 나오지 않는 사람은 복용을 금한다.

(35) 부자(附子)

이명(異名)	오두(바꽃)의 어린뿌리
성미(性味)	매운맛과 단맛이고, 뜨거우며 독이 있다.
귀경(歸經)	심(心), 비(脾), 위경(胃經)
효능(效能)	• 탈진한 양기를 회복하고 원기를 보한다. • 한기와 습사를 몰아낸다. • 신장의 양기 부족으로 인한 요통, 발기 부전, 복부 냉통, 사지 마비 등을 치료한다.
용법(用法)	염부자는 맑은 물에 담가 하루 2~3회 소금기가 없어질 때까지 물을 갈아 준다. 그 후 감초, 흑두와 물을 넣고 끓여 절개하여 맛을 보면 혀를 자극하는 감각이 없어야 한다.
금기(禁忌)	음기가 허하고 양기가 왕성한 사람, 임신부는 복용을 금한다.

(36) 사삼(沙蔘)

이명(異名)	더덕의 뿌리
성미(性味)	단맛이고, 조금 차가우며 독이 없다.
귀경(歸經)	폐(肺), 위경(胃經)
효능(效能)	• 폐의 열을 내리고 음기를 보충한다. • 가래를 삭이고 기침을 멈추게 한다.
용법(用法)	이물질을 제거하고, 씻은 뒤 두껍게 썰어 말려서 사용한다.
금기(禁忌)	허한증(虛寒證)에는 복용을 금한다.

(37) 산수유(山茱萸)

이명(異名)	석조, 산수유나무 열매
성미(性味)	신맛과 떫은 맛이고, 조금 따뜻하며 독이 없다.
귀경(歸經)	간(肝), 신경(腎經)
효능(效能)	• 간장과 신장을 보한다. • 정(精)을 수렴한다.
용법(用法)	• 이물질을 제거하고, 씨를 빼서 사용한다. • 술에 찌면 신장의 정을 보하고 수렴한다. • 생으로 사용하면 땀을 멈추게 한다.
금기(禁忌)	하초에 습열이 있어 소변이 잘 나오지 않는 사람은 복용을 금한다.

(38) 산약(山藥)

이명(異名)	마의 뿌리
성미(性味)	단맛이고, 따뜻하며 독이 없다.
귀경(歸經)	비(脾), 폐(肺), 신경(腎經)
효능(效能)	• 비장을 튼튼하게 한다. • 폐를 보호한다.
용법(用法)	• 음기를 보할 때는 이물질을 제거하고, 잘라서 생으로 사용한다. • 비장을 보하고 설사를 멈출 때는 황토에 볶아서 사용한다.
금기(禁忌)	습사가 있는 사람은 복용을 금한다.

(39) 사인(砂仁)

이명(異名)	양춘사의 과실, 축사밀, 생강과의 축사나무 과실
성미(性味)	매운맛이고, 따뜻하며 독이 없다.
귀경(歸經)	비(脾), 위(胃), 신경(腎經)
효능(效能)	• 습사를 몰아내고 위기를 소통시켜 식욕을 돋운다. • 비장을 따뜻하게 하여 설사를 멈추게 한다. • 기를 다스려 태아를 편안하게 한다.
용법(用法)	이물질을 제거하고, 유효 성분이 잘 추출될 수 있도록 기계적 분쇄, 즉 도쇄(搗碎)하여 사용한다.
금기(禁忌)	음허유열(陰虛有熱), 복통(腹痛)이 화(火)에 속한 사람, 서열(暑熱)로 인해 설사를 하는 사람, 태동(胎動)이 혈열(血熱)로 인한 사람은 복용을 금한다.

(40) 산사(山楂)

이명(異名)	산사자, 산사나무 열매
성미(性味)	신맛과 단맛이고, 조금 따뜻하며 독이 없다.
귀경(歸經)	비(脾), 위(胃), 간경(肝經)
효능(效能)	• 살과 근육이 자라나는 것을 삭인다. • 어혈을 풀어 준다.
용법(用法)	• 이물질과 핵을 제거하고, 볶아서 사용한다. • 초탄하면 설사를 그치게 한다.
금기(禁忌)	비위가 허약하거나 위산 과다인 경우는 복용을 금한다.

(41) 산조인(酸棗仁)

이명(異名)	멧대추의 씨
성미(性味)	단맛과 신맛이고, 독이 없다.
귀경(歸經)	심(心), 간(肝), 담(膽), 비경(脾經)
효능(效能)	• 간을 보호한다. • 마음을 편안하게 해 준다. • 땀을 멈추게 하고 진액을 만든다.
용법(用法)	• 이물질을 제거하고 그대로 사용한다. • 연기가 날 때까지 볶아 잘게 부수어 사용한다.
금기(禁忌)	실사울화(實邪鬱火)가 있는 사람과 대변(大便)이 활설(滑泄)한 사람은 복용을 금한다.

(42) 생지황(生地黃)

이명(異名)	지황의 익히지 않은 뿌리
성미(性味)	단맛이고, 차가우며 독이 없다.
귀경(歸經)	심(心), 간(肝), 신경(腎經)
효능(效能)	• 열을 내리고 혈액의 온도를 내린다. • 진액을 보충한다. • 신장의 음기를 보하고 열을 내린다.
용법(用法)	• 이물질을 제거하고, 세정한 뒤 절단하여 사용한다. • 생지황, 생건지황, 숙지황 등 다양한 약재로 활용된다.
금기(禁忌)	한윤(寒潤)한 약이 되어 양기와 위장을 손상하기 쉬우므로, 만약 비허(脾虛)하여 습사(濕邪)가 저체(阻滯)하고 식욕이 없고 변이 묽은 사람은 복용을 금한다.

(43) 석창포(石菖蒲)

이명(異名)	석장포, 천남성과의 상록 여러해살이풀의 뿌리와 줄기를 약용
성미(性味)	매운맛과 쓴맛이고, 따뜻하며 독이 없다.
귀경(歸經)	심(心), 위경(胃經)
효능(效能)	• 습사를 몰아내고 위장을 활성화시킨다. • 오관을 열어 주고 가래를 삭인다. • 정신을 맑게 하고 두뇌 회전에 도움을 준다.
용법(用法)	• 이물질을 제거하고, 말린 약재를 물로 달이거나 가루로 만들어 사용한다.
금기(禁忌)	음허양항(陰虛陽亢)이나, 번잡하고 땀을 많이 흘리는 사람, 기침이나 피를 토하는 사람, 조루가 있는 사람은 복용을 금한다.

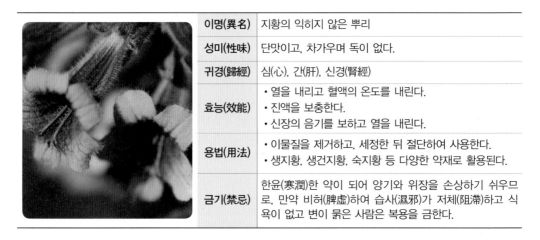

(44) 소자(蘇子)

이명(異名)	소엽의 종자, 자소자	
성미(性味)	매운맛이고, 따뜻하며 독이 없다.	
귀경(歸經)	폐(肺), 대장경(大腸經)	
효능(效能)	• 기를 아래로 내리고 가래를 삭인다. • 기침을 멈추게 하고 대변을 통하게 한다.	
용법(用法)	• 이물질을 제거하고 생으로 먹는다. • 약간 볶아 가루로 사용한다.	
금기(禁忌)	기가 허해서 생긴 오래된 기침과 음기가 허해서 생기는 기침, 비장이 허해서 변이 묽은 경우에는 사용하지 않는다.	

(45) 세신(細辛)

이명(異名)	족두리의 뿌리
성미(性味)	매운맛이 있고, 따뜻하며 독이 없다.
귀경(歸經)	심(心), 폐(肺), 신경(腎經)
효능(效能)	• 풍사와 한기를 몰아내고 오관을 열어 주며 통증을 멈추게 한다. • 폐를 따뜻하게 하고 가래를 삭인다.
용법(用法)	이물질을 제거하고, 물에 적신 뒤 절단하고 햇볕에 건조하여 사용한다.
금기(禁忌)	정기(正氣)를 모산(耗散)시키므로 기허한다(氣虛汗多)나 음허화왕(陰虛火旺), 혈허내열(血虛內熱)로 인한 건해무담증(乾咳無痰證)에는 복용량을 일정하게 한다.

(46) 신이(辛夷)

이명(異名)	백목련의 꽃봉오리
성미(性味)	매운맛이고, 따뜻하며 독이 없다.
귀경(歸經)	폐(肺), 위경(胃經)
효능(效能)	• 풍사가 한기를 몰아낸다. • 막힌 코를 뚫어 비염을 치료한다. • 간혹 치통에도 사용한다.
용법(用法)	이물질을 제거하고, 겉껍질을 벗겨 속의 예심을 살짝 불에 쬐어 가루로 만들어 사용한다.
금기(禁忌)	음허화왕자(陰虛火旺者), 기허자(氣虛者) 및 두뇌통(頭腦痛)이 혈이 부족해 열이 심한 사람, 치통(齒痛)이 위장의 열로 생긴 사람은 복용을 금한다.

(47) 시호(柴胡)

이명(異名)	산형과의 여러해살이풀
성미(性味)	쓴맛이고, 조금 차가우며 독이 없다.
귀경(歸經)	간(肝), 담경(膽經)
효능(效能)	• 겉과 속을 소통시키고 열을 내린다. • 간기를 소통하고 양기를 끌어올린다.
용법(用法)	• 이물질을 제거하고, 외감(外感)에는 생용(生用), 내상승기(内傷升氣)에는 주초용(酒炒用)한다. • 음허인(陰虛人)에게는 산초(酸炒) 또는 별혈초(鱉血炒)하여 사용한다.
금기(禁忌)	허약한 사람이 기침할 때나 간양상승자(肝陽上升者)는 음용하지 않는다.

(48) 어성초(魚腥草)

이명(異名)	약모밀, 삼백초과의 여러해살이풀
성미(性味)	매운맛이고, 조금 차가우며 독이 없다.
귀경(歸經)	폐경(肺經)
효능(效能)	• 열을 내리고 해독 작용을 한다. • 종기를 치료하고 고름을 배출시킨다. • 소변을 잘 보게 한다.
용법(用法)	이물질을 제거하고, 절단하여 사용한다.
금기(禁忌)	허한증(虛寒證)과 음성외상(陰性外傷)에는 복용을 금한다.

(49) 연교(連翹)

이명(異名)	개나리 열매
성미(性味)	쓴맛이고, 조금 차가우며 독이 없다.
귀경(歸經)	심(心), 폐(肺), 담경(膽經)
효능(效能)	• 열을 내리고 해독 작용을 한다. • 종기를 치료하고 뭉친 것을 풀어 준다. • 산결(散結)하여 결핵을 치료한다.
용법(用法)	이물질을 제거하고 사용한다.
금기(禁忌)	비위가 허약한 사람과 기가 허해서 열이 나는 사람은 복용을 금한다.

(50) 오가피(五加皮)/오갈피

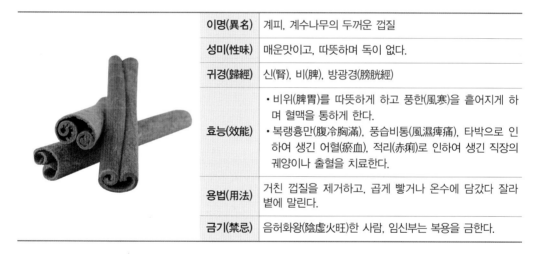

이명(異名)	시베리아 인삼, 오갈피나무의 뿌리, 줄기의 껍질
성미(性味)	매운맛과 쓴맛이고, 따뜻하며 독이 없다.
귀경(歸經)	간(肝), 신경(腎經)
효능(效能)	• 거풍습(祛風濕)으로 풍사와 습사를 몰아낸다. • 간장과 신장을 보호한다. • 근육과 뼈를 강하게 한다.
용법(用法)	이물질을 제거하고 잘게 잘라 사용한다.
금기(禁忌)	음허화왕(陰虛火旺)한 사람은 복용을 금한다.

(51) 육계(肉桂)

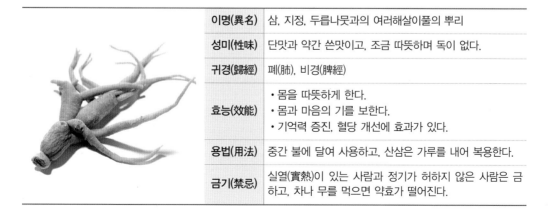

이명(異名)	계피, 계수나무의 두꺼운 껍질
성미(性味)	매운맛이고, 따뜻하며 독이 없다.
귀경(歸經)	신(腎), 비(脾), 방광경(膀胱經)
효능(效能)	• 비위(脾胃)를 따뜻하게 하고 풍한(風寒)을 흩어지게 하며 혈맥을 통하게 한다. • 복랭흉만(腹冷胸滿), 풍습비통(風濕痺痛), 타박으로 인하여 생긴 어혈(瘀血), 적리(赤痢)로 인하여 생긴 직장의 궤양이나 출혈을 치료한다.
용법(用法)	거친 껍질을 제거하고, 곱게 빨거나 온수에 담갔다 잘라 볕에 말린다.
금기(禁忌)	음허화왕(陰虛火旺)한 사람, 임신부는 복용을 금한다.

(52) 인삼(人蔘)

이명(異名)	삼, 지정, 두릅나뭇과의 여러해살이풀의 뿌리
성미(性味)	단맛과 약간 쓴맛이고, 조금 따뜻하며 독이 없다.
귀경(歸經)	폐(肺), 비경(脾經)
효능(效能)	• 몸을 따뜻하게 한다. • 몸과 마음의 기를 보한다. • 기억력 증진, 혈당 개선에 효과가 있다.
용법(用法)	중간 불에 달여 사용하고, 산삼은 가루를 내어 복용한다.
금기(禁忌)	실열(實熱)이 있는 사람과 정기가 허하지 않은 사람은 금하고, 차나 무를 먹으면 약효가 떨어진다.

(53) 황기(黃芪)

이명(異名)	기초, 단너삼, 콩과의 여러해살이풀의 뿌리
성미(性味)	단맛이고, 조금 따뜻하며 독이 없다.
귀경(歸經)	폐(肺), 비경(脾經)
효능(效能)	• 비위를 보한다. • 밖의 기를 보해서 땀을 멈추게 한다. • 소변을 잘 보게 한다. • 독을 배출시키고 새살을 돋게 한다.
용법(用法)	꿀을 발라 구워서 사용하면 비위를 보하는 기능을 더 높일 수 있다.
금기(禁忌)	음기가 허해서 양기가 항진된 사람과 상처에 고름이 있는 경우는 복용을 금한다.

❷ 동물

동물과 관계된 약재로는 녹용, 모려, 백강잠, 선퇴 등이 있다.

(1) 녹용(鹿茸)

이명(異名)	용, 새로 돋은 사슴의 연한 뿔
성미(性味)	단맛과 짠맛이고, 따뜻하며 독이 없다.
귀경(歸經)	간(肝), 신경(腎經)
효능(效能)	• 원기를 보한다. • 기와 혈을 보한다. • 정과 골수를 보한다. • 근육과 뼈를 강하게 한다.
용법(用法)	불에 그슬려 털을 제거하고, 술에 담가 찐 다음 얇게 썰어서 사용한다.
금기(禁忌)	신장이 허해서 열이 있는 사람, 심장과 폐에 담음이 정체되고, 열이 있는 사람, 위장에 열이 있는 사람은 복용을 금한다.

(2) 모려(牡蠣)

이명(異名)	굴이나 조개의 껍데기
성미(性味)	짠맛이고, 조금 차가우며 독이 없다.
귀경(歸經)	간(肝), 담(膽), 신경(腎經)
효능(效能)	• 항진된 양기를 가라앉혀 가슴 두근거림, 불면증, 이명 등을 치료한다. • 뭉친 것을 풀어 내어 위산 과다로 인한 궤양병 치료에 효과가 있다.
용법(用法)	• 이물질을 제거하고, 양기를 가라앉으며, 응결된 것을 풀어 낼 때는 그대로 사용한다. • 수렴(收斂), 제산(制酸) 등에는 말려 사용한다.
금기(禁忌)	정기가 허하고 한기가 있는 사람과 유정(遺精) 증상이 있거나 위산 분비가 적은 사람은 복용을 금한다.

(3) 백강잠(白殭蠶)

이명(異名)	백강누에, 백강, 백강병으로 죽은 누에
성미(性味)	짠맛과 매운맛이고, 독이 없다.
귀경(歸經)	간(肝), 폐경(肺經)
효능(效能)	• 풍사를 가라 앉히고 경기를 치료한다. • 가래를 삭이고 뭉친 것을 풀어 준다.
용법(用法)	• 이물질을 제거하고, 풍열(風熱)에는 그대로 사용한다. • 일반적으로 밀기울과 함께 볶아 사용한다.
금기(禁忌)	• 풍한(風寒)으로 설태(舌苔)가 백색이며 오한(惡寒)이 심한 경우는 복용을 금한다. • 혈허(血虛)로 경락(經絡)이 경급(勁急)하여 된 병증에는 복용을 금한다.

(4) 선퇴(蟬退)

이명(異名)	선세, 매미가 탈바꿈할 때 벗은 허물
성미(性味)	단맛이고, 차가우며 독이 없다.
귀경(歸經)	폐(肺), 간경(肝經)
효능(效能)	• 풍사를 재우고 열을 내린다. • 가려움증과 피부병을 치료한다. • 눈을 밝게 하고 다래끼를 치료한다.
용법(用法)	이물질을 제거하고, 씻어 그늘에서 건조한다.
금기(禁忌)	임산부는 복용을 금한다.

❸ 광물

광물과 관계된 약재로는 석고와 자수정 등이 있다.

(1) 석고(石膏)

이명(異名)	석회질 광물
성미(性味)	매운맛과 단맛이고, 매우 차가우며 독이 없다.
귀경(歸經)	폐(肺), 위경(胃經)
효능(效能)	• 날것을 사용하면 근육을 풀어 주고 열을 내리게 한다. • 번잡을 없애고 갈증을 해소해 준다.
용법(用法)	생석고(生石膏)는 진흙을 제거하고, 깨끗하게 하여 곱게 가루 내어 사용한다.
금기(禁忌)	비위(脾胃)가 허약하고, 혈허(血虛)와 음허(陰虛)로 발열(發熱)이 있는 사람은 복용을 금한다.

(2) 자수정(紫水晶)

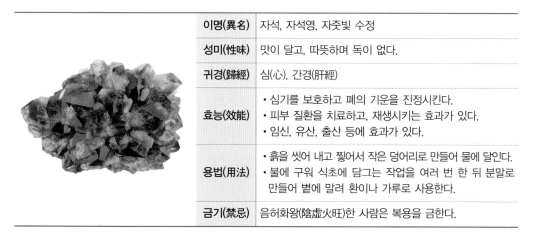

이명(異名)	자석, 자석영, 자줏빛 수정
성미(性味)	맛이 달고, 따뜻하며 독이 없다.
귀경(歸經)	심(心), 간경(肝經)
효능(效能)	• 심기를 보호하고 폐의 기운을 진정시킨다. • 피부 질환을 치료하고, 재생시키는 효과가 있다. • 임신, 유산, 출산 등에 효과가 있다.
용법(用法)	• 흙을 씻어 내고 찧어서 작은 덩어리로 만들어 물에 달인다. • 불에 구워 식초에 담그는 작업을 여러 번 한 뒤 분말로 만들어 볕에 말려 환이나 가루로 사용한다.
금기(禁忌)	음허화왕(陰虛火旺)한 사람은 복용을 금한다.

memo

_____

_____

_____

_____

_____

_____

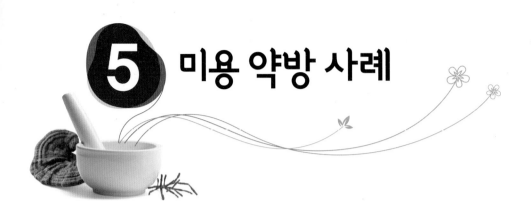

5 미용 약방 사례

① 노화 방지

(1) 용안불로방(容顏不老方)

용안불로방은 『기효양방(奇效良方)』[1]에 수록되어 있는 노화 방지 처방으로, 생강을 주 약재로 하여 처방한 것이다. 생강은 위장과 비장을 튼튼하게 하고 몸을 따뜻하게 하는 약재로, 다양한 치료 효과와 함께 노년 검버섯 치료 기능이 있다.

① 생강 480g, 대추 240g, 소금 60g, 정향 15g, 회향 120g, 감초 90g을 달여 가루를 만든 뒤, 매일 아침 12g(ml)씩 물에 섞어 복용한다.

② 비장과 신장의 기운을 좋게 하여 얼굴이 윤기 있고, 맑아지는 효능이 있다.

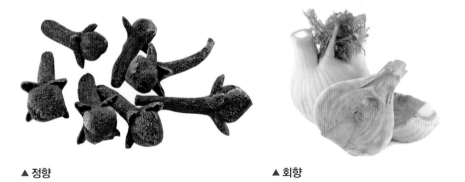

▲ 정향   ▲ 회향

(2) 각로양용환(却老養容丸)

각로양용환은 『태평성혜방(太平聖惠方)』에 수록되어 있는 노화 방지 처방이다.

---

1) 『기효양방(奇效良方)』: 명나라 의학자 방현(方賢)이 저술한 책으로, 임상에서 자주 쓰이는 처방들을 모은 것이다.

① 황정(날것) 6,000g, 생지황 2,500g, 꿀 3,320g을 15~20g의 탄자대(彈子大) 크기로 환을 만들어 매회 1환씩 1일 3회 복용한다.

② 비장과 신장의 기운을 좋게 하고, 수명을 연장하며 어린 피부로 만들어 준다.

(3) 황기탕(黃芪湯)

황기탕은 『태평성혜방(太平聖惠方)』에 수록되어 있는 노화 방지 처방이다.

① 황기와 숙지황 각각 60g과 복분자, 우슬, 석곡, 택사, 부자, 녹용, 산수유, 오미자, 계심, 인삼, 침향, 육종용 각각 30g씩을 오자대(梧子大) 크기로 환을 만든다. 이것을 매회 30 환씩 1일 2회 아침, 저녁으로 복용한다.

② 음양과 기혈을 좋게 하고, 오장육부를 튼튼하게 하며, 피부를 부드럽게 하고 광택이 나게 한다.

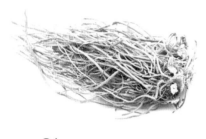
▲ 우슬

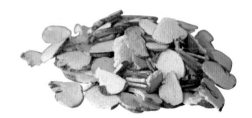
▲ 택사

② 비만

(1) 비만의 개념

한의학에서 비만은 체질, 음식 습관, 정서 상태 및 생활 습관과 장부 기능의 약화와 밀접한 관계가 있다고 본다.

체질적인 것은 부모로부터 물려받은 유전적인 요인이고, 과식과 기름진 음식의 과도한 섭취와 적은 운동량, 그리고 정신적 스트레스도 원인 중 하나로 꼽을 수 있다.

장부와의 관계는 폐의 치절(治節) 작용이라는 전신의 항상성 유지 기능의 약화가 가장 근본적인 원인이

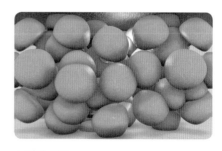
▲ 지방 세포

고, 간의 소설 작용과 비위의 소화 흡수 기능의 문제가 초기 비만과 관계 있으며, 신장과 비장의 문제는 만성적이고 치료하기 힘든 비만과 연관이 있다.

(2) 비만의 종류

① 비허담성(脾虛痰盛) 형의 비만은 하지 부종이 심하고 쉽게 피곤하며, 몸이 무겁고 배가 더부룩하며 가슴이 답답한 증상이 있다. 또 대변이 묽은 편인데, 이때는 황기 30g, 백출 50g, 창출 15g, 백복령 30g, 택사 15g, 방기 12g, 계지 10g, 차전자 30g, 진피(황귤피) 9g 을 탕약으로 달여 1일 2~3회, 2달 정도 복용한다.

② 위열습조(胃熱濕阻) 형의 비만은 머리가 무겁고 전두통이 있다. 또한 식욕이 왕성하고 쉽게 배가 고프다. 더불어 입이 마르고, 물을 많이 마시며 변비 증상이 있다. 이때는 방풍 12g, 백출 15g, 황금 12g, 치자 10g, 연교 15g, 석고 25g, 활석 20g, 감초 9g을 탕약으로 달여 1일 2~3회, 2달 정도 복용한다.

③ 간기울결(肝氣鬱結) 형의 비만은 옆구리가 당기고 아프며 입이 쓰다. 또 화가 쉽게 나고, 두통이 있으며, 생리통이 심하다. 소화도 잘 되지 않는다. 이때는 시호 12g, 향부자 10g, 황금 10g, 반하 9g, 지실 10g, 천궁 10g, 백작약 12g, 박하 6g을 탕약으로 달여 1일 2~3 회, 2달 정도 복용한다.

④ 기체어혈(氣滯瘀血) 형의 비만은 낯빛이 어둡고, 심장이 빠르게 뛰며, 가슴이 답답하고 통증이 있다. 특히 고정된 통증 부위가 있고, 배가 더부룩하며, 여성의 경우 생리 불순이 있고 이때 혈은 어둡다. 처방으로는 단삼 30g, 도인 10g, 홍화 9g, 당귀 15g, 숙지황 15g, 백작약 12g, 천궁 12g, 단향 9g, 사인 6g, 강향 9g, 현호색 12g, 진피(황귤피) 9g을 탕약 으로 달여 1일 2~3회, 2달 정도 복용한다.

⑤ 비신양허(脾腎陽虛) 형의 비만은 전체적으로 몸이 붓고, 추위를 많이 타며, 허리와 무릎 이 아프다. 또 정신력이 약하고, 쉽게 체하며, 소변을 자주 보고 변이 묽은 편이다. 이때 는 황기 30g, 당삼 15g, 백복령 15g, 백출 15g, 부자 10g, 보골지 15g, 건강 9g, 백작약 12g을 탕약으로 달여 1일 2~3회, 2달 정도 복용한다.

⑥ 간신음허(肝腎陰虛) 형의 비만은 입과 인후가 마르고, 어지럼증이 있다. 또 허리와 무릎 이 아프고, 움직이는 것을 기피한다. 가슴이 답답하고, 숨이 차며, 얼굴에 열이 나고, 불 면증과 다몽, 성욕 감퇴, 생리혈 감소 등이 나타날 수 있다. 이때는 생지황 12g, 산수유 10g, 구기자 12g, 백작약 12g, 백출 15g, 백복령 15g, 택사 15g, 목단피 9g, 국화 10g, 한 련초 15g, 당귀 15g, 아교 12g, 계혈 15g, 적작약 15g, 별갑 12g, 산사 15g, 오미자 9g, 감 초 6g을 탕약으로 달여 1일 2~3회, 2달 정도 복용한다.

※ 위 분량은 1일 1첩으로 30일 동안 복용할 경우는 30을 곱한 양이다. 또한 절대적인 양이 아니라, 각 성분의 비율이 중요함을 일러둔다.

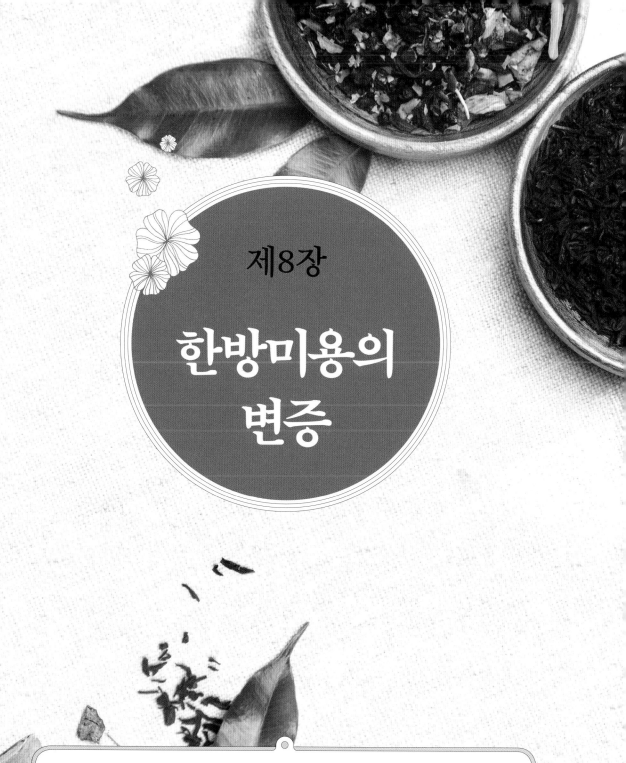

제8장

한방미용의 변증

변증(辨證)은 한의학이 가지고 있는 질병에 대한 독특한 인식과 진단 방법을 대변하는 개념으로,
한의학에서 가장 중요하고 어려운 부분이라고 할 수 있다. 이것은 한의학 기초 이론을 바탕으로
사진의 결과와 증상, 질병의 역사 등의 자료를 분석하여 질병의 위치와 성질을 판단하고,
그 판단에 따라 실제 환자에게 적용하여 결과를 도출하는 과정이기 때문이다.
이 장에서는 자신에게 맞는 치료와 미용 방법을 찾을 수 있도록 변증에 대해 살펴보고자 한다.

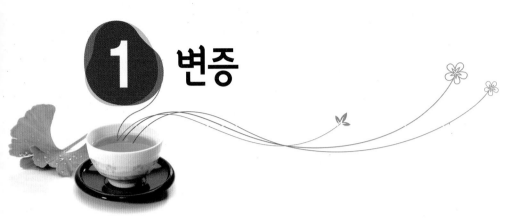

1 변증

① 변증론치(辨證論治)

변증(辨證)이란 사진(四診)을 통해 환자를 진찰하여 질병에 대한 각종 자료를 수집하고, 한의학 기초 이론에 근거한 분석과 종합을 바탕으로 질병의 원인, 성질, 부위를 구별하여 결론을 내는 일련의 과정을 의미한다. **논치(論治)**는 변증을 통해 얻어진 결론을 바탕으로 치료의 원칙과 방법을 결정하는 것을 의미한다. 이와 같이 변증은 논치의 전제이고, 논치는 변증의 목적이 된다.

따라서 변증론치는 한의학의 **진단**과 **치료의 전체 과정**을 표현한 개념이라 할 수 있다.

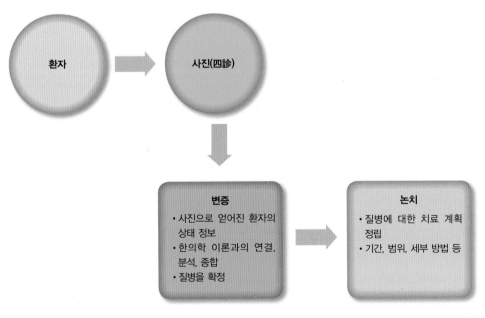

[그림 8-1] 변증론치의 개념

❷ 사진(四診)

사진(四診)은 한의학에서 환자를 진찰하는 네 가지 방법을 말하는데, '망(望), 문(聞), 문(問), 절(切)'이다.

(1) 사진

① '망진(望診)'이라 하여 의사가 시각을 이용하여 전신, 국부, 분비물 등을 관찰하여 진단한다.

② '문진(聞診)'이라 하여 의사가 환자의 말소리, 숨소리, 기침, 구토 등의 청각 정보와 환자의 분비물과 배설물의 냄새를 맡아 진단한다.

③ '문진(問診)'이라 하여 의사가 환자와 대화를 통해 질병의 발생, 발전, 치료 과정 등을 물어 진단한다.

④ '절진(切診)'이라 하여 의사가 환자의 체표를 직접 만지거나 눌러 보는 방법으로 진단한다.

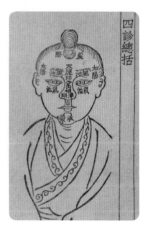

▲ 사진총괄(四診總括)

(2) 증(症)과 증(證)

① '증(症)'은 환자가 느끼는 주관적인 질병의 여러 증상을 뜻하는 것으로, 발열이나 기침, 오한과 같은 환자 시각에서의 **증상**이다.

② '증(證)'은 의사가 환자의 시각에서 증상을 종합하고 분석하여 도출한 질병의 결과로, 심혈허증과 같이 **병증**을 의미한다.

memo

_____

_____

_____

_____

_____

_____

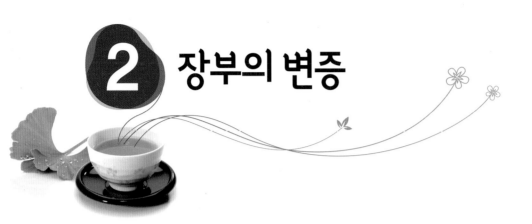

2 장부의 변증

장부의 변증은 장상학설의 이론을 이용하여 사진에서 수집된 증후를 분석하여 어느 장부에 문제가 생겼는지를 분별하는 것이다.

1 심장과 소장의 변증

(1) 심장과 소장의 관계

심은 가슴 속에 자리 잡고 있고 심포락이 이것을 에워싸고 있다. 심의 경맥은 소장을 연결하며 양자는 표리 관계에 있다. 심은 혈맥과 신명(神明)을 주관하고 혀를 통하여 외부와 연결된다.

소장은 체내에서 맑은 영양 물질과 탁한 찌꺼기를 구분하고 음식물을 소화 흡수하는 기능을 한다.

(2) 심장과 소장의 병증

심장의 병증은 허실로 구분할 수 있다. 허증은 오랫동안 병에 시달려 정기를 손상하였거나 선천적인 부족이거나 지나친 심려로 심장을 손상시키는 것이 주요 원인이다. 실증은 담의 정체, 화사(火邪)의 혼란, 한사(寒邪)의 응결 등이 원인이다.

- 심병에서 흔히 볼 수 있는 증상으로는, 가슴이 두근거리고 답답하며 통증으로 잠이 오지 않는 것이다. 또 꿈을 많이 꾸거나 기억력이 쇠퇴하거나 헛소리를 하는 경우도 있다.

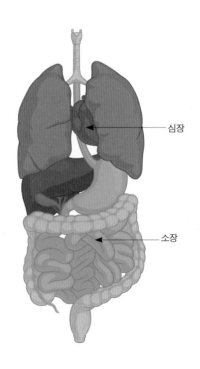

[그림 8-2] 심장과 소장의 위치

- 소장의 병증에는 주로 설사, 복통, 설창(舌瘡), 혈뇨(血尿) 등이 포함된다.

① 심기허(心氣虛), 심양허(心陽虛), 심양폭탈(心陽暴脫)

심기허, 심양허, 심양폭탈은 심장의 양기허쇠, 기능 감퇴 및 양기가 갑자기 탈진되어 나타나는 증후이다. 보통 오랜 병에 의한 체질 허약, 급한 병으로 인한 정기의 손상, 선천적 부족 및 고령으로 인한 장기의 허약 등이 원인이다.

[표 8-1] 심기허, 심양허, 심양폭탈의 감별

심기허	공통 증상 • 안색이 창백하다. • 어지럼증, 가슴 두근거림이 있다. • 가슴이 답답하고 숨이 차며 움직이면 보다 심해진다. • 무서움을 느끼며 식은땀이 난다.	• 안색은 창백하고 식은땀이 난다. • 치료 약재로는 구감초, 황기, 당삼, 인삼 등이 있다.
심양허		• 추위를 느끼고 사지가 차다. • 심장 부위가 아프다. • 혀가 잘 붓는다. • 치료 약재로는 계지, 부자 등이 있다.
심양폭탈		• 식은땀이 갑자기 많이 흐른다. • 사지가 싸늘하고 호흡이 미약하다. • 안색은 창백하고 입술이 파랗게 된다. • 정신 상태가 혼미하게 된다. • 치료 약재로는 부자, 인삼, 육계, 건강 등이 있다.

- 심기가 쇠약하면 경증일 때는 가슴이 두근거리고, 중증일 때는 두근거림에 무서움까지 느끼게 된다. 심장은 가슴 속에 위치하기 때문에 이것이 부족하면 흉중의 종기(宗氣)의 순행이 무력해져서 답답하고 숨이 차게 된다. 또 지나치게 피로하면 기를 많이 소모하므로 움직일수록 증상이 더 심해지게 된다. 혈액 운행에도 영향을 받아 안색이 창백하게 된다.

- 병증이 낫지 않고 계속 발전하면 기허로부터 심양을 손상시켜 신체를 덥히지 못하기 때문에 추위를 느끼고 사지가 차갑게 된다. 한기가 경맥에 응결되고 기의 순행이 정체되며 심맥이 막히기 때문에 심장부에 갑작스러운 통증이 나타나기도 한다. 이때의 통증은 비교적 심한 정도이며, 혈액을 추동하는 힘도 부족하게 된다.

- 심양이 쇠약해져 종기가 밖으로 빠져나가면, 폐의 호흡 기능을 돕지 못하므로, 호흡이 미약해지고 숨이 차게 된다. 양기가 소실되어 혈액을 추동하지 못하면 혈맥이 정체되고, 이로 인해 혈액이 체표를 영양하지 못하게 된다. 따라서 안색이 창백하고, 입술이 파랗게 되며, 인지 상태가 불안정하게 된다.

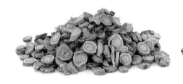
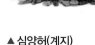
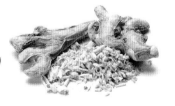

▲ 심기허(황기)　　　　　▲ 심양허(계지)　　　　　▲ 심양폭탈(건강)

② 심혈허(心血虛)와 심음허(心陰虛)

심혈허와 심음허는 심혈과 심음이 부족하여 심장을 영양하지 못해 나타나는 증후이다. 보통 오랜 병으로 음혈(陰血)이 소모되었거나 많은 출혈이 있었을 때 생긴다. 또 음혈의 형성이 부족하고, 정서가 좋지 못해 기나 화가 정체되어 음혈을 소모시켰을 때 발생한다.

[표 8-2] 심혈허와 심음허의 감별

심혈허	**공통 증상**	• 현훈, 건망증을 겸하고 안색이 담백색으로 윤기가 없거나 입술색이 연하다. • 치료 약재로는 단삼, 숙지황, 당귀, 용안육 등이 있다.
심음허	• 가슴이 두근거리고 공포를 느낀다. • 잠이 오지 않고 꿈을 많이 꾸게 된다.	• 오심번열(五心煩熱), 조열, 오한이 생기고 광대뼈 부위가 붉게 된다. • 치료 약재로는 부소맥, 백자인, 백합, 생지황, 맥문동 등이 있다.

- 위에서 언급한 심의 공통 증상에 혈허증이 함께 나타나는 것을 심혈허증이라 하고, 음허증이 함께 나타나는 것을 심음허증이라 한다.
- 혈은 음에 속하는데 심의 음혈이 부족하면 심이 영양을 받지 못하므로, 심장 박동이 안정되지 못하여 가슴이 두근거리고 무서워 황황해 하는 증상이 생긴다. 또 심의 신(神)이 음혈의 도움을 받지 못하면 신이 안정되지 못하므로, 잠이 오지 않고 꿈이 많은 등의 공통 증상들이 나타난다.
- 혈허인 때는 뇌수를 영양하지 못하므로 현훈과 건망증이 나타나고, 얼굴에 영양을 공급하지 못하므로 얼굴색이 희고 윤기가 없으며 입술과 혈색은 연하고 혈맥은 약해진다. 반면, 음허일 때는 양이 항진되고 허열이 나타나므로 오심번열, 오후의 조열(潮熱)이 생기며, 잘 때는 양기가 속으로 숨고 음액을 증발시키면서 밖으로 흘러나와 오한이 생긴다. 또 허열이 위로 오르면 광대뼈 부위가 붉고 진액이 적어진다.

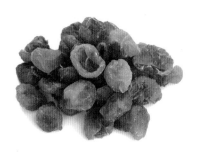
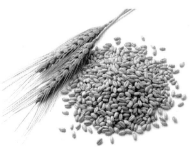

▲ 심혈허(용안육)　　　　　　　　▲ 심음허(부소맥)

③ 심화항성(心火亢盛)

심화항성은 심의 화가 체내에서 왕성하여 나타나는 증후이다. 보통 칠정(七情)으로 인한 울결이 화로 변하거나 화열의 사기가 체내에 침습하였을 때 생긴다. 또 기름진 음식과 술, 담배를 오랜 기간 즐겨 체내에 열이 많아지면 발생한다.

- 가슴에 답답한 열감, 불면, 안면 홍조, 갈증, 노란 소변, 건조한 대변 등이 주요 증상이다. 심해지면 피를 토하고 피부에 종기가 생기며 열이 나고 통증이 생기게 된다.
- 심화항성증과 심음부족증은 모두 심장병 증상과 열상을 나타내는데, 전자는 실증이고 후자는 허증이므로 그 본질이 같지 않은 것을 주의하여 감별하여야 한다.
- 치료 약재로는 황련, 연교, 죽엽, 연자심, 목통, 등심초가 있다.

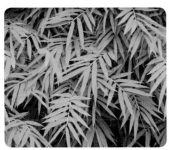 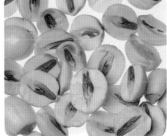 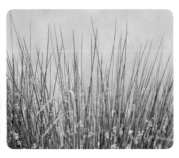

▲ 죽엽　　　　　　　▲ 연자심(연꽃 열매의 배아)　　　　　▲ 등심초(골풀 줄기)

④ 심맥비조(心脈痺阻)

심맥비조는 심의 혈맥이 여러 가지 원인에 의해 막혀서 통하지 못하는 증후이다. 보통 연령이 높고 체질이 약하거나 오랜 병으로 정기가 허해져 혈의 정체, 담의 응결, 한의 정체, 기의 울체 등의 원인으로 증상이 일어난다.

[표 8-3] **심맥비조의 어, 담, 한, 기의 감별**

심맥비조증	공통 증상 · 가슴이 두근거리고 무서워한다. · 숨이 막힌 것처럼 답답한 통증이 어깨, 등, 팔까지 미치며 자주 발작한다.	어혈내조	· 찌르는 것처럼 아프다. · 치료 약재로는 단삼, 당귀, 홍화, 도인, 산사가 있다.
		담탁정취	· 답답하게 아프고 담이 심하며, 몸이 무겁고 피로하다. · 치료 약재로는 해백, 과루인, 패모 등이 있다.
		음한응체	· 갑자기 심하게 아프고 더운 것을 만나면 완화되는데, 사지가 차고 추워한다. · 치료 약재로는 계지, 부자 등이 있다.
		기기울체	· 붓는 것처럼 아프고, 발작은 정신적 요소와 관계된다. · 치료 약재로는 울금, 석창포, 소합향, 강향 등이 있다.

- 동통이 바늘로 찌르는 것 같으면 어혈이 심맥에 몰린 증후이다. 또 담이 많아서 몸이 무겁고 피로하며 답답하게 아팠을 때도 같은 증후로 볼 수 있다. 갑자기 심하게 아프거나 동통의 발작, 정서 변화와 관계되었을 때 나타나는 것은 기가 울체된 증후이다.

- 양기가 부족하여 혈액 순환이 무력해지므로, 어혈과 담이 몰려 음한이 응결되며 기의 순행에 방해가 되어 병리 변화가 발생된다. 이 때문에 심맥이 막히고 기혈 운행의 부조화로 통증이 나타난다.
- 수소음심경은 폐로부터 시작하여 겨드랑이와 팔의 내측을 순행하는데, 이 경로의 통증은 심맥비조증의 주요한 진단 근거이다. 이 병증은 본허표실(本虛標實)한 것으로 통증은 실한 사기가 심맥을 정체함과 관계된다. 변증할 때는 반드시 어, 담, 한, 기의 각기 다른 병리 변화를 구분할 수 있어야 한다.

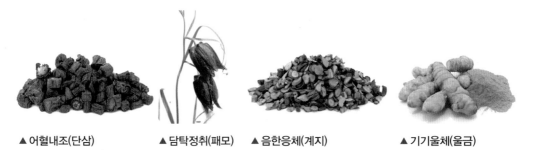

▲ 어혈내조(단삼)　　　▲ 담탁정취(패모)　　▲ 음한응체(계지)　　　　▲ 기기울체(울금)

⑤ 담미심규(痰迷心竅)

담미심규는 담이 심장의 혈관과 경락을 막아서 나타나는 증후이다. 습이 발전하여 담을 형성하였거나 정서의 자극으로 기가 울체되어 담을 형성시킨 것들이 원인이 되어 발병한다. 이때 안색은 거뭇하고, 위완부가 답답하며 메스껍다. 또 의식 상태와 말소리가 똑똑하지 못하고 후두에서 가래 끓는 소리가 난다. 심하면 의식이 혼미하고 우울증이 오며, 혼자 중얼거리는 등의 이상 행동도 하게 된다.

- 의식이 분명하지 못하고 후두의 **가래 끓음**이 들리는 것이 중요한 변증 요점이다. 만성병의 위중한 단계로 볼 수 있고, 습사가 비위에 정체되면 담음이 형성되며, 담음이 심장 경락과 혈관을 막아서 발병하게 된다.
- 치료 약재로는 석창포, 울금, 원지, 반하, 백복령, 죽력 등이 있다.

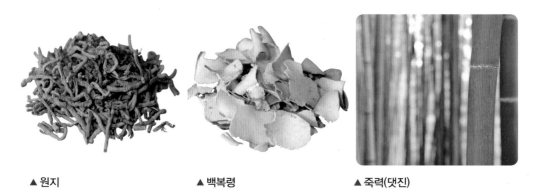

▲ 원지　　　　　　　　▲ 백복령　　　　　　　▲ 죽력(댓진)

⑥ 담화요심(痰火擾心)

담화요심은 담화가 심신을 교란시켜 나타나는 증후이다. 지나치게 생각과 고민이 많거나, 정신적 자극에 의하여 기가 울체되고, 정체된 기가 담을 형성시키면 체내에 담화가 성해진다. 또 열사의 침습을 받아 열이 진액을 끓여 담을 형성시키고, 열담이 심을 교란시키는 것에 의하여 이 증후가 나타나게 된다. 이때 열이 나고 숨소리가 세고 얼굴과 눈이 벌겋게 된다. 후두에서 가래가 끓고 누렇게 나오며, 말을 횡설수설하고, 정상인의 힘을 초월하여 센 활동한다.

• 담화요심증에서 외감열병은 **고열, 가래**가 성하고 **의식 상태**가 똑똑하지 못한 것이 변증 요점이다. 내장잡병에서는 경한 자는 실면과 가슴이 답답한 것, 중한 자는 정신 이상으로 움직이기 좋아하는 것이 변증 요점이다.

[표 8-4] 외감열병과 내장잡병의 감별

외감열병	• 사열이 항성하고 체내로 침범하여 수액을 달여 담을 형성시키며, 담열에 의한 심규 혼란이 원인이 되어 발병한다. • 체내의 열이 체표에 드러나 고열이 나고, 화열이 위로 상역하여 안면과 안구가 벌겋게 된다. • 열이 진액을 달여 담을 만들고, 누런 가래가 생기며, 후두에서 끓는 소리가 난다. • 담과 화가 결합하여 심장을 혼란시켜 심신이 불안정하게 되고 허튼소리를 한다.
내장잡병	• 담화가 심장을 교란시켜 불면증과 답답함이 동시에 나타나고, 담이 기도에 정체되어 가래가 많아지며, 이것이 억제되면 현기증을 느낀다. • 광증(狂症)이 발생하는데, 이것의 원인은 칠정이 심한 자극을 받아 기의 순환을 방해하고, 이로 인해 진액이 담으로 변하여 심규를 몽폐하여 심신을 혼란시키기 때문이다. • 화는 양에 속하고 양은 움직임을 주관하므로, 번잡하고 폭력적이 되며, 정상인보다 힘이 세진다.

• 치료 약재로는 반하, 진피(황귤피), 백복령, 백출, 천마, 백강잠, 전갈 등이 있다.

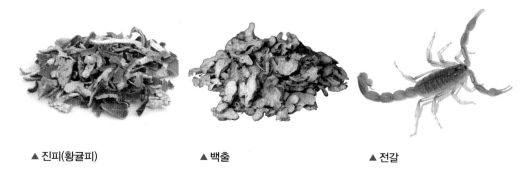

▲ 진피(황귤피)　　　　　▲ 백출　　　　　▲ 전갈

⑦ 소장실열(小腸實熱)

소장실열은 소장의 열이 심하여 나타나는 증후로, 보통 심열이 소장으로 전이되어 발병한다. 대부분 가슴 답답함, 구갈, 입과 혀의 부스럼, 붉은 소변, 혈뇨와 통증 등이 나타난다.

• **심의 화열이 성한 증상**, 소변이 붉고 화상을 입은 것처럼 아픈 증상이 있다. 심장과 소장은 표리 관계이고, 소장은 청탁을 분별하여 방광을 통하여 배출시킨다. 따라서 심열이 소장으로 전이되면 소변이 붉게 되고, 통증을 느끼게 된다.

- 열이 심하면 혈관을 손상시켜서 혈뇨가 나타나고, 심화가 발전되면 진액이 열에 의해 소모되어 구갈이 생기고, 심화가 상역하면 입과 혀에 부스럼이 생기게 된다.
- 치료 약재로는 황련, 황백, 치자 등이 있다.

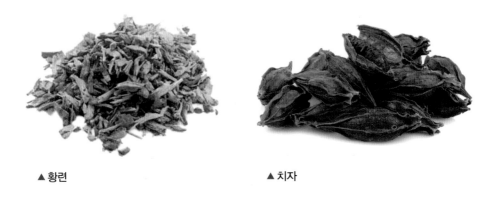

▲ 황련   ▲ 치자

② 폐와 대장의 변증

(1) 폐와 대장의 관계

폐는 가슴 속에 자리 잡고 있으며 폐의 경맥은 대장을 연결하여 대장과 표리 관계를 형성한다. 폐는 기를 주관하고 호흡을 관리하며 선발(宣發)과 숙강(肅降) 기능을 하고 수도(水道)를 통하게 하며, 이것을 조절하여 체표로는 피부와 모발, 외계로는 코로 통한다.

이때 대장은 전달 기능을 주관하고, 찌꺼기를 체외로 배출시킨다.

- 폐의 병증은 허실로 나뉘고, **허증**에서는 기허증과 음허증을, **실증**에서는 풍, 한, 조, 열 등 사기에 침습된 증후이거나 담습조폐증(痰濕阻肺證)을 볼 수 있다. 흔히 볼 수 있는 증상으로는 기침, 천식, 흉통, 각혈 등이 있다.
- 대장(大腸)의 병증은 습열(濕熱)내침증, 진액부족증, 양기휴허증이고, 흔히 볼 수 있는 증상으로는 변비, 설사, 이질, 복통 등이 있다.

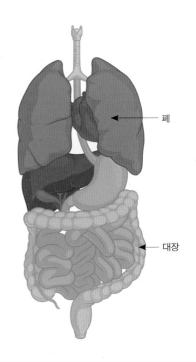

폐

대장

[그림 8-3] 폐와 대장의 위치

(2) 폐와 대장의 병증

① 폐기허(肺氣虛)

폐기허는 폐 기능의 활동이 약화되어 나타나는 증후이다. 보통 오랜 병에 의한 기침과 천식 또는 기의 형성 부족에 의하여 발생된다.

- 폐기허에서는 일반적으로 기침이 나고, 무력하며, 기가 모자라 숨이 차고 **전신 기능이 감퇴**되는 것이 변증 요점이다. 폐기가 소모되고 종기(宗氣)가 부족하며 호흡 기능이 감퇴되기 때문에 기침이 나고 무력해진다. 또 기가 모자라고 숨이 차므로 움직이면 기를 더 소모시키므로 증상이 보다 심해진다.
- 폐기가 부족하므로 폐가 수액을 수송 분포하는 기능이 약화되어 수액은 폐의 계통에 멈추고, 기를 따라 상역되므로 맑고 묽은 가래가 생긴다.
- 후두는 발음 기관으로 폐기의 영양 공급에 의존하는데, 폐기가 왕성하면 말소리가 웅장하고 허약하면 낮아진다.
- 위기가 체표로 선발되지 못하므로 땀구멍이 열리고, 체표를 보위하지 못하기 때문에 자한과 바람을 싫어하는 증상이 생기며, 면역 기능이 떨어지므로 의사의 침습을 받아 감기에 걸리기 쉽다.
- 치료 약재로는 단삼, 황기, 감초, 오미자 등이 있다.

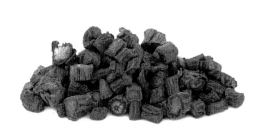 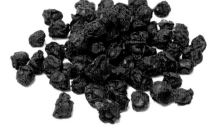

▲ 단삼   ▲ 오미자

② 폐음허(肺陰虛)

- 폐음허는 폐음이 부족하여 허열이 생기는 증후이다. 보통 오랜 기침으로 음을 손상시켰거나, 결핵균이 폐를 침습하였거나, 열성병에 의해 진액이 소모되는 것이 원인이 되어 발생한다.
- 폐음허에서는 폐병에서 흔히 나타나는 증상과 **음허**로 인한 **내열** 증상이 함께 나타나는 것이 변증 요점이다. 폐는 깨끗하고 습윤한 것을 좋아하는데, 폐음이 부족하여 허열이 생기고 진액이 열에 증발되어 폐기가 상역된다. 따라서 기침이 나타나고, 진액이 열의 작용으로 담이 되므로 가래는 적고 진하다.

- 폐음이 손상되어 위로 인후를 습윤하지 못하므로 목이 마르고, 밖으로 근육을 영양하지 못하므로 여윈다. 허열이 발생하면 오후에 조열이 생기고, 오심번열이 나타난다. 또 영기의 진액을 손상시키면 도한(盜汗)이 생기고, 허열이 위로 올라가 데우게 되면 광대뼈 주위가 붉어진다.
- 폐의 혈맥이 열에 손상되면 혈이 맥 밖으로 넘쳐나므로 가래에 피가 섞인다. 후두가 음과 진액의 자양을 잃고, 허열에 증발되면 목소리가 쉰다.
- 치료 약재로는 사삼, 맥문동, 백합, 패모, 옥죽, 생지황 등이 있다.

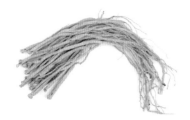
▲ 사삼(더덕의 뿌리)

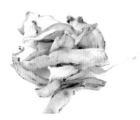
▲ 옥죽(둥굴레의 뿌리)

③ 한사객폐(寒邪客肺)

한사객폐는 한사가 체내로 폐를 침범하여 나타나는 증후이다. 주로 기침이 나고 숨이 차며, 가래는 묽고 희며 추워하고 사지가 차다.

- 한사객폐증은 갑자기 **기침**이 생기며 한증을 겸한 것이 특징이다. 한사가 폐를 침범하고 양기가 억제되며, 폐기가 상역하면 기침이 나고 숨이 차는 것이다.
- 한음은 음사에 속하므로 가래는 묽고 희며, 양기가 억제되어 체외로 나가지 못하므로 체표를 덥히지 못하여 사지가 차게 된다.
- 한사객폐증과 풍한속폐증은 모두 기침이 나고 가래가 묽고 흰 것이 주요 증상이다.
- 치료 약재로는 세신, 건강, 계지, 마황, 부자 등이 있다.

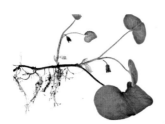
▲ 세신(족두리의 뿌리)

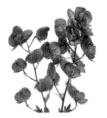
▲ 부자(바꽃의 어린뿌리)

④ 풍한속폐(風寒束肺)

풍한속폐는 풍한의 침습을 받아 폐기가 억제되는 증후이다. 기침이 나고 가래는 묽은데, 색이 희며 코가 막힌다. 또 맑은 콧물이 흘러나오고 약간 오한이 생기며, 미열이 있고 땀이 나지 않는다.

- 폐는 기를 주관하고 위(衛)에 속하는데 폐위가 사기의 침습을 받으면 위기가 울체되어 오한이 생기고, 정기와 사기가 싸우므로 열이 나고 땀구멍이 막혀 땀이 나지 않는다.
- 풍한속폐증은 기침이 주요 증상으로, 풍한표증을 겸한 것이 특징이다. 풍한의 침습을 받아 폐기가 억제되어 폐의 선발 기능이 파괴되고 폐기가 상역되므로 기침이 난다.
- 기침이 주요한 것으로 풍한표증을 겸하나 표증은 일반적으로 경하다. 심지어 두 변증의 구분이 명확하지 않을 때도 있지만, 풍한표증도 **오한과 발열**이 주요 증상으로 기침은 별로 없으며 있다 하여도 경미하다. 따라서 기침과 오한, 발열 중에 어느 것이 주증이냐 하는 것이 양자의 구별점이다.
- 치료 약재로는 마황, 계지, 생강 등이 있다.

[표 8-5] 한사객폐증과 풍한속폐증의 감별

한사객폐증	공통 증상	• 숨이 차고 추워하며 사지가 차지만 열은 없다. • 기침이 세고 병의 시일이 길다.
풍한속폐증	• 기침이 나고, 가래가 묽으며 맑다.	• 오한과 발열의 표증이 나타나는 이외에 기침은 경미하다. • 병의 시일은 짧고 병증은 비교적 가볍다.

⑤ 담습조폐(痰濕阻肺)

담습조폐는 담습이 폐 등에 정체되어 나타나는 증후이다. 보통 폐의 기가 허약해졌거나, 오랜 기침으로 폐를 손상시켰거나, 한습한 사기의 침습 등이 원인이 되어 발병한다.

- 담습조폐증의 변증 요점은 **기침**이 나고 **가래**가 많으며 걸고, 색이 희고 뱉기 수월하다는 것이다. 이 증후는 급성병과 만성병에서 모두 볼 수 있지만, 만성병에서 흔히 나타난다.
- 담습이 폐에 정체되므로 폐기가 상역하여 기침이 나고 가래가 많으며 걸다. 또 담습이 기도를 정체하여 폐기가 순조롭지 못하게 되므로 흉통이 생기고, 심지어 숨이 차고 가래 끓는 소리가 들리게 된다.
- 치료 약재로는 귤홍, 진피(황귤피), 반하, 백복령, 죽여, 소자 등이 있다.

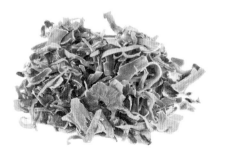

▲ 귤홍

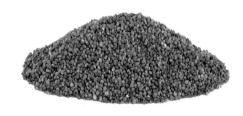

▲ 소자

⑥ 풍열범폐(風熱犯肺)

풍열범폐는 풍열이 폐 등 조직을 침범하고 위기(衛氣)의 병리 변화에 의해 생기는 증후이다. 기침이 나고 가래는 걸고 누렇다. 또 코가 막히고 누렇고 진득한 콧물을 흘리며, 몸에 열이 나고 찬바람을 싫어하고 갈증과 인후의 통증이 온다.

- 기침과 풍열표증이 함께 나타나는 것이 특징이다. 풍열이 폐를 침습하여 폐의 숙강 기능이 파괴되면 기침이 생기고, 풍열은 양에 속하므로 진액을 달여 담을 형성시키므로 가래는 걸고 색이 누렇다.
- 폐기의 선발 기능이 파괴되고 코가 막히며 누렇고 마른 콧물을 흘린다. 폐위가 사기와 싸우므로 열이 생기고, 위기가 억제되므로 풍한을 싫어하는 증상이 나타난다.
- 풍열이 위로도 진액을 소모시키면 입이 마른다. 후두는 폐의 문호로 열이 폐에 몰리면 인후가 순조롭지 못하여 그 부위가 아프다.
- 치료 약재로는 석고, 길경, 맥문동, 행인, 상백피, 황금 등이 있다

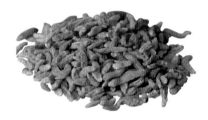
▲ 맥문동

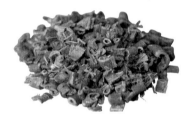
▲ 상백피

⑦ 열사옹폐(熱邪癰肺)

열사옹폐는 열사가 체내의 폐를 옹체시켜 나타나는 증후이다. 보통 습열의 사기가 코와 입으로 체내에 침입하거나 풍한, 풍열이 체내로 들어가 열로 변하여 폐에 정체되어 발생한다. 임상으로는 기침이 나고 가래는 걸쭉하며 누렇다. 또한 숨이 차고 숨소리가 세며 고열과 구갈이 생긴다. 불안증을 느끼고 콧구멍을 벌렁거리고 피를 토하거나 코피가 날 수 있다. 흉통과 고름 같은 피가 섞인 누런 가래를 뱉는 증상이 나타나며 대변이 건조하고 소변이 적고 붉다.

- 열사옹폐증의 진단 근거는 폐병에서 흔히 볼 수 있는 증상과 이열증이 함께 나타나는 것이다. 열사가 심하고 폐장에 옹체가 되면 폐기가 상역하므로 기침이 생기고, 열이 액을 달여 담을 형성시키므로 가래는 걸고 색이 누렇게 된다. 또 폐의 숙강 기능이 파괴되면 숨이 차고 숨소리가 커지며 호흡이 곤란하다.
- 이열이 체표로 증발되면 피부가 몹시 따갑게 된다. 체내로 음액을 손상시키면 구갈이 생기고 물을 마시기 좋아하며 심신이 혼란하여 답답하고 불안해 한다. 만일 담열까지 더해져 폐에 옹체되면 기도가 불리하게 되고 폐기가 울체되므로, 코 끝의 좌우 양 끝부분이 너풀거리는 위험한 증상이 나타난다. 또 열이 폐 혈관을 손상시켜 터지게 되면, 육혈과 각혈이 생긴다.

- 담열이 폐의 경락을 정체시키면 기와 혈이 정체되고, 기혈의 운행이 순조롭지 못하게 되므로 흉통이 생긴다. 또 혈이 부패하여 고름을 형성시키면 피고름과 누린내 나는 가래를 토하게 된다.
- 치료 약재로는 치자, 맥문동, 생석고, 황금, 연교 등이 있다.

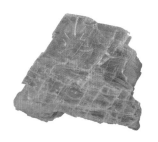
▲ 생석고

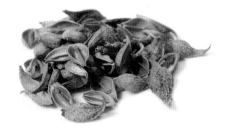
▲ 연교

⑧ 조사범폐(燥邪犯肺)

조사범폐는 가을철의 조사가 폐위(肺衛)를 침범하여 나타나는 증후이다. 가래가 없이 마른기침을 하거나 가래가 적고 끈끈하여 뱉기 힘들며, 입술과 혀, 인후, 코가 건조하다. 또 열이 나고 오한이 생기며 흉통과 각혈이 생긴다.

- 폐병의 증상이 나타나는데 **건조하고 진액이 적은 것**이 변증 요점이다. 조사가 폐의 진액을 손상시키고 폐가 습윤하지 못하여 폐의 숙강 기능이 파괴되므로, 가래가 없는 마른기침을 하거나 가래가 적고 끈끈하며 뱉기 힘든 증상이 나타난다.
- 조사가 진액을 손상시키고 기도가 습윤하지 못하여 입술, 혀, 인후, 코 등 부위가 건조하다. 폐기는 위기와 통하는데 폐가 조사에 침습되면 고열과 오한 등 체표의 증상이 나타난다. 만일 조사가 화로 변화되어 폐 경락을 손상시키면 흉통과 각혈이 생긴다.
- 본 증후를 진단할 때는 조사가 편온(偏溫)한가, 편량(偏涼)한가를 구분하여야 할 뿐만 아니라 조사범폐증과 폐음허증을 구별하여야 한다.
- 치료 약재로는 맥문동, 사삼, 길경, 꿀 등이 있다.

[표 8-6] 풍열범폐, 열사옹폐, 조사범폐의 감별

증후	발병 계절	주 증	겸 증
풍열범폐	겨울과 봄	• 코가 막히고 누렇고 진득한 콧물을 흘린다. • 열이 있고, 바람을 싫어하며, 목이 마르고 아프다.	• 기침을 하고, 가래는 진하고 누렇다.
열사옹폐		• 기침을 하고, 숨이 차며, 가래는 누렇다.	• 구갈이 생기고 불안해 하며 육혈, 각혈, 흉통이 생긴다. • 고름과 피가 섞이고 누린내가 나는 가래를 토한다.
조사범폐	가을	• 마른기침을 하고, 가래는 적고 진하다. • 입술과 혀, 인후, 코가 건조하다.	• 오한과 발열이 있다.

⑨ 대장습열(大腸濕熱)

대장습열은 습열이 대장을 침범하여 나타나는 증후이다. 식사에 절제가 없는 생활 습관으로 인하여 발생되기도 한다.

대체로 복통이 생기고, 적백색이 혼합되어 흐물흐물한 설사가 나며 뒤가 묵직하다. 또한 대변을 참지 못하거나 누렇고 냄새가 역한 설사가 갑자기 난다. 항문이 데인 것처럼 따갑고 소변이 적고 붉으며 구갈이 생긴다. 오한과 발열이 생기거나 열은 있지만, 오한이 없는 증상들을 겸한다.

- 대변 횟수가 증가되고 흐물흐물한 대변 또는 누런 물 같은 대변을 보며, **습열**이 체내에 **정체**된 증상과 함께 나타나는 것이 변증 요점이다.
- 습열이 대장을 침습하여 체내에 몰려 기의 순행을 정체시키면 복통이 나타나고, 습열이 대장에 정체되어 혈맥을 손상시키면 혈이 부패하여 농액을 형성시키므로 농혈변이 생긴다.
- 습열(濕熱)이 대장을 침범하여 열이 진액을 아래로 압박하므로, 대변 횟수가 많아지고 누런 물 같은 대변을 보게 되는 것이다. 열이 심하므로 항문이 뜨거운 것 같고 수액이 대변으로 빠지므로 소변은 적어지고 황적색을 띤다. 구갈이 나는 것도 열에 의해 진액이 손상된 표현이다.
- 만일 사기가 체표에 머물러 있으면 오한과 발열이 생기고, 체내에 침입되면 열은 있지만 오한은 없어진다. 습열에 의한 병이기 때문에 습과 열의 두 요인 중에서 어떠한 것이 더 위중한지에 따라 증상이나 변증이 달라질 수 있다.
- 치료 약재로는 황백, 의이인, 사인 등이 있다.

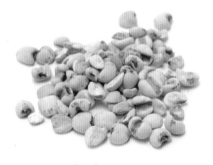
▲ 의이인(율무)

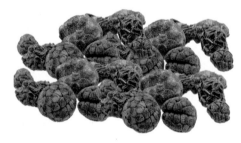
▲ 사인(축사밀)

⑩ 대장액휴(大腸液虧)

대장액휴는 진액의 부족으로 대장의 습윤 유지가 되지 못하는 증후이다. 평소에 음이 모자라거나 또는 병으로 음이 손상되었거나, 열성병 후 진액이 회복되지 못하였을 때 나타난다. 산후에 많은 출혈을 했을 때도 발생할 수 있다.

- 변비가 생기고 대변을 보기 힘들어 며칠에 한 번 보며, 입이 마르는 증상이 나타난다. 또 입에서 역한 냄새가 나고 어지러운 증상이 생길 때도 있다.

- 진액의 부족으로 창자의 습윤 유지가 되지 않으면, 대변이 건조해지고 배변이 곤란하며 변비가 생기게 된다. 임상에서 흔히 볼 수 있는 습관성 변비는 대부분 이런 경우인데, 체내에 음이 손상되어 입과 목의 습윤 유지가 되지 않으면 탁기(濁氣)가 배출되지 못하여 상역하고, 입에서 역한 냄새가 나고 어지러울 수 있다.
- 치료 약재로는 하수오, 생지황, 현삼, 맥문동, 육종용, 과루인, 백자인, 마자인 등이 있다.

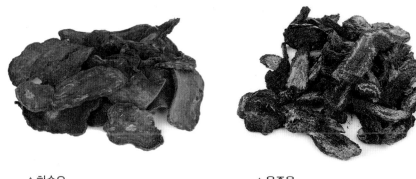

▲ 하수오　　　　　　　　　　▲ 육종용

⑪ 장허활사(腸虛滑瀉)

장허활사는 대장의 양기가 허하고 수렴하지 못하는 증후이다. 보통 설사 등이 오래 낫지 않는 것이 원인이 된다. 설사가 계속 되거나 변비가 심하면 탈항이 생기고, 배가 은근하게 아프며, 배가 따뜻하고 누르는 느낌을 좋아하게 된다.

- 대변을 보지 못하는 것이 주요 변증이다. 장기간 설사가 지속되면 양기가 쇠하고, 대장의 고섭 기능이 떨어져 심하면 배변을 전혀 볼 수 없게 되거나 탈항이 생길 수 있다.
- 대장의 양기가 쇠약해지면 음이 성하므로, 체내에서 한이 내생하여 기의 순행이 정체되고 이로 인하여 복부 통증을 느끼게 된다.
- 치료 약재로는 적석지, 우여량, 석류피, 가자피, 육두구, 앵속각 등이 있다.

[표 8-7] 대장습열, 대장액휴, 장허활사의 감별

증후	주증	겸증
대장습열	흐늘흐늘한 대변 혹은 누런 물 같은 대변을 본다.	• 배가 아프고 대변을 참지 못한다. • 뒤가 묵직하고 항문이 데인 것 같이 불편하다. • 목이 마르고 소변이 적거나 붉고 한열이 있다.
대장액휴	대변이 건조해 변비가 생기고, 며칠에 한 번씩 배변을 본다.	• 입과 목이 마르다. • 입에서 역한 냄새가 난다. • 머리가 어지럽다.
장허활사	설사를 자주하거나 대변을 보지 못하고, 탈항이 생긴다.	• 배가 은근히 아프고 복부를 따뜻하게 눌러 주면 느낌이 좋다.

❸ 비와 위의 변증

(1) 비와 위의 관계

비와 위는 모두 중초(中蕉)에 위치하고, 상호 경맥을 통하여 연결되며, 양자는 표리 관계가 형성된다. 비는 수곡을 운화(運化)시키고, 위는 수곡을 받아들이고 소화시킨다. 또 비는 상승, 위는 하강시키는 기능들을 가지고 있다. 양자는 이러한 기능을 통하여 음식물을 소화시키고 수송, 분포시키며 기혈 형성의 후천지본이 된다. 이 밖에 비는 또 혈을 통솔하고 사지와 근육을 주관하는 기능을 갖고 있다.

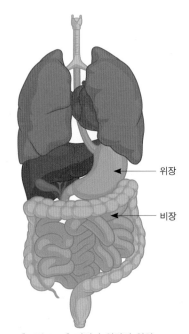

위장

비장

[그림 8-4] 비장과 위장의 위치

- 비와 위의 병증은 모두 **한열허실**로 나눌 수 있다. 비의 병리 변화는 보통 양기가 허쇠되고 운화 기능을 잃게 되며 수습과 담음이 체내에 형성되어 혈을 통솔하지 못하는 것이다.
- 위의 병리 변화는 보통 수곡을 받아들이고 소화시키는 기능에 장애를 받아 위기가 상역하는 것이다.
- 비병에서 흔히 볼 수 있는 증상은 배가 묵직하고 아프며 설사, 부종, 출혈 등이 나타나는 것이다.
- 위병에서 흔히 볼 수 있는 증상은 위완부의 동통, 구토, 트림, 딸꾹질 등이다.

(2) 비와 위의 병증

① 비기허(脾氣虛)

비기허는 비기가 부족하고 운화 기능을 잃어 나타나는 증후이다. 보통 음식의 소화 흡수 기능을 잃어 지나친 피로 및 급성, 만성질환으로 일어나는 비기의 손상 등이 원인이 되어 발병한다. 이때는 식사량이 적어지고 배가 묵직하며 식후에 보다 심해진다. 설사가 나고 사지가 나른하며 숨이 차서 말하기를 싫어하고 안색은 누렇거나 희멀겋다. 간혹 붓거나 여윌 수 있다.

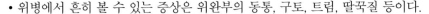

- 비기허증에서는 운화 기능이 감퇴된 증상과 **기허** 증상이 함께 나타나는 것이 진단 근거가 된다.
- 비와 위는 표리 관계로 비기가 부족하면, 위기도 허약해지고 소화 기능도 떨어진다. 따라서 식사의 양이 적어지고, 먹으려 하지 않는 증상이 나타난다. 또한 식후에는 비기가 더욱 기능을 발휘하기 힘들기 때문에 복창이 심해진다.

- 수습이 운화되지 못하고 창자로 밀리므로, 설사가 나거나 굳은 대변이 묽게 된다. 또 비는 사지와 근육을 주관하므로, 비기가 부족하고 사지에 영양 공급이 되지 않으면 나른하고 맥이 없게 된다.
- 치료 약재로는 백출, 산약, 편두, 만삼, 감초 등이 있다.

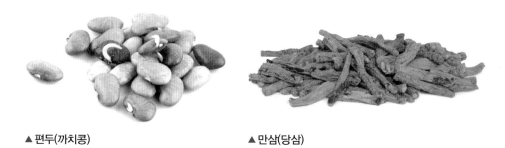

▲ 편두(까치콩)　　　　　　　　　　▲ 만삼(당삼)

② 비양허(脾陽虚)

비양허는 비양이 쇠약하여 체내에서 음한이 만들어지게 되어 나타나는 증후이다. 보통 비기허가 발전되어 형성되거나, 너무 찬 음식을 먹거나, 찬 성질의 한약을 과다하게 복용하는 경우가 해당한다. 이것은 양기가 쇠퇴하고 속에 한기가 생겨 비장의 소화 흡수 기능을 방해하기 때문이다.

- 비양허증에서는 비의 운화가 제 기능을 못하는 것과 **한증**이 함께 나타나는 것이 변증 요점이다.
- 배가 묵직하고 식사량이 적어지며, 양허로 음이 성해지고 체내에 한이 발생하여 기의 순환이 응결되기 때문에 배가 아프고, 더운 것과 누르는 것이 좋게 느껴진다.
- 체내에는 한사가 안에 생겨서 운화되지 못하고 창자로 밀리므로, 대변은 비기허의 대변보다 더 묽게 된다. 또 음식이 전혀 소화되지 못하므로 사지가 차가워진다.
- 비양이 허하고 체내에 수습이 멈춰 방광의 기화 기능에 방해를 받게 되어 소변이 순조롭지 못하게 된다. 더불어 수습이 피부와 근육에 몰리므로 사지가 묵직하고 심하면 전신부종이 나타날 수 있다.
- 치료 약재로는 포강(볶은 생강), 부자, 육계, 백출, 인삼 등이 있다.

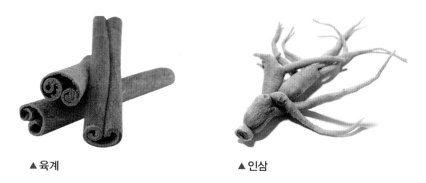

▲ 육계　　　　　　　　　　▲ 인삼

③ 비기하함(脾氣下陷)

비기하함은 비기가 쇠약해져 올려 받드는 힘이 모자라서 아래로 함몰되는 증후이다. 보통 비기허가 나쁘게 발전되었거나 오랜 설사나 과로 등이 원인이 되어 발병한다. 완복(脘腹)이 내리누르듯이 묵직하고 식후에 보다 심해지며, 대변 횟수가 많아지고 뒤가 묵직하거나 장기간 설사 증상이 올 수 있다. 경증으로는 권태감, 현기증, 안구 피곤이 있고, 중증으로는 탈항이나 자궁 탈수까지 이를 수 있다.

- 비기하함증에서는 비기허의 증상과 **내장의 하수**가 함께 나타나는 것이 변증 요점이라 할 수 있다.
- 비와 위는 기혈 형성의 원천인데, 비기(脾氣)가 부족하여 운화 기능이 떨어지고 내장이 수곡정미의 영양을 받지 못하게 되므로 오장의 기가 쇠하여 아래로 처지는 증상이 나타나게 된다.
- 임상에서는 위하수가 흔하고, 식후 기의 함몰이 심해지므로 증상이 더욱 뚜렷하다.
- 비는 정미 물질을 산포하는데, 비의 기허로 제 기능을 하지 못하게 되므로 방광으로 밀려 소변이 뿌옇게 된다.
- 비기가 부족하면 전신 기능 감퇴가 따라와 숨이 차고 맥이 없으며, 사지가 나른하고 권태를 느끼게 된다.
- 치료 약재로는 시호, 승마, 백복령 등이 있다.

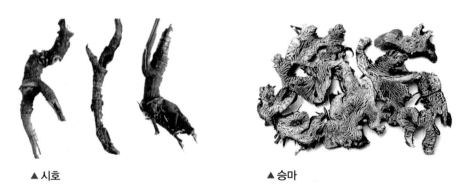

▲ 시호　　　　　　　　　　　　　　▲ 승마

④ 비불통혈(脾不統血)

비불통혈은 비기가 허약하고 혈액을 통솔하지 못하여 나타나는 증후이다. 보통 오랜 병에 의해 비허가 생기거나 과로로 인한 비기 손상이 원인이 된다.

- 비불통혈증은 비기허증과 **출혈**이 함께 나타나는 것이 변증 요점이다.
- 비는 혈액을 통솔하는 기능을 하는데, 비기 허약으로 인하여 혈의 통솔이 제대로 되지 않으면 혈액이 맥 밖으로 넘치게 되어 여러 가지 출혈 증상이 나타나게 된다. 다시 말해, 위장으로 넘치면 변혈이 생기고, 방광으로 넘치면 혈뇨, 피하로 넘치면 피하 출혈이 되는 것이다.

- 비허로 통혈이 장애를 받으면 충맥과 임맥이 고섭되지 않아 부녀자들의 월경이 많아지거나 붕루가 나타나게 된다. 또 반복적인 출혈로 인하여 근육과 피부가 양기를 잃어 광택이 없게 된다.
- 치료 약재로는 황토, 만삼, 황기, 포강 등이 있다.

[표 8-8] 비의 허증 감별

비기허		• 부종이 오거나 여윈다.
비양허	공통 증상 • 복부가 더부룩하고 음식량이 적어진다. • 식후에 더 심해지며 설사가 난다. • 말하기를 싫어하고, 안색이 누렇다.	• 배가 아프고 더운 것과 누르는 것을 즐기고, 사지가 차고 묵직하다. • 소변이 적으며 부종이 생긴다. • 백대하가 맑고 묽다.
비기하함		• 완복부가 내려앉는 것처럼 묵직하고 대변을 자주 보려 하며 뒤가 묵직하다. • 설사가 오래 가고 탈항이 생긴다. • 자궁 탈수 혹은 뜨물 같은 소변을 본다.
비불통혈		• 혈변, 혈뇨, 피하 출혈 등이 있다. • 부녀자의 월경이 많으며 붕루가 생긴다.

⑤ 한습곤비(寒濕困脾)

한습곤비는 체내에 한습이 성해지고 중양(中陽)이 억제되어 나타나는 증후이다. 보통 음식 절제가 없을 때, 찬 음식을 지나치게 선호하였을 때, 비를 맞거나 습한 환경에서 생활하였을 때 나타난다. 또한 습기가 발생하는 여러 가지 원인에 의하여 발병할 수 있다.

이때는 완복부가 공기가 찬 듯 답답하고 통증이 있으며, 식사량이 줄고 설사나 속이 메스꺼운 증상이 나타난다. 입맛이 없고 목이 마르지 않으며, 몸이 묵직하고 전신의 색이 누렇고 몸이 붓는다.

- 한습곤비증에서는 비의 운화 기능에 장애가 되는 증상과 **한습**이 체내에 **정체**되었을 때의 증상이 함께 나타나는 것이 변증 요점이다.
- 비는 습한 것을 싫어하는 장기로, 체내에 한습이 침범하면 경증으로는 복부 팽만과 답답함이, 중증으로는 통증과 식욕 감퇴가 올 수 있다.
- 습기가 창자에 영향을 미치면 대변이 묽어지고 설사가 나며, 위의 하강 기능이 제 역할을 못하여 메스꺼움이 나타난다.
- 비는 근육을 주관하고 습은 무겁고 달라붙는 성질을 가지고 있기 때문에 목이 묵직하고 맑은 양기가 상승하지 못하게 된다. 따라서 머리가 무거우며 기혈 순행에 방해를 받아 전신의 빛이 누렇게 된다.
- 치료 약재로는 백출, 창출, 소회향, 사인 등이 있다.

비양허증은
양허로 인한 운화 기능의
상실로 체내에 한습이 발생,
허증에 속하며 장기간 발병함.

비의 운화 기능이
제 역할을 하지 못해
습이 억제되는
증상이 발현

한습곤비증은
한습이 체내를 침범하고
중양이 억제되어 발생,
실증에 속하며 단기간 발병함.

[그림 8-5] 비양허와 한습곤비의 공통점과 차이점

⑥ 습열온비(濕熱蘊脾)

습열온비는 습열이 중초에 온결(蘊結)되어 나타나는 증후로, 습이 비를 억제한 것이 근본 원인이다.

보통 습열이 외사에 침습되었거나 너무 기름진 음식을 먹어 체내에 습열이 형성되어 발병한다. 이때는 복부가 답답하고 메스꺼우며 식사를 피하게 된다.

- 습열온비증에서는 비의 운화 기능에 장애가 오고, 체내에 **습열**이 **정체**되는 증상들이 함께 나타나는 것이 변증 요점이다.
- 습열이 비와 위에 온결되면 승강 기능을 상실하게 되어 완복부가 탱탱하고 답답하며, 식사량이 줄고 메스꺼움을 느끼게 된다.
- 비는 근육을 주관하고 습은 들러붙는 성질이라 비가 습에 억제되면 몸이 무거워지게 된다. 따라서 대변이 시원하지 못하고, 소변이 적고 붉으며, 간과 담까지 영향을 주어 피부 질환과 황달이 올 수 있다.
- 습이 정체되어 생성된 열이기 때문에 몸에 열이 자주 나고, 땀을 흘려도 열이 내려가지 않는다.
- 치료 약재로는 황금, 황백, 의이인(율무) 등이 있다.

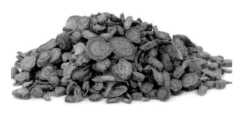

▲ 황금

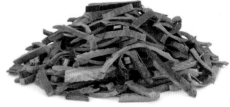

▲ 황백

⑦ 위음허(胃陰虛)

위음허는 위의 음액이 허손되어 나타나는 증후이다. 보통 위병이 오래 가거나 열병 후에 음액이 회복되지 않았을 때 나타난다. 또 평상시에 매운 음식을 좋아하거나, 뜻한 대로 되지 않아 화기가 쌓여 위음을 소모하게 되는 것 등이 원인이 되어 발병할 수 있다. 이때는 위완부가 은근하게 아프고, 배는 고프지만 음식을 먹고 싶어 하지 않는다. 또 입이 마르며 대변이 건조하고, 위완부가 거북하고 메스꺼우며 구역질을 할 수 있다.

- 위병과 음허의 증상이 함께 나타나는 것이 위음허증의 변증 요점이다.
- 위음이 부족하면 위양이 항진되고, 체내에 허열이 생기며 위에 울체되어 위기가 균형을 잃게 된다.
- 아래로는 대장을 습윤하지 못하여 건조하고, 위기가 음액의 자양을 받지 못하여 완부에 거북하고 뿌듯한 증상이 오게 된다.
- 허열의 혼란으로 위기가 상역하면 메스껍고 구역질이 난다.
- 치료 약재로는 맥문동, 옥죽, 사삼, 석곡, 생지황, 천화분 등이 있다.

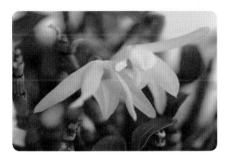
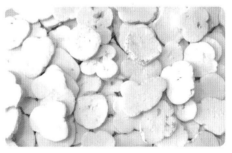

▲ 석곡　　　　　　　　　　　▲ 천화분(하늘타리 뿌리를 건조한 가루)

⑧ 식체위완(食滯胃脘)

식체위완은 음식이 위완에 정체되고 소화되지 않아 나타나는 증후이다. 보통 식사에 절제가 없거나 폭음, 폭식하여 생기게 된다. 또 평상시 비위가 허약하거나 운화 기능을 상실하면 발병할 수 있다. 이때는 위완부가 답답하고 통증이 있으며 신트림이 나오기도 한다.

- 위완(胃脘)부가 더부룩하게 답답하며, 트림이 나거나 신물을 토하는 것이 식체위완의 변증 요점이다.
- 위기가 정상일 때는 음식물이 하강하는데, 정상 기능을 하지 못하여 위완부에 정체되고 이로 인하여 답답함과 통증을 느끼게 된다.
- 신물이나 구토 후에는 사기가 소실되고 위기가 순행하므로 통증이 줄어들고 시원한 느낌이 든다.
- 식체로 기의 순행이 정체되면 창자도 영향을 받아 기체가 차게 되고, 역한 방귀나 묽은 대변 등의 증상이 나타난다.

⑨ 위한(胃寒)

위한은 음한이 위에 응결되고 정체되어 나타나는 증후이다. 주로 복부를 차게 하거나 날것과 찬 것을 과식한 경우, 과로로 중초가 손상된 경우, 한사의 침습이 겹친 경우에 발병한다. 경증으로는 위완부의 지속적인 통증이 있고, 중증으로는 비트는 느낌의 통증이 심하며, 찬 것을 먹을 때 악화된다. 위완부에서 물소리가 나고 맑은 물을 토하는 증상이 따라온다.

- 위완부의 **통증**과 **한증**이 함께 나타나는 것이 변증 요점이다. 한사가 인체를 침습하여 양기를 손상하는 것이 허한증이고, 양기가 억제되는 것이 실한증이다.
- 목이 마르지 않는 증상은 음한이 진액을 소모시키지 않았고, 체내에 한사가 왕성함을 설명하므로 이것은 실증에 속한다.
- 병이 지속되어 반복적인 통증 발작이 오면 양기가 소모되어 점차 허증으로 발전하게 된다. 위한 증후에서 양기가 모자라는 것은 허증이고, 체내에 수음이 정체되는 것은 실증인데, 질병은 허에 실이 겸한 증후로 발전된다.
- 위기의 허한은 수곡정미를 온화시키지 못하므로 체내에 수액이 정체되어 수음(水飮)을 형성시키는데, 수음이 위에 들어가면 위완부에서 꾸르륵 물소리가 들리고 위기를 따라 상역하면 맑은 물을 토하게 된다.

⑩ 위열(胃熱)

위열은 위에 화열이 왕성하여 나타나는 증후이다. 평소에 맵고 기름진 것을 즐겨 먹어 내부에 화열이 생겼을 때 발병하게 된다. 또 뜻대로 일이 되지 않아 화기가 쌓이거나, 열사가 체내로 침범하는 것도 원인이 된다. 이때는 위완부가 타는 것처럼 아프고, 신물을 토하며, 가슴앓이가 생긴다. 먹는 즉시 토하거나 자꾸 찬 것을 찾게 되고, 잇몸이 아프고 붓거나 궤양이 생기기도 한다. 더불어 입에서 역한 냄새가 나고 변비가 올 수 있으며, 소변은 적고 붉다.

- 위병의 증상과 **열증**이 함께 나타나는 것이 변증 요점이다. 위에 열이 심하여 진액을 소모시키면 목이 마르고 찬 것을 찾게 되며, 기능이 항진되면 소화가 잘 되어 쉽게 허기를 느낀다.
- 위의 낙맥은 잇몸을 연결하는데, 위열이 위로 침습하고 기혈이 응체되면 잇몸이 붓고 아프며 궤양이 오고, 심하면 출혈도 생긴다.

[표 8-9] 위병의 한열허실 감별

증후	동통	구토	구미와 구갈	대변
위한	쌀쌀하게 아프다.	맑은 물을 토한다.	심심하고 목이 마르지 않다.	묽다.
위열	따갑게 아프다.	신물을 토한다.	목이 마르고 찬 것을 마시려 한다.	변비이다.
위음허	은근하게 아프다.	구역질이 난다.	목과 입이 마른다.	건조하다.
식체위완	팽만하게 아프다.	시큼하고 부패한 음식물을 토한다.	입에서 썩은 냄새가 난다.	시큼하고 구리다.

❹ 간의 변증

(1) 간병의 개념

간은 오른쪽 옆구리 안에 위치하고, 담낭은 간에 붙어 있다. 양자는 경맥을 통하여 상호 연결되므로 표리 관계가 형성된다. 간의 중요 기능인 **소설**(疏泄)을 통해 혈액을 저장하고, 오체에서는 힘줄과 배합하고 있다. 이것은 눈을 통하여 체외로 나타나며, 기능에 관해서는 손·발톱에 반영된다. 표리 관계인 담낭은 담즙을 저장하고 배설하는 기능이 있는데, 이로써 소화를 돕고 안정적인 정서 활동이 가능해진다.

- 간의 병증은 **허실**로 구분된다. 허증은 혈이 소모되거나 음이 손상되었을 때 나타나고, 실증은 기가 막히고 화가 왕성하거나 한사나 습열 등의 사기에 침습되었을 때 나타난다.
- 간병에서 흔히 나타나는 증상에는 흉협부와 아랫배의 뻐근한 통증, 번열이나 초조함, 일시적인 흥분 상태(히스테리), 머리가 터질 것 같은 통증 등이 있다.
- 손발의 경련, 눈병, 고르지 못한 월경과 고환 통증, 황달과 불면증이 올 수 있다.

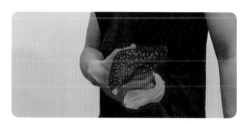

▲ 흉협부의 통증

(2) 간의 병증

① 간기울결(肝氣鬱結)

간기울결은 간의 소설 기능이 파괴되고 기의 순행이 울체되어 나타나는 증후이다. 갑자기 정신적인 자극을 받았거나 기타 병사에 침습되는 것이 원인이 되어 발병한다. 이때는 흉협부나 소복부를 이동하며 뻐근한 통증이 느껴진다. 또 가슴이 답답하고 한숨을 쉬며 우울감이 든다.

- 정서의 울결로 간 **경락**이 지나는 부위가 **뻐근**하고 답답하게 아프며, 여성의 경우 월경통이 있거나 불순한 것이 변증 요점이다.
- 소설 기능을 주관하는 간은 정서 조절에 관여하는데, 이것이 제 기능을 못하여 심한 감정 변화가 생기게 되는 것이다.
- 기가 막혀 담이 형성되고, 이 담이 상역하여 목구멍에 몰리면 매핵기가, 월경 주기에 기와 혈이 엉키면 종괴가 만들어지기도 한다.
- 치료 약재로는 시호, 울금, 향부자, 천련자, 현호색, 진피 등이 있다.

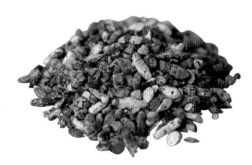

▲ 향부자

② 간화상염(肝火上炎)

간화상염은 간경의 기와 화가 상역하여 나타나는 증후이다. 정서가 상쾌하지 못하여 간기가 막히고, 화가 쌓이거나 열사가 체내를 침범하는 것이 원인이 된다. 이때는 머리가 어지럽고 터질 것 같은 통증이 있으며, 얼굴과 눈이 벌겋게 되고 입이 쓰고 마른다. 또 불안하고 화를 잘 내며 무서운 꿈을 꾸기도 한다.

- 간맥이 **순행**하는 머리, 눈, 귀, 협부 등에 화가 심한 증상들이 변증 요점이다.
- 화의 성질은 위로 타오르는 것으로, 간화가 경맥을 따라 **머리와 눈**으로 올라가 침습하는 것이다. 그로 인하여 두통이 오고 얼굴과 눈이 붉어지게 된다.
- 간과 담낭은 표리 관계이고, 간열이 담낭에도 미치므로, 담기가 위로 넘쳐 입이 쓰고 마르게 된다.
- 정서 조절을 하는 간의 기능에 따라 이것이 방해를 받으면 불안하고 성을 잘 내게 된다.
- 족소양담경은 귀로 순행하는데, 간열이 담낭으로 전이되고 열이 증발되어 영기가 몰려 낙맥이 통하지 못하면 귀가 붉고 아픈 통증이 나타난다.
- 치료 약재로는 생지황, 목단피, 하고초, 상엽, 국화, 결명자 등이 있다.

③ 간혈허(肝血虛)

간혈허는 간장의 혈액이 비어 손상되면서 나타나는 증후이다. 보통 비(脾)와 신(腎)이 허손되어 혈의 생성 근원이 부족해지거나, 만성 소모성 질환으로 인하여 혈이 지나치게 소진된 것이 원인이다. 이때는 현훈과 이명이 생기고 얼굴은 희며 광택이 없다. 또 손·발톱에 혈색이 없고 다몽, 시력 감퇴, 야맹증도 나타날 수 있다. 사지 저림이나 경련이 올 수 있고, 부녀자들은 월경의 양이 줄고 심하면 폐경에 이르기도 한다.

- 힘줄, 손·발톱, 눈, 피부가 혈의 영향을 잃게 되는 증상과 **전신이 혈허**한 증상이 함께 나타나는 것이 변증 요점이다.
- 간혈이 부족하여 두면부로 영양을 전해 주지 못하여 현훈증과 이명이 생기고, 눈에도 영양하지 못하여 시력 감퇴와 야맹증이 생기게 된다. 더불어 정신이 안정되지 못하고 밤에 꿈도 많이 꾼다.
- 혈허로 인하여 간에 영양 공급이 되지 못하면, 경련이 생기고 감각이 무뎌지며 사지가 저리고 가늘어져 관절 운동에 장애가 오게 된다.
- 부녀자들은 간혈 부족으로 인하여 충맥과 임맥이 충만하지 못하게 되어 월경의 양이 적어지고, 색이 연하게 되며, 폐경에 이를 수도 있다.
- 치료 약재로는 숙지황, 구기자, 백작약, 당귀, 산수유, 여정자, 상심자 등이 있다.

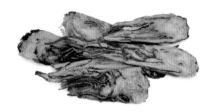

▲ 당귀

④ 간음허(肝陰虛)

간음허는 간장의 음액이 허손되어 나타나는 증후로, 정서가 유쾌하지 못하여 기가 막혀 화가 생성되었을 때 발생한다. 또 간병이나 온열병 후에 간음을 손상시킨 것이 원인이 되기도 한다. 이때는 현훈과 이명, 안구 건조가 오고 얼굴 부분이 뜨끈해지고 옆구리가 화끈거리는 통증이 올 수 있다. 더불어 오심번열, 오후의 조열, 밤의 도한, 갈증과 손발 떨림이 나타날 수 있다.

- 간병과 **음허증** 증상이 함께 나타나는 것이 변증 요점이다.
- 간음이 부족하면 머리와 눈을 영양하지 못하여 현훈, 이명, 안구 건조가 오고, 허열이 위로 올라가 데우게 되므로 얼굴이 뜨거워진다.
- 간의 낙맥이 허열의 침습을 받아 옆구리가 데인 것처럼 아프고, 체내에 허열이 증발되므로 오심번열, 오후 조열, 도한이 나타날 수 있다.
- 음액이 허손되어 위로 오르지 못하므로, 목이 마르고 근육에 영양 공급이 제대로 되지 않아 손발이 떨리게 된다.
- 간음허증과 간화상염증은 모두 열증으로 표현되지만, 전자는 허열증이고 후자는 실화증으로, 그 본질이 같지 않기 때문에 변증(辨證)에 주의하여야 한다.
- 치료 약재로는 구기자, 백작약, 산수유, 여정자 등이 있다.

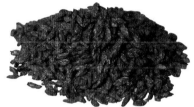

▲ 구기자

⑤ 간양상항(肝陽上亢)

간양상항은 수(水)가 목(木)을 영양하지 못하여 간양이 제멋대로 항진되어 나타나는 증후이다. 간과 신의 음허로 간양이 제자리를 지키지 못하거나 성이 나거나 걱정되어 체내에 기가 막혔을 때, 화가 생겨 음액을 소모시킴으로써 음이 양을 억제하지 못하였을 때 나타난다.

- 간과 신의 음이 모자라 **간양의 상역**을 억제하지 못하므로, 기혈이 위로 치밀고 올라가 어지럼증, 이명이 생긴다. 또 머리와 눈이 터지는 것처럼 아프고, 얼굴과 눈이 벌겋게 되는 증상이 생긴다.
- 간이 정서를 조절하는 기능을 잃게 되므로, 초조해 하고 성을 잘 내며 정신이 안정되지 못한다. 이로 인하여 심계, 건망, 실면, 다몽 등의 증상이 생긴다.
- 허리는 신이 들어 있는 곳이고 무릎은 힘줄이 위치한 곳으로, 간과 신의 음허는 근맥을 영양하지 못하므로 허리와 무릎이 시큰하고 무력하게 된다. 또 간양이 위로 항진되고 신음이 아래로 허손되므로, 머리가 무겁고 발이 가벼워 바로 걷지 못한다.
- 간기울결증, 간화상염증, 간음허증, 간양상항증의 병리 변화는 점차 발전되는 것이다. 간기가 가득차서 막히게 되면 화가 생기고, 간화가 위로 올라가 데우게 되고 화열이 심하면 간음을 손상시킨다. 또 간음이 부족하면 간양이 항진되고, 항진되면 다시 화를 생성시킬 수 있는 것이다.

• 치료 약재로는 조구등, 천마, 백질려, 백작약, 석결명, 영양각 등이 있다.

[표 8-10] 간기울결, 간화상염, 간음허, 간양상항의 감별

증후	성질	증상
간기울결	실증	• 흉협부나 소복부에서 여기저기 옮겨 가며 뻐근하고 답답하게 아프다. • 가슴이 답답하고 한숨이 나고 성을 잘 내며, 부녀자들의 월경이 고르지 못하다.
간화상염	열증	• 머리가 어지럽고 터질 듯이 아프다. • 때로는 이명이 생기고 얼굴과 눈이 붉고, 입이 마르며 쓰다. • 초조해 하고 성을 잘 내며, 잠이 오지 않고 꿈이 많다. • 흉협부가 데인 것처럼 아프고, 변비가 생기며 소변 색이 노랗다. • 귀가 붓고 아프며 고름이 흐르고 토혈, 육혈이 나타난다.
간음허	허증	• 현훈증과 이명이 생기고 옆구리가 아프다. • 눈이 껄끄러우며 얼굴이 뜨겁다. • 오심번열, 조열, 도한, 구갈이 생기며 손발이 떨린다.
간양상항	본허 표실	• 현훈증과 이명이 생기고 머리와 눈이 터질 듯 아프다. • 얼굴과 눈이 붉고 초조해 하며, 성을 잘 내고 가슴이 두근거린다. • 건망증, 실면, 다몽이 생긴다. • 허리와 무릎이 나른하며 시큰시큰하다. • 머리가 무겁고 다리가 가볍다.

⑥ 간풍내동(肝風內動)

간풍내동은 갑자기 어지러워 정신을 잃거나 **경련**을 일으키거나 떠는 등의 증상을 모두 포함한다. 임상에서 흔히 볼 수 있는 증후들은 간양화풍(肝陽化風), 열극생풍(熱極生風), 음허동풍(陰虛動風), 혈허생풍(血虛生風) 등 네 가지이다.

• 간양화풍

의미	• 간양의 상역이 억제되지 못하여 일어나고, 장기적인 간신의 음허로 간양이 제자리에 있지 못해 갑자기 폭발하는 것이다.
임상 표현	• 어지러움와 현기증이 동반되고, 머리가 아프고 목이 뻣뻣하며 사지가 떨린다. • 언어가 똑똑하지 못하며 손발이 저리고 제대로 걷지 못한다. • 눈과 입이 삐뚤어지거나 반신불수가 올 수 있다. • 혀가 뻣뻣하여 말이 어렵고 후두에서 가래 끓는 소리가 난다.
임상 분석	• 이전부터 간과 심의 음이 허손되고 간양이 제자리를 지키지 못하여 간양이 점점 항진되므로, 이미 중풍의 위험이 내재되어 있다. • 간양이 풍을 일으키고 위로는 머리와 눈을 혼란시키며 어지러움과 경련을 억제하지 못한다. • 족궐음간맥은 혀와 통하므로, 풍양이 낙맥에 침습되어 말소리가 정확하지 못하게 된다. • 풍담이 맥락에 몰려 기혈 운행이 방해를 받고, 근육 수축이 제 기능을 하지 못하여 정상적인 쪽으로 기운이 쏠리게 된다. 따라서 기운이 정상적으로 공급되지 못한 반대쪽으로 마비가 올 수 있다.
치료 약재	• 천마, 조구등, 지룡, 전갈, 백강잠 등이 있다.

- 열극생풍

의미	• 열사가 왕성하여 간풍을 일으키는 것으로, 보통 상열이 심하여 간경을 침습하는 것이 원인이 되어 발병한다.
임상 표현	• 고열이 나고 의식이 불명확하며 초조함이 극심하다. • 손발이 오그라들고 목이 뻣뻣해지며 심하면 다리가 등쪽으로 구부러지고, 머리가 뒤로 넘어가게 된다. • 눈은 위로 응시하고 입을 열지 못하는 경련 증상이 나타난다.
임상 분석	• 고열과 간풍이 함께 나타나는 것이 변증 요점이다. • 열사가 심하여 피부에 나타나고, 열이 심포락을 침범하여 심신이 혼란하다. • 의식이 불명확하게 되고, 초조함을 느끼게 된다. • 열이 간경을 침범하고 진액을 소모시켜 간풍을 일으키는데, 하지가 등배 부위로 구부러지고 머리를 뒤로 젖히게 되며, 눈이 치켜 올라가는 등의 증상이 나타날 수 있다.
치료 약재	• 조구등, 천마, 숙지황, 백작약 등이 있다.

- 음허동풍

의미	• 음액이 훼손되어 간풍을 일으키는 증후인데, 외감열병 후에 음액이 소모되었거나 오랜 내상 병으로 음액이 허약해진 것이 원인이다.
임상 표현	• '간음허증'을 참조하면 되고, 손발의 움직임이 통제되지 않아 저도 모르게 움직이게 된다.
임상 분석	• 고열이 나고 정신이 혼미하며 미친 듯이 초조함을 느끼게 된다.
치료 약재	• 별갑, 귀판, 모려, 아교 등이 있다.

- 혈허생풍

의미	• 혈이 부족하여 근맥을 영양하지 못하여 풍이 나타나는 증후이다. 급성, 만성, 과다 출혈, 오랜 투병으로 인한 혈허증이 주요 원인으로, '간혈허증'을 참고하면 된다.
임상 표현	• 손발이 떨리고 근육의 경련이 오며, 관절이 오그라들며 사지가 저릴 수 있다.
임상 분석	• 현훈과 이명이 있고, 안면에 광택이 없으며, 손·발톱에 혈색이 나타나지 않는다.
치료 약재	• 당귀, 삼칠초, 백작약 등이 있다.

(7) 한체간맥(寒滯肝脈)

한체간맥은 한사가 간맥에 응체되어 나타나는 증후로, 주로 한사의 침습을 받아 발병된다. 이때는 고환이 뻐근하게 아프고 서늘하다. 또 음낭이 수축되고 오그라드는 것처럼 통증이 있으며, 한을 만나면 증상이 심해지고, 열을 만나면 조금 호전된다.

- 고환이 아랫배를 잡아당기며 드리우듯이 뻐근하게 아프고, 약간 서늘해지는 것이 주요한 증상이다.
- 기혈이 한을 만나면 응결되고 열을 만나면 순행하므로, 동통도 이와 같이 열을 만났을 때 호전된다.
- 한체간맥증은 보통 산기(疝氣) 병의 한산(寒疝)에서 볼 수 있는데, **소장의 기통**(氣痛)이 주요한 특징이다.

- 치료 약재로는 침향, 육계, 오약, 소회향, 건강, 당귀 등이 있다.

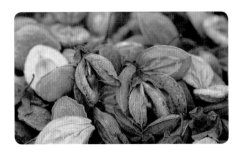
▲ 침향

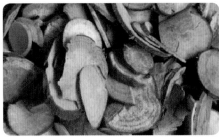
▲ 오약

⑧ 간담습열(肝膽濕熱)

간담습열은 습열이 간과 담낭에 응체되어 나타나는 증후이다. 보통 습열의 사기에 침습되었거나 기름진 것을 항상 과식하는 습관이 원인이다. 또 비위의 운화 기능이 소실되어 체내에 습이 내성하고 몰리게 되어 열이 발생하는 것도 원인이 된다. 이때는 옆구리가 화끈하고 따가우며 아프다. 단단한 것이 생기고 식욕이 떨어지며, 배가 붓고 입이 쓰고 메스껍기도 하다. 더불어 대변이 불편하고, 소변은 양이 적고 붉게 된다.

때로는 춥고 때로는 열이 나고, 황달이나 음낭에 습진이 생기고, 고환의 종창열통(腫脹熱痛)이 있을 수 있다.

- 오른쪽 **옆구리가 뻐근**하게 아프고, 식욕이 떨어지며, 소변 색이 노랗게 되는 것이 변증 요점이다.
- 습열이 간담에 쌓이고 막히면 소설 기능이 떨어지고, 간기가 울체되므로 오른쪽 옆구리가 데인 것처럼 뜨겁고 뻐근하게 아플 수 있다. 더불어 기체 혈어가 생기므로 늑골 아래에 딴딴한 것이 생긴다.
- 간목(肝木)이 비토(脾土)를 침범하므로 비의 운화가 제 기능을 못하여 식욕이 떨어지고 배가 붓는다.
- 위기가 상역하므로 메스껍고 담기가 위에 영향을 주어 입이 쓰다.
- 간병이 담낭에 영향을 주어 기의 운행이 순조롭지 못하면, 정과 사가 다투기 때문에 어떤 때는 열이 나고 어떤 때는 추워하며 그 증상이 자주 변하게 된다.
- 간맥은 생식기를 돌고 습열이 경맥을 따라 아래로 음낭을 침습하면 습진으로 인해 참지 못할 정도로 가려워진다. 또 습열이 고환에 몰리고 기혈이 울체되면 고환의 종창열통 증상이 생긴다. 부녀자의 음도가 습열의 침습을 받았을 때는 대하가 누렇고 역하며 외음부가 가렵다.

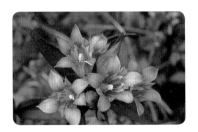
▲ 용담초

- 치료 약재로는 용담초, 치자, 황금, 황백 등이 있다.

⑨ 담울담요(膽鬱膽擾)

담울담요는 담낭의 소설 기능이 파괴되고 담열이 체내를 혼란시켜 나타나는 증후이다. 주로 정서 상태가 좋지 못하여 소설이 제 기능을 잃고 담이 생기게 되고 이것이 화로 변화하여 발병하게 된다. 이때는 쉽게 놀라고 가슴이 두근거리며 잠이 들지 못하고 번열이 나서 진정하기 어렵다. 또 흉협부가 뻐근하고 답답하며 머리가 어지럽고, 눈이 어찔하거나 귀에서 소리가 나기도 한다.

- 실면이 생기고 쉽게 놀라 가슴이 두근거리며 **현훈**과 **이명**이 오는 것이 변증 요점이다.
- 담낭의 소설 기능이 상실되어 기의 순행이 막혀 생긴 담이 화로 변화한다. 이로 인하여 담열이 체내를 혼란시키고, 담기가 진정되지 못하여 놀람, 두근거림, 불면, 번열 등의 증상을 유발하는 것이다.
- 담기가 위기로 상역하면 메스껍고 구토가 생기며, 담기가 막히면 흉협부가 뻐근하고 답답하게 된다.
- 치료 약재로는 시호, 반하, 백작약, 진피, 향부자 등이 있다.

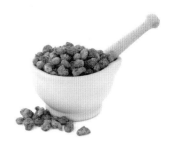
▲ 반하

❺ 신장과 방광의 변증

(1) 신장과 방광의 관계

신장은 양쪽 허리 속에 각각 하나씩 위치하고 있는데, 신장과 방광은 경맥을 통하여 상호 연결되어 있으며, 표리 관계가 있다. 신장은 정미 물질을 저장하고 생식 기능을 주관하며 선천지본이다. 또 뼈를 주관하고 수액을 생성하며 뇌를 보충하고 영양하며, 오체에서 뼈와 배합되고 귀에서 외계로 연결되어 머리카락까지 반응된다. 이 밖에 수액을 주관하고 기를 받아들인다. 방광은 오줌을 저장하고 배설시키는 기능을 한다.

- 신장은 원음(元陰)과 원양(元陽)을 저장하고 인체의 신장 발육과 장부의 원활한 활동에 근본이 되므로, 이것이 손상되거나 소모되면 각 장부는 병이 발생할 수 있다. 일반적으로 허증이 많이 발병하는데, 신양허, 신음허, 신정부족, 신기불고, 신불납기 등이 있다.

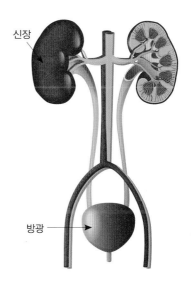
신장

방광

[그림 8-6] 신장과 방광의 위치

- 신병에서는 흔히 **허리와 무릎**이 시큰하고, 나른하며 통증이 있다. 또 귀에서 소리가 나거나 귀가 멀고 머리가 희거나 일찍 빠지게 된다. 그리고 치아가 흔들리고 양위(陽委)와 유정(遺精)이 생기며 정액이 적어 생육 기능을 잃는다. 부녀자들에게 월경이 적어지거나 없어지며, 수종과 대소변 이상이 나타날 수 있다.
- **방광병**에는 **습열증**이 주요한데, 소변 횟수가 잦고 참지 못하게 급해지고 아프며, 소변을 보지 못하는 증상들이 올 수 있다.

(2) 신장과 방광의 병증

① 신양허(腎陽虛)

신양허는 신의 양기가 허쇠되어 나타나는 증후이다. 평소에 양기가 허약하거나, 고령으로 신이 허쇠되거나, 오랜 병에 시달려 신이 손상되었거나, 과도한 방사 등이 원인이 된다. 이때는 허리와 무릎이 시큰하고 나른하고 아프며, 추위하고 사지가 고루 찬데 하지 쪽이 보다 심하다. 머리가 어지럽고 눈이 어찔하며 정신 상태가 희미하며 얼굴은 희멀겋거나 컴컴하다. 또 양위가 나타나거나 부녀자의 자궁이 차서 임신이 어렵게 된다.

- **정신 기능 저하**에 **한증**을 겸한 것이 신양허증의 변증 요점이다. 허리는 신이 들어 있는 곳이며 신은 뼈를 주관하므로, 이것이 제 기능을 못하게 되면 허리와 무릎이 시리고 나른하며 통증이 생길 수 있다. 또 피부가 온화하지 못하므로 사지가 차고, 하초에 자리한 신에 양기가 부족하므로, 발이 찬 증상이 보다 명확해진다.
- 기혈 순행이 무력하여 위로 안면을 영양하지 못하므로 얼굴색은 희멀겋게 된다. 또 신양이 극도로 허쇠되어 탁음(濁陰)이 피부에 퍼지므로 얼굴색은 컴컴하고 광택이 없게 된다.
- 생식을 주관하는 신의 양이 부족하면 남성은 양위가, 여성은 불임이 나타나게 된다. 또 비의 운화 기능을 잃어 오랫동안 설사를 하게 되거나, 소화가 되지 않는 대변을 보는 수가 있다.
- 신양이 부족하여 방광의 기화 기능이 방해받으므로, 수액이 체내에 멈추고 피부로 넘쳐나 수종이 생긴다. 수습은 아래로 흐르는 성질이 있고, 신은 하초에 위치하므로 허리 아래의 수종이 보다 심하다.
- 수습이 범람되어 기의 순행을 지체시키면 배가 붓고, 심을 침범하면 심양이 손상되므로 두근거림과 불안증이 온다. 또 수습이 상역되어 폐를 침범하면, 폐의 선발숙강(宣發肅降)이 제 기능을 못하여 기침과 숨이 찬 증상이 나타난다.
- 치료 약재로는 부자, 육계, 파고지, 토사자, 선모, 음양곽 등이 있다.

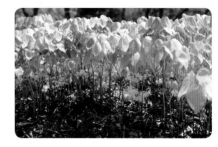

▲ **음양곽(말린 삼지구엽초의 잎과 줄기)**

② 신음허(腎陰虛)

신음허는 신의 음액이 부족하여 나타나는 증후이다. 보통 오랜 병으로 신(腎)이 손상되었거나 선천적인 부족이거나 방사가 과도하거나 온조(溫操)한 약을 과도하게 써서 음액을 손상시킨 것들이 원인이다. 이때는 허리와 무릎이 시큰하게 아프고, 현훈, 이명, 불면, 다몽이 있게 된다. 또한 남성은 양위와 유정이, 여성은 월경이 적어지거나 없어지며, 붕루가 생길 수 있다. 신체는 여위고 조열, 오한, 오심, 번열, 구갈 등이 생기고, 대변이 건조하며 소변이 노랗게 되기도 한다.

- **신병**에서 생기는 증상과 **음허**로 인하여 내열에서 생기는 증상이 함께 나타나는 것이 변증 요점이다.
- 신음이 모자라면 골수가 영양을 받지 못하고 골격이 허약해지므로, 허리와 무릎이 시큰하게 아프고, 뇌해(腦海)를 충만하지 못하므로 머리가 어지럽고 귀에서 소리가 난다.
- 심과 신은 수(水)와 화(火)의 관계로 신의 수가 심의 화를 다스리지 못하면, 심화가 항진되어 심신(心神)이 불안정하게 되고, 실면 증상이 생기며 꿈이 많아진다.
- 상화(相火)가 항진되므로 음경(陰莖)이 쉽게 살아나며, 군화(君火)가 정실(精室)을 혼란시키므로 유정이 나타난다. 부녀자에게 있어서 혈액은 중요한 작용을 발휘하는데, 음이 허하여 경혈(經血)의 내원 부족으로 월경의 양이 적어지거나 없어지게 된다.
- 치료 약재로는 숙지황, 귀판, 천문동, 별갑, 현삼, 하수오, 산수유, 여정자 등이 있다.

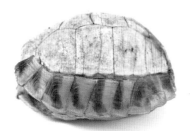

▲ 귀판(거북의 배 껍데기)

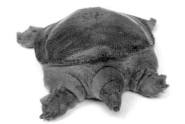

▲ 별갑(자라의 등딱지)

③ 신정부족(腎精不足)

신정부족은 신의 정이 허손되어 나타나는 증후이다. 이 증후는 선천적으로 발육이 좋지 못하거나 후천적 보양이 기능을 잃어 생긴다. 또 과도한 성관계나 오랜 병으로 신을 손상한 것이 원인이다. 이때는 성장 발육이 늦어지고, 지능이 떨어지며, 체력도 부족하다. 남성은 정액이 적어 생식 기능이 떨어지고, 여성은 월경이 없어져 불임이 되는 등 성 기능의 약화가 온다.

- 신은 정(精)을 주관하며 생장 발육의 근본인데, **생장 발육의 지연, 생식 기능의 감퇴**가 변증 요점이다.
- 신의 정이 부족하여 골수와 혈을 생성시키지 못하고 뼈를 영양하지 못하면, 어린이의 발육이 늦어지고 키 성장이 제대로 되지 않는다.

- 신의 기능에 영향을 받는 머리카락 역시 자라지 않고 빠지게 되며, 치아 골격도 흔들리거나 빠지게 된다.
- 정이 소모되면 근골이 허약하고 피로해지므로, 동작이 풀어지고 다리에 힘이 없다. 또 신정이 고갈되어 뇌를 영양하지 못하므로, 노인들은 정신이 똑똑하지 못하게 된다.
- 치료 약재로는 자하거, 녹각, 두충, 구기자, 육종용, 파극, 쇄양, 산수유, 숙지황 등이 있다.

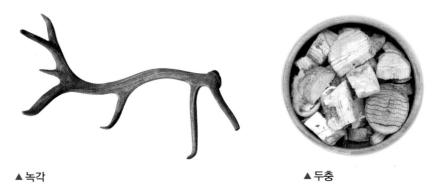

▲ 녹각   ▲ 두충

④ 신기불고(腎氣不固)

신기불고는 신기의 허손으로 고섭 기능이 상실된 증후로, 고령으로 신기가 허손되거나 어린이의 신기가 충분하지 못하였을 때 나타난다. 그 밖에 원인은 다른 신병들과 유사하다. 이때는 소변을 깨끗하게 배설하지 못하고, 야뇨가 빈번해지고 실뇨도 할 수 있다.

- **신과 방광**이 정상적으로 고섭하지 못하는 것이 변증 요점이다.
- 신기가 허손되어 기능과 활동이 감퇴되고, 기혈이 위로는 귀까지 보양하지 못하므로 청력이 감퇴된다.
- 골격의 신기가 온양을 잃으므로 허리와 무릎이 시큰거리고 나른하다.
- 신과 방광은 표리 관계로 신기가 허하면, 방광 기능에 장애가 오고 배뇨에 문제가 생기는 것이다. 만일 신기가 충분하지 않으면 뇌수도 부족하여 원신(元神)의 정상적인 작용이 불가능하고, 어린이나 청소년은 실뇨가 생기게 된다.
- 치료 약재로는 금앵자, 상표초, 복분자, 감실, 용골, 모려, 산약 등이 있다.

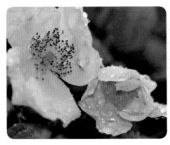 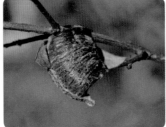 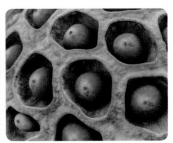

▲ 금앵자   ▲ 상표초   ▲ 감실

⑤ 신불납기(腎不納氣)

신불납기는 신기가 허손되어 원기를 받아들이지 못하여 나타나는 증후이다. 오랜 기침과 폐허로 신을 손상시킨 것과 과로로 인한 신기 손상이 주요 원인이다. 이때는 기침이 오래 지속되고, 숨을 들이쉬기는 비교적 수월하지만, 내쉬는 것은 힘들다. 또 움직이면 숨쉬기가 더 힘들고, 땀을 흘리며 피곤해 한다.

목소리가 낮고 허리와 무릎이 나른하며 시큰하다. 더불어 숨이 차며 안색이 붉고 가슴이 답답하며 목이 마르다.

- 골격이 실양되므로 허리와 무릎이 시큰거리고 나른하게 된다.
- 폐기허로 체표를 고섭하지 못하므로 자한되고, 활동 기능이 감퇴되어 정기가 부족하고 말소리가 낮게 된다.
- 양기가 허쇠되어 외탈하면 천식이 심해지고, 식은땀이 나며, 사지가 차고 얼굴색이 파랗게 된다. 음양은 상호 의존하는 것으로 신기가 부족하게 되면 음을 손상시키기 때문에, 평소에 음이 허한 사람에게는 기음양허증으로 발현될 수 있다.

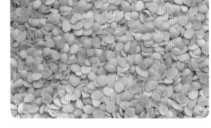

▲ 행인

- 신이 허하여 기를 받아들이지 못하면 숨이 모자라고, 음허로 내열이 만들어지면 허열이 위로 올라가 데우게 되므로, 얼굴색이 붉고 가슴이 답답하며 목이 타게 된다.
- 치료 약재로는 산수유, 행인, 오미자 등이 있다.

⑥ 방광습열(膀胱濕熱)

방광습열은 습열이 방광에 응결되어 나타나는 증후이다. 보통 습열에 침습되었거나 식사에 절제가 없고 습열이 만들어져 방광을 침습한 것이 원인이 된다. 이때는 소변이 잦고 참지 못하게 급하며 화끈거리는 통증이 있다.

소변 색은 황적색으로 양이 적으며 아랫배가 뻐근하고 답답하거나 발열과 요통, 혈뇨, 결석 등이 나타날 수 있다.

- **소변이 잦고** 급하며 아프고 색이 누런 것이 변증 요점이다.
- 습열(濕熱)이 방광을 침습하여 열이 요도를 압박하므로 소변이 잦아지고, 급하게 되는 것이다.
- 체내에 습열이 막혀 있으면 방광의 기화 기능이 상실되어 소변이 적고, 황적색을 띠며, 아랫배가 뻐근하고 답답할 수 있다.
- 열이 체표를 침습하면 발열이 생기고, 신장에 미치면 요통이 나타나며, 음락을 손상시키면 혈뇨가 생기게 되는 것이다.
- 치료 약재로는 황백, 의이인, 금전초 등이 있다.

[표 8-11] 신병 증후 감별

증후	성질	증상
신양허	허증	• 허리와 무릎이 시큰하게 아프며 추워하고 사지가 차다. • 남성은 양위가 생기고, 여성은 자궁이 차서 임신되지 못한다. • 소화되지 않은 대변이나 부종이 생긴다.
신음허		• 허리와 무릎이 시큰하게 아프며, 실면과 다몽이 생기고 음경이 사라진다. • 유정과 조설이 생기고 조열, 도한, 구갈 등이 나타난다. • 소변이 노랗고 대변이 건조하다.
신정부족		• 골격이 제대로 발육되지 못하고, 남성은 정액이 작고 여성은 폐경이 생긴다. • 머리카락이 빠지고 치아가 흔들리며 건망, 이롱 등이 생긴다. • 동작이 느려지고 인지 상태가 불분명하게 된다.
신기불고		• 허리와 무릎이 시큰하고 나른하며 청력이 감퇴된다. • 소변이 잦고 맑으며 완전히 배설되지 못한다. • 실뇨를 하거나 소변을 보지 못하고, 유정과 조설이 생기며, 여성의 경우 쉽게 유산된다.
신불납기		• 기침과 천식이 생기고, 숨을 마시기보다 내쉬기가 힘들다. • 움직이면 숨이 차는 것이 심해진다. • 자한이 생기고 정기가 없어 말소리가 낮으며, 허리와 무릎이 시큰하고 나른하다.
방광습열		• 소변이 잦고 아프다. • 소변의 양이 적고 황적색이며 아랫배가 뻐근하다. • 발열, 요통, 혈뇨가 생긴다.

6 장부겸증(臟腑兼證)

(1) 장부겸증의 개념

인체의 장과 장 사이에는 생리적으로 서로 돕고 억제하는 관계가 형성된다. 어느 하나의 장 또는 하나의 부에 병리 변화가 생길 때는 그 장부의 증상이 나타날 뿐만 아니라, 일정한 조건 내에서 기타 장과 부에 영향을 주게 되므로 기타 장부의 증상도 동반되는 것이다. 이와 같이 두 개 이상의 장 또는 부에 병증이 동시에 나타나는 것을 '장부겸증'이라고 한다.

(2) 장부겸증의 병증

① 심신불교(心腎不交)

심신불교는 심의 화와 신의 수가 상호 보조하는 관계를 잃게 되면서 나타나는 증후이다. 오랜 병으로 음이 손상되었거나, 성생활에 절제가 없었거나, 지나치게 많은 걱정으로 정신을 고갈하였거나, 외감열병으로 심화가 항진되었을 경우가 원인이 될 수 있다. 이때는 가슴 두근거림과 불면, 현기증, 이명, 건망증이 생기고 오심번열과 구갈이 온다. 또 허리 아래가 시큰하고 차가우며 묵직한 증상이 올 수 있다.

- **실면**이 주요 증상으로, **심화가 항진**되고 **신수가 허약**해진 증상을 동반한 것이 변증 요점이다.
- 심은 화에 속하는데, 심화가 아래로 신수를 온화시켜야 신수가 차갑게 되지 않는다. 신은 수에 속하는데, 위로 심화를 억제하여야 심화가 항진되지 않는다. 이러한 정상적인 관계를 심신상교(心腎相交), 수화기제(水火旣濟)라 한다.
- 심신불교증에서 수는 아래에서 허손되고 화는 위에서 왕성하므로, 수가 화를 견제하지 못하여 심신이 진정되지 않고, 두근거림이나 실면, 기억력 감퇴 등이 생기게 된다.
- 허리는 신이 위치한 곳으로, 음액이 영양을 잃으면 허리가 시큰거리는데, 이것은 심화가 제자리를 떠나 위로 항진되어 아래의 신수를 덥히지 못하였기 때문이다.

② 심비양허(心脾陽虛)

심비양허는 **심혈이 부족**하고 **비기가 허약**하여 나타나는 증후이다. 보통 오랜 병에 의한 기능 저하나 과로, 근심, 만성 출혈이 원인이다. 이때는 가슴 두근거림, 실면, 다몽, 현훈, 건망증이 생기고, 안색은 누렇게 되며, 식욕이 떨어지게 된다. 또 배가 붓고 대변이 묽으며 정기가 없고 나른해진다. 여성의 경우 피하 출혈이 생기거나 월경의 양이 적고 색이 연하며, 때로는 월경이 조금씩 계속되어 그 기간이 길어지게 된다.

- 가슴 두근거림, 실면, 노란 안색, 식욕 저하, 묽은 대변, 만성 출혈 등이 변증 요점이다.
- 비는 기혈의 형성 근원으로 혈을 통솔한다. 비기가 허약하여 혈의 생성이 부족하거나, 통솔 기능이 제대로 되지 못하여 혈이 맥 밖으로 넘어가면 심혈의 허손이 일어난다.
- 심은 혈을 주관하며 혈이 충만하면 기가 충족해지는데, 심혈이 부족하여 기를 형성시키지 못하면 비가 허약해진다. 따라서 가슴 두근거림, 심신 불안정, 실면, 다몽, 현훈, 건망증이 나타나게 되는 것이다.
- 식욕이 떨어지고 배가 붓고 대변이 묽어지는 것은 비기 부족으로 인한 운화 기능의 장애 때문이다.

③ 심간혈허(心肝血虛)

심간혈허는 심과 간의 혈이 부족하여 나타나는 증후이다. 보통 오랜 병으로 체질이 약해지거나 지나치게 걱정하여 음혈이 소모된 것이 원인이다. 이때는 가슴 두근거림, 건망증, 실면, 다몽, 현훈, 이명이 생기고, 얼굴빛은 희멀겋고 눈이 건조하며 시력이 흐릿해진다. 또 손·발톱에 광택이 없으며, 사지가 저리고 떨리며 가늘어진다. 여성은 월경의 양이 줄고 폐경까지 이어질 수 있다.

- **심과 간**에서 생기는 증상과 **혈허증**에서 생기는 증상이 동반되는 것이 변증 요점이다.
- 심은 혈을 주관하고 간은 혈을 저장하는 동시에 소설 기능과 혈류량을 조절하는 기능을 한다. 따라서 심혈이 부족하면 간은 저장할 혈이 없어지고, 이로 인하여 주요 변증이 나타나게 되는 것이다.

- 눈은 간혈의 영양을 받아야 하는데, 이것이 부족하면 시력 감퇴가 온다.
- 간은 근맥을 주관하고 손·발톱 건강과 관계되는데, 이것이 혈의 영양을 받지 못하므로 사지의 감각이 영민하지 못하고 저리며 근맥 경련이 오는 것이다.
- 간혈 부족으로 월경의 내원이 결핍되므로, 월경의 양이 줄고 심하면 월경의 소실까지 진행된다.

④ 심신양허(心腎陽虛)

심신양허는 심과 신의 양기가 허쇠되고 체내에 음한이 성해 나타나는 증후이다. 보통 오랜 병에 시달리거나 과로가 발병 원인이다.

이때는 가슴 두근거림, 오한, 사지 싸늘함, 정신 상태의 몽롱함 등이 나타날 수 있고, 소변의 양이 적고 몸이 붓는 증상이 생긴다.

- **심과 신의 양기 쇠약**으로, 전신의 기능이 떨어지는 것이 변증 요점이다.
- 신양은 전신 양기의 근본이고 심양은 기혈 순행과 진액 운행의 동력이다. 심신이 둘 다 부족하면, 체내에 음한이 성해지고 전신 기능이 극도로 쇠약해진다.
- 혈의 순환이 정체되고 체내에 수습이 몰리는 병리 변화가 나타나게 된다.
- 삼초(三焦)의 수액 조절 기능이 떨어지면 방광의 기화 기능이 약해지고, 이로 인하여 소변이 적어지고 수액이 체내에 넘쳐나 전신 부종이 온다. 또 수액의 성질은 아래로 흐르는 것이므로, 하지의 부종이 더욱 심해지게 된다.

⑤ 심폐기허(心肺氣虛)

심폐기허는 심과 폐의 기허에 의해 일어나는 증후이다. 오래 지속되는 기침으로 심과 폐의 기를 손상시키거나, 병부의 부족과 고령에 의한 체질 허약 등이 원인이다. 이때는 가슴 두근거림과 기침이 있고, 숨이 차며 맥이 없는데 움직이면 더욱 심해진다. 또 가슴이 답답하고 가래는 맑고 묽으며, 얼굴색은 희멀겋고 머리가 어지럽다. 정기가 없어지며 자한(自汗)이 생기고 목소리가 약해지기도 한다.

- **가슴 두근거림**과 기침, 숨이 차며 **기허증**이 동반되는 것이 변증 요점이다.
- 폐는 호흡을, 심은 혈맥을 주관하고, 종기(宗氣)의 추동 작용에 의거하여 이 두 가지 기능이 협조된다. 따라서 폐기가 허약하여 종기의 형성이 부족하면 심기가 허약해지고, 반대로 심기가 허약해져 종기를 소모시키면 폐기가 부족하게 된다.
- 심기가 부족하여 심을 보양하지 못하면 가슴이 두근거리고, 폐기가 허약하여 숙강 기능이 떨어지면 기의 순행이 상역되어 기침이 난다.
- 기가 허하면 숨이 차고 맥이 없어지며 움직이면 기를 소모시키므로, 숨이 가빠지는 증상이 보다 심해지는 것이다.
- 수곡정미를 수송·분포시키지 못하므로, 수액이 체내에 몰려서 담이 만들어지고 가래는 묽고 맑다.

⑥ 비폐기허(脾肺氣虛)

비폐기허는 비와 폐의 기가 허하여 나타나는 증후이다. 보통 오랜 기침에 의하여 폐허가 비까지 미치거나, 음식 또는 과로로 비를 손상시켜 정미한 물질을 폐에 수송시키지 못해서 형성된다. 이때는 기침을 오래 하고, 가래가 묽은 흰색이며, 식욕이 떨어지고 배가 붓는다. 또 피로감이 심하고 얼굴이 희멀겋고 심지어 얼굴과 발이 붓는다.

- **기침**이 나고 숨이 차며 식욕이 떨어지고, 배가 붓고 대변이 묽은 증상들이 **기허**로 인해 생기는 증상과 함께 나타나는 것이 변증 요점이다.
- 비는 운화 기능을 주관하고 기의 형성 원천인데, 폐기가 부족하여 정미 물질을 폐로 수송하지 못하면 폐기가 손상된다. 따라서 폐기가 부족하고 선발·숙강 기능이 파괴되면 비기도 허약해진다.
- 비기가 허약하므로 파랗고 맥이 없으며, 근육과 피부에 양기가 부족하므로 얼굴색이 희게 되고, 수습이 범람하므로 얼굴과 발이 붓게 된다.

⑦ 비신양허(脾腎陽虛)

비신양허는 비와 신의 양기가 허손되어 나타나는 증후이다. 오래된 비와 신의 병으로 양기를 손상시켰거나, 오랜 설사나 수습에 침습되어 심양허쇠에 기인한 비양허쇠로 신양을 돕지 못하는 것이 원인이다.

- 허리와 무릎 및 아랫배가 싸늘하게 아프고 설사가 오래 가며 부종이 생기는 증상과 **한증**에 의해 나타나는 증상들이 동반되는 것이 변증 요점이다.
- 비양의 허쇠가 오래 회복되지 못하여 신을 보양하지 못하거나, 수습이 체내에 쌓여 심양이 수액을 증발시키는 기능이 떨어지면 신양 부족이 생긴다. 둘 다 비허가 신허를 일으키는 병리 변화이다.
- 병리상에서 비와 신의 양기는 상호 영양하므로, 비양의 허쇠나 신양의 부족은 모두 비신양허증으로 발전될 수 있다.
- 오랜 설사는 양기를 손상시키고 비허가 신에 영향을 주어 원래보다 더 허약해진다. 새벽 전에는 양기가 왕성해지지 못하고 음기가 매우 성하여 대장의 부패한 찌꺼기를 내보내려 하므로, 새벽에 설사가 생기는데 이것을 '오경설사'라고 한다.

⑧ 폐신음허(肺腎陰虛)

폐신음허는 **폐와 신의 음액**이 **부족**하여 나타나는 증후이다. 보통 오랜 기침에 의해 폐음이 손상되고 폐허가 신을 침범하거나 신음이 허약하거나 과도한 성생활에 의해 일어나는 신허가 폐를 침범하는 것 등이 원인이 된다. 이때는 기침과 가래가 있고 피가 섞여 나오며 목이 마르거나 말소리가 쉬고 몸이 여윈다. 또 허리와 무릎이 시큰하고 나른하며 조열, 권홍, 도한 및 남성에게서는 유정, 여성에게서는 월경 부조가 나타난다.

- 위의 증상과 음허증의 증상이 함께 나타나는 것이 변증 요점이다.

- 폐와 신의 음액은 상호 영양하는 것으로, 폐의 진액은 수송, 분포되어 신을 영양하고 신의 정기(精氣)는 위로 자양하여 폐를 영양한다. 이것을 '금수상생(金水相生)'이라 한다.
- 병리 변화에 있어서도 어느 장기로부터 발병되었는지를 불문하고 그 **병리 변화가 발전**되면 최종 **폐신음허증**에 이르게 된다.
- 폐음이 부족하여 체내에 허열이 형성되고 폐의 숙강 기능을 잃게 되면, 기침이 생기고 가래가 적어지며, 열사가 폐락을 손상시켜 혈이 넘어가면 가래에 피가 섞이게 된다.

⑨ 간신음허(肝腎陰虛)

간신음허는 간과 신의 음액이 허손되어 나타나는 증후이다. 보통 오랜 병에 시달렸거나 성생활에 절제가 없거나 정서에 의한 내상 등이 원인이다. 이때는 현훈, 이명, 건망, 실면, 다몽, 구갈이 생기며 허리와 무릎이 시큰하고 나른하며 옆구리가 아프게 된다.

- 위의 증상 외에 **음허**로 인한 **내열** 증상이 함께 나타나는 것이 변증 요점이다.
- 간과 신의 음액은 상호 자생하는데, 간음이 충족하면 아래로 신을 영양하고 신음이 왕성하면 위로 간을 자양한다. 이것을 '간신동원(肝腎同遠)'이라 한다.
- 병리상에서는 간음허가 아래로 신음을 영양하면 신음 부족이 생기고, 신음허가 위로 간을 영양하지 못하면 간음도 허약해지므로, 양자 음액의 허약 여부는 비례한다.
- 간신음허증과 폐신음허증은 모두 신음이 부족하여 체내에 허화가 심해지는 증상이다. 전자는 간음이 모자라 간양이 항진되는 증상이 생기고, 후자는 폐음이 허약해지는 증상이 나타난다. 이것이 양자의 구별점이다.

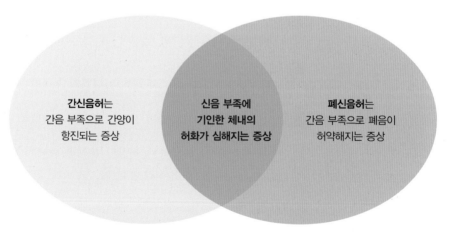

간신음허는
간음 부족으로 간양이
항진되는 증상

신음 부족에
기인한 체내의
허화가 심해지는 증상

폐신음허는
간음 부족으로 폐음이
허약해지는 증상

[그림 8-7] 간신음허와 폐신음허의 공통점과 차이점

⑩ 간비부조(肝脾不調)

간비부조는 간의 소설 기능과 비의 운화 기능이 파괴되어 나타나는 증후이다. 보통 정서가 유쾌하지 못하거나 성을 내어 간이 울체되거나 음식에 절제가 없거나 과로로 인한 비의 손상 등이 원인이다.

- 흉협부가 뻐근하고 답답하며 **부위가 이동하며 아픈 것**이다. 또 성을 잘 내고 배가 붓고 설사를 하게 되는 것이 변증 요점이다.
- 간의 소설 기능은 비의 운화 기능을 협조하고, 비의 운화 기능은 기의 순행을 순조롭게 소통시킨다.
- 간이 소설 기능을 잃어 기의 순행이 순조롭지 못하게 되므로, 비의 운화 기능에 영향을 주게 되는 것을 '목횡모토(木橫侮土)'라 한다.
- 비가 운화 기능을 잃어 기가 중초에 울체되고 습이 체내에 몰리므로, 간기의 소설 기능을 파괴하여 비증이 간에 영향을 주게 되는 것을 '토옹모목(土壅侮木)'이라 한다.

⑪ 간위불화(肝胃不和)

간위불화는 간의 소설 기능과 위의 하강 기능이 제 역할을 하지 못하였을 때 나타나는 증후이다. 보통 감정적 요인으로 기가 울체되고 화가 쌓이거나, 한사가 체내의 간과 위를 침습하는 것이 원인이다.

- 간위불화증은 보통 두 가지 부류의 증상을 나타낸다. 하나는 **간이 울체**되고 화가 생겨 위를 침범한 증상으로, 완협부가 뻐근하고 아프고 신물을 토하며 답답함을 느끼는 것이다. 다른 하나는 **한사가 체내의 간과 위를 침범**한 증상으로, 위의 윗부분이 아프다. 간은 기를 승발시키고 위는 기를 하강시키는데, 양자가 밀접히 배합될 때 기의 승강 평행이 유지되기 때문이다.
- 위의 하강 기능이 감퇴되어 기가 상역하면 트림과 딸꾹질이 생기며, 체내 간위의 기와 화가 울체되므로 신물을 토하고 답답하며, 간의 조절 기능을 잃어 초조하게 된다.
- 한사는 음사로 양을 만나면 운화되지만, 한을 만나면 응결되므로 두통도 한을 만나면 심해지고 열을 만나면 가벼워진다.

⑫ 간화범폐(肝火犯肺)

간화범폐는 **간경의 기화가 상역**하여 **폐를 침범**한 증후이다. 보통 안정되지 못한 정서로 간을 손상시키거나 간경의 열사가 상역하여 폐를 침범한 것이 원인이다.

이때는 흉협부가 불에 데인 것처럼 아프고 초조하며 성을 잘 내게 된다. 또 머리가 어지럽고 눈이 붉어지며, 번열이 나고, 입이 쓰며, 기침이 난다. 가래는 걸고 적으며 누렇고 각혈에 이르기도 한다.

- 간화범폐증의 주요한 증상은 흉협부가 데인 것처럼 아프고 초조하여 성을 잘 내며, 눈이 붉고 입이 쓰며 기침이 나는 것이다.
- 간은 승발 기능을 가지고 폐는 숙강 기능을 가지는데, 승강 기능이 상호 배합되어야 기의 순행에 평행을 가져올 수 있다.

간맥은 횡격막을 지나 폐로 올라가므로, 만일 간기의 승발 기능이 과하면 기화가 경맥을 따라 상역하여 폐를 침범하기 때문에 증상들이 발현된다.

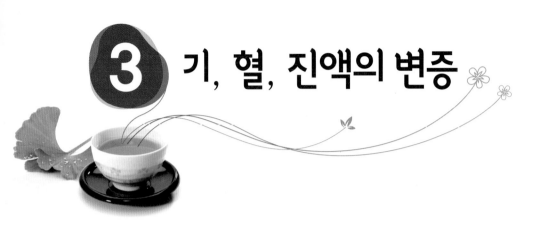

③ 기, 혈, 진액의 변증

① 기의 변증

기의 변증은 넓은 범위에 걸쳐 있으며, 각종 질병에서 매우 큰 부분이 바로 '기(氣)'의 병리 변화이다.

(1) 기의 병증

① 기허(氣虛)

기허는 **피로, 권태, 무력함**이 주된 증상이다. 특히 말소리가 낮고 약하고 호흡이 짧으며, 자한 등이 대표적이다. 병리상으로는 원기 부족, 장부 기능의 쇠퇴, 병사의 저항 기능 저하가 있고, 치료 약재로는 **보기(補氣)** 작용을 하는 만삼, 황기, 감초 등이 있다.

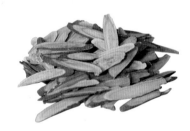

▲ 감초

- 기허증은 피로, 권태로 인하여 말소리가 약하고, 호흡이 짧으며 땀을 많이 흘린다.
- 폐기허증은 호흡이 촉박하고 말하기를 귀찮아하며, 기침과 가래 등의 증상이 따라온다.
- 심기허증은 호흡이 짧고, 피로감이 극심하며, 가슴 두근거림과 불안감 등을 느낀다.
- 비위기허증은 안색이 누렇고 원기가 없으며, 사지 권태와 식욕 감퇴 등이 따라온다. 또 배가 더부룩하며 소화불량과 묽은 변을 수반하며 탈항이 올 수 있다.
- 신기허증은 안색이 희고, 현훈과 이명, 허리와 무릎 통증이 있으며, 소변이 맑고 양이 많다. 또 요실금과 성기 감퇴 등이 올 수 있다.

② 기체(氣滯)

기체는 기가 소통되지 않아 통증이 있고, 속이 더부룩하며 답답한 것이 주된 증상이다. 치료 약재로는 향부자, 목향, 지각, 황귤피 등이 있다.

② 혈의 변증

(1) 혈의 병증

① 혈허(血虛)

혈허가 발생하면, 안색에 윤기가 없고 누렇게 보이며 머리가 어지럽다. 또 눈이 침침하고 손톱이 흰 것이 변증 요점이다. 치료 약재로는 당귀, 숙지황, 백작약, 하수오, 아교 등이 있다.

② 혈어(血瘀)

혈어는 타박상이나 각종 출혈이 있은 후 기체, 기허, 혈한 등의 원인으로, 혈의 흐름이 원활하지 못하거나 국소에 혈액이 정체되어 형성된다. 이때는 동통(疼痛), 종괴(腫塊), 출혈(出血) 등이 나타난다. 치료 약재로는 도인, 홍화, 당귀, 단삼, 적작약, 익모초 등이 있다.

③ 혈열(血熱)

혈열은 외감열병에서 많이 나타나고, 내상잡병에서도 볼 수 있다. 과민성 자색반, 두드러기, 재생 불량성 빈혈 등이 대표적 질환이고, 혈액이 경락을 달구어 출혈, 토혈, 혈뇨, 혈변 등의 증상이 올 수 있다. 치료 약재로는 생지황, 목단피, 적작약, 포황, 지유, 백모근 등이 있다.

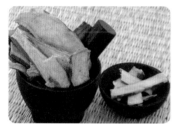 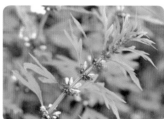 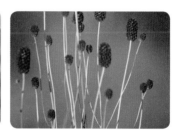

▲ 혈허(백작약)　　　▲ 혈어(익모초)　　　▲ 혈열(지유)

(2) 기혈동병(氣血同病)

기와 혈은 생리상 밀접한 관계가 있으므로, 병리적으로 상호 영향을 주고 임상에서 자주 동시에 나타난다.

① 기체어혈(氣滯瘀血)

기체와 혈어는 동시에 존재하는 수가 많다. 예를 들면, 생리 불순인데, 어괴(瘀塊)가 섞여서 생리 때 유방이 아픈 증상이 이에 해당된다. 만성 감염, 십이지장궤양 같은 질병에서 자주 나타난다. 이때는 활혈(活血) 이기(理氣) 약을 사용한다.

② 기혈양허(氣血兩虛)

혈(血)은 기를 만들어 내기 때문에 혈이 허하면 기(氣)가 부족하게 된다. 따라서 호흡이 짧고, 무기력감을 느끼게 된다. 이때는 **보기약**과 **보혈약**을 동시에 사용하고, 치료 약재로는 당귀, 황기, 만삼, 숙지황 등이 있다. "팔진탕(八珍湯)"이 대표적인 처방이다.

- 부인병 치료에 쓰는 보혈 처방인 사물탕과 원기를 보충하고 소화를 돕는 사군자탕을 합한 것으로 '팔물탕'이라고도 한다.
- 감초, 당귀, 백복령, 백작약, 백출, 숙지황, 인삼, 천궁을 각각 5g씩 달여서 복용한다.

③ 기수혈탈(氣隨血脫)

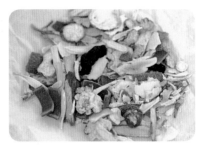

▲ 십전대보탕(팔물탕+황기+육계)

기수혈탈은 대량의 출혈 후 안색이 창백해지거나 혈압 하강, 의식 상실 등의 증상이 나타나는 것이다. 이것은 혈액이 손실되어 기가 의지할 곳을 잃고 혈을 따라 망탈(亡脫)하기 때문이다. 이때는 "독삼탕(獨蔘湯)"이 대표적인 처방이다. 이것은 인삼만을 넣어 달인 약으로, 매우 위독할 때 사용하던 처방이다.

❸ 진액의 변증

진액의 변증은 진액의 손상과 비정상적인 수액의 정체로 나눌 수 있다.

(1) 진액의 손상

진액의 손상 정도가 가벼운 것은 '상진(傷津)'이라 하고, 심한 것은 '탈액(脫液)'이라 한다. 진액의 손상 원인은 고열, 많은 양의 땀 분비, 토사곽란 등이다.

- 상진은 진액 손상으로 구갈, 인후와 피부 건조, 변비 등이 나타난다.
- 탈액은 오랜 투병으로 장기간에 걸쳐 진액이 손상될 때 나타난다.

(2) 비정상적인 수액의 정체

비정상적인 수액의 정체로는 **수종(水腫)**과 **담음(痰飮)**이 있다. 이것은 폐(肺), 비장(脾臟), 신장(腎臟)의 기화(氣化) 기능이 제대로 되지 않아 진액의 수포나 배설에 장애가 발생하면서 나타난다.

- 수종은 폐의 선산 작용과 신장의 기화 기능이 제 역할을 하지 못하여 얼굴, 사지, 흉복부 등 전신에 부종을 일으키는 것이다.
- 담음은 수액이 체내의 특정한 국소 부위에 정체되어 생긴다. 비장은 담을 만드는 근원이고, 폐는 담이 쌓이는 곳이 되어 비장과 폐의 기능을 상실하게 된다. 이로 인하여 기침, 흰 거품, 가래 등이 생긴다.

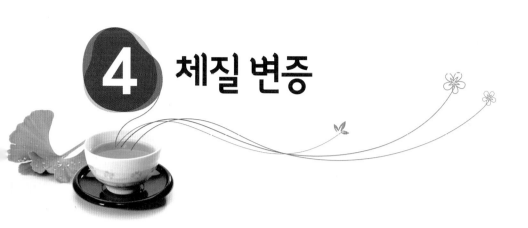

4 체질 변증

1 기허형(氣虛型)

(1) 특징

정력이 부족하여 쉽게 피로하고, 권태롭고 추위를 많이 탄다. 또 **면역력이 떨어져** 쉽게 감기에 걸리고 잘 낫지 않는다. 소화기가 약해 식사량이 적고 대변이 묽거나 설사를 자주하며, 알레르기 질환에도 걸리기 쉽다. 이 밖에는 소변을 자주 보고 야간에 다뇨 증상이 있으며, 성기능 장애가 있거나 기능이 떨어지고 여성은 불임이 많다.

(2) 생활 태도

선천적으로 체질이 약하여 과로를 피해야 하고, 일상생활에서는 족삼리(足三里)나 기해(氣海) 혈을 안마하면 좋다. 또 비위가 약하기 때문에 기름진 음식과 과식을 피하고, 자극적이거나 차가운 음식을 피한다. 기허형은 속이 냉하기 때문에 생랭(生冷)한 음식을 피하고, 따뜻한 음식 위주로 섭취하면 도움이 된다.

(3) 약선 요리

기허형은 대부분 한성(寒性)으로 장위가 냉하고 소화 기능 저하가 나타난다. 우선 몸을 따뜻하게 하고 위장 건강에 주의해야 한다. 따라서 소화 능력을 높여야 하고, 위장에 부담을 줄여야 한다.

- 설사를 자주하거나 변이 묽은 사람은 감자를 섭취하면 좋다.
- 쉽게 피로하고 감기에 자주 걸리는 사람에게는 인삼이 좋다.
- 원기를 돕는 식품인 쇠고기, 닭고기 등의 육류와 새우, 장어도 좋다.
- 몸을 따뜻하게 하는 양고기, 부추, 마늘, 양파, 생강, 고추, 밤, 호두, 조개류, 버섯류는 위장의 소화 기능을 높여 준다.

• 꿀, 인삼 12g, 연자 18g, 대추 20개를 준비한다. 연자와 대추를 물에 불려 인삼과 함께 1
시간을 끓인 뒤 꿀을 타서 마시면 좋다.

(4) 자기 평가

① 체질 분석 진단표

점수	내용
2점	몸이 자주 붓는다.
2점	소변이 자주 마렵고, 야간에 더욱 그렇다.
3점	쉽게 놀라고 추위를 많이 탄다.
3점	목소리가 작고, 큰소리가 잘 나오지 않는다.
3점	자주 체하고 식사량도 적다.
3점	설사나 이질에 잘 걸린다.
5점	쉽게 피곤하고 권태롭다.
5점	잔병치레를 많이 하고, 감기도 잘 걸린다.
5점	평상시에 기침을 많이 한다.
5점	혀가 부어 있고 잇자국이 있다.
합계	( )점

② 진단 결과표

진단 결과는 해당 점수에 따라 4가지의 내용이 있고, 다른 형도 이와 같다.

각 항목 합산 점수	참고 사항
5 ~ 9점	해당 체질이 내재되어 있어 일상에서도 약간의 주의가 필요하며, 약선 요리나 양생을 권한다.
10 ~ 19점	양생에 주의하지 않으면 해당 체질에서 발현되는 증상이 악화될 수 있으므로, 섭생에 보다 신경 써야 한다.
20 ~ 29점	해당 체질로 진단할 수 있고, 꾸준하게 양생과 약선 요리를 복용하는 것이 좋으며, 현재 상태에 대한 진료를 받을 것을 권한다.
30점 이상	현재 몸에 통증이 있거나 일상생활에 불편을 느끼므로, 약선 요리의 복용과 함께 병원에서의 종합 검사를 권한다.

② 혈허형(血虛型)

(1) 특징

피가 부족한 것으로 양의학의 **빈혈과는 다르다**. 머릿결이 건조해서 탈모가 많고 피부가 건조해서 가렵거나 알레르기 반응이 많으며, 백발 등의 문제가 있다. 여성은 생리 불순이나 불임과 같은 부인과 질환이 많고, 눈과 관계된 문제가 많다. 또 심계, 기침, 부정맥 등 심장 질환이 올 수 있다.

(2) 생활 태도

잘못된 체중 감량, 아침 거르기, 활발한 야간 활동, 늦잠 등 혈허의 원인은 많다. 혈허형은 뼈가 약해서 격렬한 운동을 할 때 손상되기 쉬우므로, 가벼운 산책을 권한다. 또 편식은 증상을 악화시키므로, 다양하게 섭취할 수 있도록 한다.

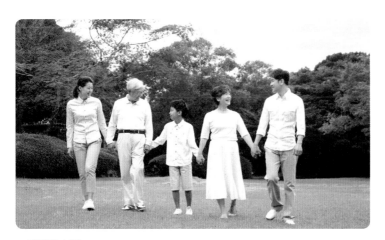

▲ 가벼운 산책

(3) 약선 요리

혈허는 영양 흡수 능력과 밀접한 관계가 있고, **오골계**가 대표적인 **보혈** 식품이다. 자연계의 식품 중에 검정색과 붉은색이 보혈 작용를 하는데, 동물의 간이나 목이버섯, 검정깨, 토마토, 구기자 등이 있다.

기허형인 경우도 소화 기능이 떨어지고, 이로 인해 흡수 작용이 제대로 되지 않아 혈허가 생기는 것이다. 따라서 기허와 혈허는 음양 관계에 있어 같은 맥락이므로 기허형의 주의 사항을 참고하도록 한다.

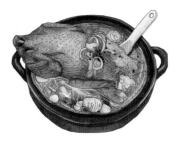

▲ 오골계 탕

(4) 자기 평가

① 체질 분석 진단표

점수	내용
2점	심장이 빨리 뛴다.
2점	건망증이 심하다.
3점	머리 빠짐이 심하고 흰머리가 많다.
3점	사물이 흐릿하게 보이고 쉽게 피로하다.
3점	피부가 건조하고 거칠다.
3점	손·발톱이 희고 얇으며 쉽게 부러진다.
5점	얼굴빛이 창백하고 윤기가 없다.
5점	어지러움을 느끼고, 앉았다 일어설 때 더 심하다.
5점	피곤하면 손발이 떨리고 하복통이 있다.
5점	혀가 작고 색이 희다.
합계	( )점

② 진단 결과표

진단 결과는 기허형의 내용을 참조한다.

③ 음허형(陰虛型)

(1) 특징

음허형은 두 가지 큰 특징이 있는데, 첫째는 체형이 마른 편이고 광대뼈 주위가 붉으며 몸에 열이 많아 쉽게 상부에 열이 난다. 둘째는 여성의 갱년기 증상과 비슷한 이명, 조열, 얼굴 건조, 수면 시의 다한(多汗), 생리 불순 등의 증상이 있다. 또 진액이 부족한 피부 건조, 가려움, 마른 기침, 대변 건조, 안구 건조, 구갈, 미열 증상과 당뇨의 위험이 높다.

(2) 생활 태도

충분한 수면은 음을 보하는데, 빈번한 야간 활동은 음액을 손상시킨다. 따라서 음주와 흡연은 체내에 열을 만들어 인후가 건조하고 마른기침을 하게 한다. 반드시 일찍 자도록 하고, 금주와 금연은 필수이다. 땀을 과도하게 흘리지 않도록 하고, 운동 후에는 충분한 수분 섭취가 필요하다. 손가락 마사지와 삼음교에 침을 놓으면 도움이 되고, 매운 음식은 피하는 것이 이롭다.

(3) 약선 요리

음허는 수분이 부족한 상태로 몸에 **과도한 열과 건조함**이 원인이다. 일반적으로는 차가운 음식의 섭취가 도움이 되는데, 열을 내리는 음식으로는 자라가 있다. 또 오리와 전복은 청열윤조(淸熱潤燥)의 효능이 있다. 이 밖에도 오이, 토마토를 생으로 먹으면 일시적으로 열을 내릴 수 있다. 반면, 후추나 고추가 많이 들어간 매운 음식은 음액을 손상시키므로 피하는 것이 이롭다.

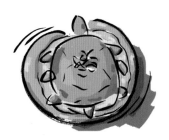

▲ 자라탕

(4) 자기 평가

① 체질 분석 진단표

점수	내용
3점	저녁이 되면 몸에 미열이 온다.
3점	얼굴색이 쉽게 붉어진다.
3점	마른기침을 한다.
3점	눈이 뻑뻑하고 건조하다.
3점	이명 증상이 있다.
3점	입이 마르고 찬 음식을 좋아한다.
3점	대변이 건조하고 배변이 힘들다.
5점	쉽게 열이 오른다.
5점	잠을 잘 때 땀을 많이 흘린다.
5점	혀끝이 붉고 갈라지며 설태가 거의 없다.
합계	( )점

② 진단 결과표

진단 결과는 기허형의 내용을 참조한다.

④ 기체형(氣滯型)

(1) 특징

기체는 기의 운행이 원활하지 못한 상태로, **척수 신경**과 관계가 깊다. 또 쉽게 조급해지거나 화를 내고 불안해 하는 등의 정신 상태나 간 기능의 장애와도 밀접한 관계가 있다. 편두통이 많고 방귀나 트림을 많이 하며, 불면증과 고혈압 등의 증상, 여성에게는 생리 불순이나 생리 전 증후군 등이 있다.

(2) 생활 태도

아침에 일찍 일어나 심호흡을 하고, 신선한 공기를 마셔 폐에 산소 공급을 하면 이롭다. 반면, 과도한 음주와 흡연은 간에 좋지 않고, 스트레스가 가장 나쁜 요인이다.

(3) 약선 요리

기체형은 기를 잘 소통시키는 음식이 좋은데, 특히 향기가 강한 채소가 좋다. 간 기능과 밀접한 관계가 있으므로 **보간(補肝)**에 힘써야 하고, **신맛 나는 과일**과 음식이 이롭다. 또 귤 종류와 매실 말린 것, 흑초는 간 기능과 체질을 개선하는 효능이 있다. 기체 체질도 각각 차이가 있는데 방귀와 트림을 많이 하면 고구마 종류를 적게 먹고, 혈압이 높은 경우에는 셀러리가 좋다. 편두통이 있으면 쑥갓이 좋고 구기자는 눈의 피로에 좋다. 더불어 하루에 2L 이상의 물을 마시는 것도 이롭다.

(4) 자기 평가

① 체질 분석 진단표

점 수	내 용
3점	입이 쓰다.
3점	불면증과 꿈이 많다.
3점	한숨을 많이 쉰다.
3점	편두통이 있다.
3점	설사와 변비가 번갈아 온다.
3점	목구멍에 이물질이 있는 느낌이다.
5점	불안하고 초조하며 마음이 조급하고 쉽게 화를 낸다.
5점	위가 더부룩하고 트림과 방귀가 자주 나온다.
5점	여성은 생리 불순과 생리 전 증후군이 심하다.

점 수	내 용
5점	남성은 양 옆구리가 당기고 불편하다.
5점	혀의 끝이 붉고 어두운 색이다.
합계	( )점

② **진단 결과표**

진단 결과는 기허형의 내용을 참조한다.

⑤ 어혈형(瘀血型)

(1) 특징

혈액 순환이 원활하지 않아 피부, 관절, 사지 말단에까지 영양이 전달되지 않는다. 신진대사가 떨어지고, 피부가 검고 어두우며, 관절통이 있고 손발이 냉해진다. 특히 안색이 어둡고 어깨가 아프며 만성적으로 바늘로 찌르는 것 같은 두통이 있다. 체내에 지방이 쌓이고 암이나 심근경색, 뇌졸중, 하지 정맥류, 만성 간염, 간경화, 여성의 자궁 내막염, 물혹, 심한 생리통 등이 올 수 있다.

(2) 생활 태도

반드시 규칙적인 생활을 해야 한다. 적당한 운동은 필수적이고, 긴 시간 동안 한 가지 자세를 취하는 것은 피해야 한다.

목욕할 때는 온수에 몸을 담그는 것이 좋고, 혈해(血海) 혈에 침이나 마사지가 효과가 있다. 또 온천이나 목욕을 즐기는 것이 이롭다.

(3) 약선 요리

어혈형은 추위를 싫어하고 사지가 차가우며 만성적인 통증이 있다. 따뜻하거나 뜨거운 음식, 매운 음식을 복용해서 몸을 따뜻하게 하고, 몸에 땀을 내거나 이뇨 등을 통해 해독하는 것이 좋다.

따뜻한 음식으로는 양파, 마늘, 부추, 고추, 육계, 생강, 대파, 깻잎 등이 있고, 등 푸른 생선도 좋다. 반면, 지방이 많은 육류나 기름진 음식, 버터 등의 식품은 좋지 않다. 또한 차가운 음식이 좋지 않으므로, 항상 따뜻한 음식을 가까이하는 것이 이롭다.

(4) 자기 평가

① 체질 분석 진단표

점수	내용
3점	얼굴에 검은 반점이 많다.
3점	대변의 색이 검은 편이다.
3점	얼굴빛과 입술이 검은 편이다.
3점	어깨 통증과 두통이 있다.
3점	만성적인 관절 통증이 있다.
3점	발바닥이 갈라지고 몸에 혹이 생긴다.
5점	심계와 부정맥이 있다.
5점	생리통이 심하고 생리 중에 덩어리 혈이 나온다.
5점	피부의 모세혈관이 선명하게 보인다.
5점	하지 정맥류가 있다.
5점	혀의 색이 어두운 자색이거나 설하의 정맥이 많다.
합계	( )점

② 진단 결과표

진단 결과는 기허형의 내용을 참조한다.

⑥ 담습형(痰濕型)

(1) 특징

신진대사가 좋지 않고, 체내에 수액과 지방 등의 노폐물이 쌓이게 되어 담음이 많다. 특히 여드름, 여성 대하, 설사, 묽은 변의 증상이 많고, 이 체질은 비만과 부종, 고지혈증, 당뇨병 등에 쉽게 노출된다. 평상시 몸이 무겁고, 전염병이나 현기증에 취약하다.

(2) 생활 태도

폭음, 폭식과 과도한 육류, 단 음식, 즉석식품, 음주, 흡연, 운동 부족 등이 원인이다. 이 체질은 운동을 통한 땀의 배출이 중요하며, 음식 조절과 생활 습관의 개선이 우선되어야 한다.

(3) 약선 요리

담습형은 통변과 이뇨 작용에 도움이 되는 음식을 많이 섭취해야 한다. 이것은 지방 분해와 수분 배출을 촉진하기 때문이다. 소맥, 잡곡, 해조류, 버섯, 뿌리채소 등 식물 섬유가 많이 함유된 음식이 좋다. 반면, 육류나 기름진 음식, 단 음식은 혈액 순환을 방해하고, 체내에 쉽게 쌓여 배출되지 않으므로 좋지 않다. 구갈 증세가 있을 때는 물을 마셔야 하지만, 담습형은 물을 많이 마시는 것이 좋지 않다. 당도 높은 과일은 담습이 쌓이는 원인 중의 하나이므로 소량만 섭취하도록 한다.

(4) 자기 평가

① 체질 분석 진단표

점수	내용
3점	머리가 무겁다.
3점	피부가 기름기가 많은 지성이고 여드름이 많다.
3점	어지럽고 헛구역질이 난다.
3점	가래가 많이 끓는다.
3점	쉽게 변이 묽어지고 설사가 자주 난다.
3점	몸이 쉽게 붓는다.
3점	비만이고 수종이 있다.
5점	고지혈증이나 지방간이 있다.
5점	몸이 무겁고 행동이 게을러진다.
5점	설태가 많고 끈적거린다.
합계	( )점

② 진단 결과표

진단 결과는 기허형의 내용을 참조한다.

참고 문헌

- 〈中醫學基礎理論〉, 李德新 編著, 人民衛生出版社. 2008年 1月
- 〈中醫學〉, 張明銳, 李鴻濤 主編, 內蒙古大學出版社. 2011年 7月
- 〈中藥學〉, 中贛生 著, 人民衛生出版社. 2005年 4月
- 〈中醫美容學〉, 劉寧 主編, 中國中醫藥出版社. 2005年 11月
- 〈中醫五臟養生〉, 傅杰英 著, 鷺江出版社. 2009年 12月
- 〈針灸學〉, 石學敏 主編, 中國中醫藥出版社. 2006年 12月
- 『중의학기초』, 오원교 지음, 신아사. 1999년 11월 22일(2판)
- 『인체기행』, 권오길 지음, 지성사, 2002년 5월 29일
- 『황제내경 소문연구』, 김동영 지음, 서원당, 2000년 4월 13일
- 『중의진단학』, 박종철 편저, 서대양문화개발원. 1992년 1월 15일
- 『임상경락수혈학』, 이학인 지음, 법인문화사, 2000년 2월 28일
- 『우주와 인체의 생성원리』, 고바야시 산고 지음, 조기호 엮음, 집문당, 2001년 4월 10일
- 『사암침법으로 푼 경락의 신비』, 김홍경 지음, 책만드는식물추장, 2000년 12월 5일
- 『알기 쉬운 기경 치료』, 미야와키 가즈토 지음, 지식산업사, 2001년 1월 15일
- 『한의학의 원류를 찾다』, 장기성 지음, 정창현 외 2명 엮음, 청홍, 2008년 8월 29일
- 『최신 한방미용학개론』, 김남연, 김선희 외 3명 지음, 청구문화사, 2014년 8월 30일

저자 소개

류시호

현재   함양 녹색대학교(온배움터) 자연의학과 교수
     현덕 서원 원장, 한중통합의학협회 부회장

학력   중국 랴오닝 성 중의대학 중의학 박사
     서울 경희대학교 스포츠의학 전공

경력   북경중의연구원 부속 병원 근무
     경희대학교 체육대학원 스포츠의학과 외래 교수
     경기대학교 대체의학대학원 외래 교수
     한국선수트레이너협회 경혈학 강사
     중국 랴오닝 성 중의학대학 객좌 교수
     중국 윈난 성 중의학대학 객좌 교수

이영이

현재   사)국제 JCT 자연치유협회장
     K-Arary 개발자

학력   경기대학교 대체의학대학원 미용치료대체의학 석사

오지영

현재   대덕대학교 뷰티학과(학과장, 입학상담) 교수

학력   계명대학교 일반대학원 공중보건학과 박사
     영남대학교 환경대학원 환경보건학과 보건학 석사
     부산여자대학교 피부미용학과 졸업

김 란

현재   원광보건대학교 허브테라피향장과(학과장) 교수

학력   조선대학교 일반대학원 보건학 박사
     조선대학교 정책대학원 사회복지학 석사
     광주여자대학교 미용학과대학원 피부미용학 석사

김미혜

현재   광주대학교 뷰티미용학과 교수
     한국뷰티문화원 대표
     국제미용교류협회 이사

박상태

현재   중부대학교 한방건강관리학과 교수

학력   원광대학교 한의학박사 과정
     대구한의대학교 보건학박사

한채정

현재   영산대학교 미용예술학과 부교수

학력   건국대학교 일반대학원 이학박사
     최신 피부미용학 공저

한방 미용학의 이해

2015년 10월 10일 초판 1쇄 인쇄
2015년 10월 20일 초판 1쇄 발행

저　　자	류시호, 이영이, 오지영, 김 란, 김미혜, 박상태, 한채정
발 행 인	이미래

발 행 처	씨마스
등록번호	제301-2011-214호(2003. 11. 12)
주　　소	서울특별시 중구 서애로 23 통일빌딩
전　　화	(02)2274-7762~3 내선 157
팩　　스	(02)2278-6702
홈페이지	www.cmass21.co.kr
E-mail	licence@cmass.co.kr

ISBN　|　979-11-5672-045-4 (93510)

정 가　30,000원